LA
CHIRURGIE DE L'OREILLE

PAR LES DOCTEURS

C. ASTIER & J. ASCHKINASI

Avec 88 Figures dans le texte

PARIS

OCTAVE DOIN, ÉDITEUR

8, place de l'Odéon, 8

1900

LA
CHIRURGIE DE L'OREILLE

LA
CHIRURGIE DE L'OREILLE

PAR LES DOCTEURS

C. ASTIER & J. ASCHKINASI

Avec 88 Figures dans le texte

PARIS

OCTAVE DOIN, ÉDITEUR

8, place de l'Odéon, 8

—

1900

PREFACE

En tête de tout travail consacré à l'étude de l'oreille, il est d'usage de faire remarquer les progrès immenses faits par l'otologie au cours de ces dernières années. Cette constatation devient banale à force d'être répétée.

Il est parfaitement vrai que les progrès sont énormes en ce qui concerne la chirurgie de l'oreille moyenne. Les travaux de Broca, Lubet-Barbon, Mignon, ceux de Schwarze, d'Urbantschitch font admirablement ressortir l'importance des complications de l'otite moyenne ; ils tendent à mettre tous les chirurgiens à même de pratiquer l'ouverture de la mastoïde pour conjurer, tout au moins, les premiers accidents de ces complications. Mais, enfin, la mastoïde ne constitue pas, à elle seule, toute l'oreille, et il nous a paru intéressant de présenter en un seul ouvrage l'étude des opérations qui se pratiquent sur l'oreille en général, de faire en un mot « La chirurgie de l'oreille ». Parmi ces opérations, il en est qui revêtent une importance plus considérable que d'autres ; les unes sont d'un usage courant, les autres sont tombées en désuétude. Toutes les opérations que nous décrivons, nous les avons pratiquées soit sur le vivant, soit sur le cadavre ; aussi nous est-il permis, après la description de chacune d'elles, d'aborder l'étude de sa valeur au point de vue opératoire comme au point de vue thérapeutique.

La partie de notre travail que nous présentons aujourd'hui sous ce titre de « chirurgie de l'oreille » s'occupe de l'oreille proprement dite, c'est-à-dire de l'oreille externe : pavillon et conduit auditif externe, et de l'oreille moyenne : caisse, trompe d'Eustache, apophyse mastoïde. Les opérations rendues nécessaires par les complications crâniennes, pharyngées, cervicales des otites, feront le sujet d'une autre étude.

LA CHIRURGIE DE L'OREILLE

CHAPITRE I

PAVILLON DE L'OREILLE

Anatomie. — Le pavillon de l'oreille est situé sur les parties latérales du crâne, appliqué contre l'os temporal, entre l'apophyse mastoïde en arrière, l'articulation temporo-maxillaire en avant.

Dans sa partie antérieure, il est intimement lié à la tête par son prolongement avec les tissus de la face, et sa continuation avec le conduit auditif externe qui s'enfonce dans le temporal.

Sa partie postérieure, qui est la plus étendue et qui forme véritablement le pavillon, est libre. Elle s'épanouit en arrière et en haut plus ou moins, selon les sujets. On sait les différences qui existent dans la grandeur de l'oreille et il est admis que, pour satisfaire l'esthétique, l'oreille doit être petite. Le mode d'implantation n'est pas sans importance sur l'expression de la face.

L'angle que forme le pavillon avec la région mastoïdienne, angle céphalo-auriculaire, varie beaucoup. Certaines oreilles semblent collées contre la tête, d'autres s'en écartent au point de lui devenir perpendiculaires, et même de retomber en avant sur l'orifice externe.

Pouvant arriver à 90° et 100°, cet angle mesure en moyenne de 15° à 30°.

Le pavillon de l'oreille, au point de vue de sa forme, présente une face externe, une face interne, une circonférence.

La face externe, tournée en dehors, offre une profonde excavation, la *conque*, en forme d'entonnoir, qui se continue avec le conduit auditif externe.

Prenant la conque comme point de repère, nous trouvons plusieurs replis, gouttières, saillies, qui donnent à l'organe sa physionomie particulière.

L'hélix est un repli qui prend naissance au-dessus de la conque qu'il limite en haut par la *racine de l'hélix;* puis il se porte en avant, ensuite en haut directement, s'incurve en arrière et en bas, formant toute la circonférence ou bord libre du pavillon, et vient se terminer par la *queue de l'hélix,* en descendant un peu au-dessous du niveau de son point de départ.

En s'enroulant sur lui-même, l'hélix donne naissance à une gouttière semi-circulaire, *la gouttière de l'hélix.* En dedans de l'hélix se trouve un repli moins prononcé mais plus large, *l'anthélix;* son point de départ limite la conque en arrière, puis il se dirige en haut, croisant à angle droit la racine de l'hélix, se porte un peu en avant et se divise en deux branches : une, supérieure, mousse et plus courte; l'autre antérieure, plus accusée. Entre leurs replis l'hélix et l'anthélix limitent une fossette, *la fossette scaphoïde.*

La partie antérieure de la conque est formée par une saillie triangulaire, *le tragus,* qui s'avance comme une sorte d'opercule au-devant du conduit externe. Il est séparé de la racine de l'hélix par un sillon profond, *le sillon antérieur de l'oreille.* Assez large à sa base pour masquer parfois complètement l'entrée du conduit auditif, le tragus présente ordinairement deux sommets, l'un, inférieur, *le tragus* proprement dit, l'autre au-dessus, *le tuberculus supertragicus.* La partie postérieure de la conque présente au-dessous de l'origine de l'anthélix une saillie qui fait vis-à-vis au tragus, c'est *l'antitragus.* Entre les deux existe une profonde échancrure, *l'incisura intertragica.*

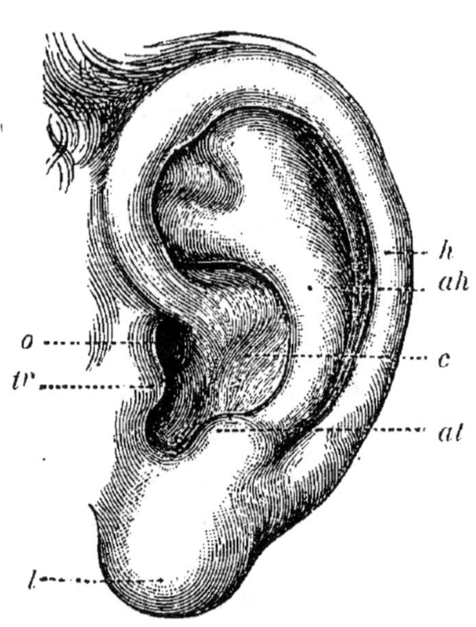

Fig. 1. — Pavillon de l'oreille (d'après Politzer).

h, hélix ; — *ah,* anthélix ; — *tr,* tragus ; — *at,* antitragus ; — *l,* lobule ; — *c,* conque ; — *o,* ouverture externe de l'oreille.

Le pavillon de l'oreille présente au-dessous de la conque le *lobule* de l'oreille qui n'est qu'un repli de la peau, sans lame cartilagineuse. Le lobule présente de grandes variations de formes et de dimensions qui ne sont pas sans influence sur l'aspect de la physionomie en général.

La face interne du pavillon présente des saillies et des dépressions correspondant, en sens inverse, à celles de la face externe. C'est d'abord, en dehors, un bourrelet qui répond à la gouttière de l'hélix, puis une rainure profonde, concavité de l'anthélix et enfin en dedans une saillie semi-hémisphérique qui se prolonge avec le conduit auditif et qui est la conque.

La circonférence du pavillon est formée, dans ses quatre cinquièmes, par l'hélix, puis par le pourtour du lobule. Elle est ordinairement unie, on y rencontre souvent des dépôts calcaires qui y forment quelques nodosités. Au niveau de la portion horizontale et de la portion descendante de l'hélix, se trouve la trace d'un tubercule, atrophié chez l'homme, très développé chez certains animaux, connu par les naturalistes sous le nom de *tubercule de Darwin*.

Le squelette du pavillon est constitué par un fibro-cartilage qui lui donne sa forme et son élasticité spéciale. C'est lui qui présente toutes les saillies et dépressions que nous venons de mentionner; l'enveloppe cutanée ne fait que s'appliquer intimement sur lui, se mouler dans tous ses replis. Cette lame fibro-cartilagineuse est très élastique, ne s'ossifie jamais, se prête à tous les mouvements les plus variés sans pouvoir se fracturer.

Des faisceaux de fibres musculaires, le grand et le petit muscle de l'hélix, le muscle du tragus, celui de l'antitragus, le muscle transverse soutiennent et rapprochent les divers replis.

Le pavillon est uni à l'os temporal par deux puissants ligaments : *le ligament antérieur* se détache de l'aponévrose du muscle temporal et du tubercule de l'apophyse zygomatique pour venir s'insérer à la partie antérieure de la conque et au bord supérieur du tragus ; *le ligament postérieur* va de la base de l'apophyse mastoïde à la convexité de la conque et à la paroi postérieure du conduit auditif.

La peau du pavillon est très fine, douce au toucher ; elle est fort mince sur toute son étendue où elle adhère intimement à la lame cartilagineuse. Elle est un peu plus épaisse sur tout le pourtour de la circonférence où elle s'adosse à elle-même, pour passer de la face antérieure à la face postérieure. Au niveau du lobule, elle est plus épaisse ; cette portion de l'oreille externe ne présente pas de squelette cartilagineux, et la peau seule, sur chaque face, le constitue.

Les follicules pileux sont très nombreux à la surface de l'oreille ; les poils ne se développent que fort peu, sous forme d'un duvet. Cependant on trouve souvent un bouquet de poils longs et durs à la face concave du tragus. Les glandes sébacées sont aussi en très grand nombre, principalement dans la cavité de la conque.

La circulation de l'oreille externe est très importante à connaître : il faut avoir présente à l'esprit la situation des principales branches artérielles pour les éviter le plus possible dans les opérations d'otoplastie.

La temporale superficielle donne les artères auriculaires antérieures qui se ramifient, au nombre de trois, à la face antérieure du lobule, au tragus, à la conque, la troisième suit et se perd dans la première partie de la portion ascendante de l'hélix.

L'auriculaire postérieure, branche de la carotide externe, comme la temporale superficielle, donne des rameaux beaucoup plus importants au pavillon. Les auriculaires postérieures couvrent de leurs ramifications la face postérieure du pavillon, gagnent le bord libre, le contournent et viennent se terminer dans le repli de l'hélix. Vers la partie moyenne de leur parcours, elles donnent naissance aux perforantes. Celles-ci traversent

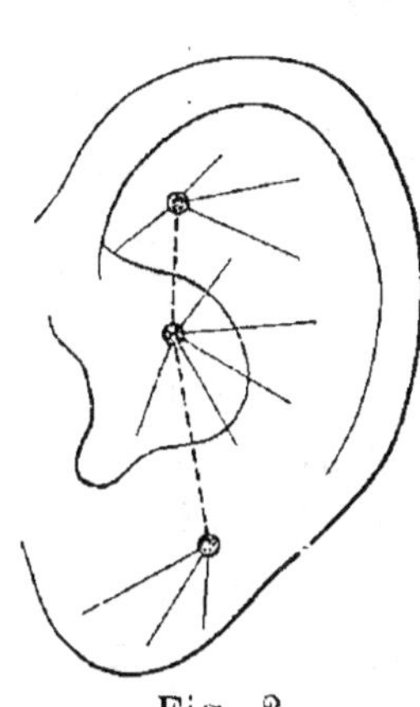

Fig. 2.

le squelette cartilagineux au nombre de trois principales pour gagner la face antérieure du pavillon.

« Des trois points d'émergence, dit Cocheril, le supérieur est situé à la partie postérieure de la fossette scaphoïde ; le point moyen occupe la région postérieure de l'angle formé par la racine de l'hélix et le bord supérieur de la conque ; le point inférieur se trouve au niveau de la terminaison de la queue de l'hélix, immédiatement au-dessus du lobule.

« Ces trois points, continue Cocheril, sont disposés sur le trajet d'une ligne oblique de haut en bas et d'avant en arrière, qui joindrait la partie la plus postérieure de la fossette scaphoïde à la queue de l'hélix. » (Voir fig. 2.)

Chacun de ces trois points devient dès lors un centre de rayonnement pour les ramifications nombreuses de chacune des perforantes qui s'épanouissent à l'infini dans l'épaisseur des téguments. L'éventail vasculaire des deux perforantes supérieures assure la nutrition de la partie postérieure et supérieure de la face externe du pavillon, tout en s'anastomosant avec les auriculaires antérieures. La perforante inférieure se rend au lobule.

Les vaisseaux lymphatiques du pavillon sont extrêmoment nombreux. Les antérieurs, qui proviennent principalement de la conque, vont au ganglion lymphatique situé au-devant du tragus. Les postérieurs vont aux ganglions sus-mastoïdiens, les inférieurs aux ganglions parotidiens.

Les nerfs sensitifs émanent de trois sources : le principal est l'auriculo-temporal, branche du maxillaire inférieur qui innerve à lui seul presque tout le pavillon, y compris le tragus, et une partie du lobule.

Le nerf sous-occipital envoie quelques rameaux à l'extrémité supérieure du pavillon ; enfin quelques ramuscules sont fournis par la branche auriculaire du plexus cervical superficiel.

Les muscles du pavillon sont animés par des rameaux moteurs du facial.

Les opérations que l'on est appelé à pratiquer sur le pavillon de l'oreille ont pour but :

I. De remédier aux déformations congénitales ou acquises de cet organe.

II. D'enlever les tumeurs bénignes ou malignes dont il peut être le siège.

I

Difformités congénitales du pavillon

Les malformations du pavillon, comme celles des autres organes, sont dues, ou à un arrêt de développement survenu pendant la vie intra-utérine, ou à une évolution anormale : d'où les anomalies par défaut et les anomalies par excès de développement.

Thomson et Toynbee, se basant sur un grand nombre d'observations, ont émis l'opinion qu'un défaut de développement de l'oreille externe s'accompagne ordinairement d'un développement imparfait du conduit auditif et de la caisse.

Les malformations semblent avoir une véritable prédilection pour le côté droit.

His a démontré que la portion externe de l'oreille se développe par sept bourrelets appartenant au premier et au deuxième arc branchial, et embrassant l'ouverture de la première fente branchiale.

Que l'évolution de l'organe soit arrêtée dans un de ces premiers stades et l'on aura l'anomalie désignée sous le nom de *fistule congénitale de l'oreille et fistule préauriculaire*.

Urbantschitsch la considère comme un vestige de la

première fente branchiale et a signalé la transmission héréditaire possible de cette anomalie.

L'absence totale du pavillon est rare ; il est ordinairement représenté par quelque appendice cutané et cartilagineux.

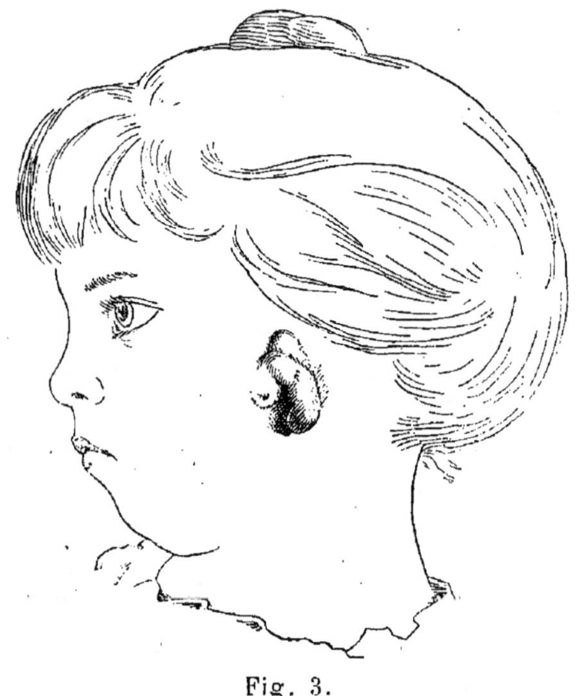

Fig. 3.

Hartmann en cite deux cas. Il n'est pas rare d'observer, ajoute cet auteur, le rabougrissement, l'absence ou la situation vicieuse de quelqu'une des parties du pavillon.

Il nous a été donné dernièrement d'observer plusieurs de ces cas. Nous ne rapportons que l'observation de la jeune fille représentée fig. 3.

Il s'agit d'une oreille dont le lobule est à peu près

normal, et dont le pavillon, rabougri, tombe en avant ;
l'hélix et l'anthélix sont représentés par un bourrelet
dont le cartilage paraît absent. En avant de ce bourrelet
existe une proéminence, à point central, de consistance
cartilagineuse, qui représente le tragus. La conque
n'existe pas. Malgré des recherches minutieuses, il a
été impossible de trouver trace d'un conduit auditif
externe.

Cette jeune fille présente, comme il est presque de
règle, une atrophie du côté de la face correspondant à
l'anomalie auriculaire.

Rapprochons de cet exemple ces atrophies du pavillon
qui réduisent cet organe à un simple bourrelet informe ;
on observe ces anomalies surtout chez les idiots et les
aliénés.

La polyotie ou existence d'oreilles surnuméraires a
été signalée, mais est fort rare. Dans ces cas les oreilles
supplémentaires, petites et plus ou moins déformées,
siègent au-devant d'une oreille externe normalement
conformée. Nous ne faisons que signaler ces anomalies ;
elles ne sont intéressantes qu'au point de vue de la cu-
riosité.

Plus fréquentes sont les déformations congénitales suivantes ; elles sont aussi justiciables d'une intervention chirurgicale et nous intéressent surtout à ce
point de vue.

Le pavillon peut être hypertrophié, soit dans son
ensemble, *macrotie*, soit dans une de ses parties.

Lorsque l'hypertrophie est généralisée, cette oreille
qui peut être énorme, mesurer jusqu'à 12 centimètres
de hauteur, modifie d'une façon si malheureuse la
physionomie du sujet, que le chirurgien, sollicité de

remédier à cette infirmité, ne peut guère refuser une opération qui a toutes chances de succès.

D'une façon générale l'opération consiste à tailler avec les ciseaux des lambeaux triangulaires qui, partant de la circonférence du pavillon, ont leur sommet dirigé vers la conque. On ne peut se rendre bien compte, avant de commencer, du degré de rétraction du pavillon que l'exérèse va donner.

Aussi faut-il être prudent : on enlève d'abord un triangle étroit, puis on rapproche rapidement avec les doigts les bords de la plaie ; on juge mieux alors de la quantité de tissu qu'on doit encore enlever pour obtenir le résultat voulu. Lorsqu'on a déjà sacrifié un lambeau concentrique étendu, le rapprochement des deux parties du pavillon peut être difficile et ne s'effectuer qu'au prix de formation de plis qui gêneront beaucoup pour les sutures. Il faut alors pratiquer une nouvelle exérèse : on taille de nouveaux lambeaux triangulaires dont la base correspond à un des bords de la plaie du lambeau initial et dont la pointe se dirige vers le sommet du pli qu'il s'agit de réprimer.

C'est en faisant ces lambeaux qu'il ne faut pas perdre de vue les points d'émergence des trois principales artères perforantes.

En songeant à leur situation, il sera toujours possible d'éviter leur section, et la nutrition du pavillon étant assurée, on peut, sans crainte de sphacèle, beaucoup obtenir de l'otoplastie appliquée à cette région.

Au cours de l'opération, l'écoulement sanguin est assez abondant; on devra se contenter de tamponner les bords des plaies avec de l'ouate, sans se servir de pinces hémostatiques dont la pression pourrait avoir pour résultat la mortification de la partie cartilagineuse prise dans les mors des pinces.

Les sutures seront faites aux crins de Florence fins et souples pour permettre l'affrontement exact des parties cruentées. Chaque point de suture devra comprendre et le cartilage et la peau de l'une des faces du pavillon d'abord; dans l'intervalle de ces points on en mettra d'autres sur la face opposée. En agissant ainsi, on évite plus sûrement le glissement des lambeaux au-devant l'un de l'autre. On entoure ensuite l'oreille de gaze iodoformée, on l'immobilise bien par de l'ouate et on ne fait le premier pansement que six à huit jours après l'opération.

L'hypertrophie peut porter aussi sur le lobule; dans la macrotie, c'est de règle; mais l'hypertrophie peut être limitée au lobule. Cette partie du pavillon se prête admirablement aux opérations d'otoplastie et l'excision d'un lambeau triangulaire à pointe dirigée vers le conduit auditif externe permet de réduire de beaucoup un lobule trop volumineux.

Quand cette partie du pavillon a pris, comme on en transmet des observations, un développement tel qu'elle égale l'étendue de tout le reste du pavillon, ce n'est plus seulement une opération de complaisance qu'on est appelé à pratiquer : il y a là une véritable infirmité à laquelle il faut remédier.

Nous rapportons ci-contre la figure (fig. 4) d'une oreille que nous avons observée ces temps-ci et où l'on voit une hypertrophie légère limitée au lobule gauche. Le même sujet présente une anomalie de l'oreille droite (fig. 5) qui consiste en une hypertrophie de l'antitragus montant jusqu'au niveau de la racine de l'hélix à travers la concavité de la conque qu'elle efface complètement. Elle forme, principalement à la partie antérieure de la conque, une voussure qui obstrue l'entrée du conduit auditif.

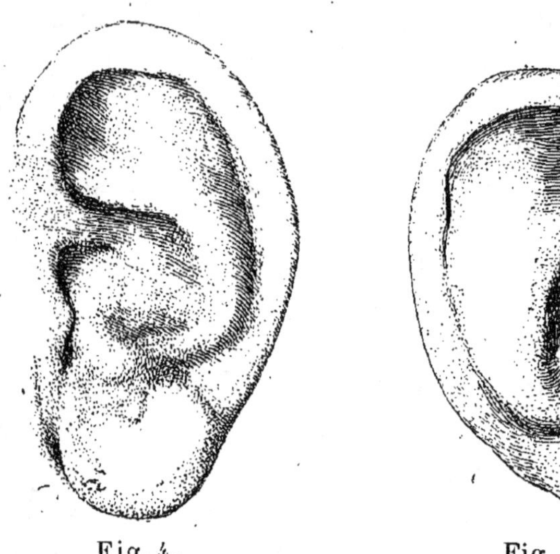

Fig. 4.   Fig. 5.

Le tubercule de Darwin peut prendre un développement exagéré. Dans ce cas, l'angle supéro-postérieur du pavillon prend des proportions et des formes qui font ressembler l'oreille à celle d'un satyre ou d'un singe. Il est aisé, avec les ciseaux, de corriger cette forme disgracieuse.

Une des formes la plus fréquente des malformations congénitales du pavillon de l'oreille est sa déviation. Cette anomalie est souvent attribuée dans le monde à la façon défectueuse dont les enfants ont été coiffés dans le bas âge, ou à une mauvaise position donnée à la tête de l'enfant dans le berceau, etc...; la cause doit être recherchée plus haut.

His a démontré qu'au début du troisième mois de la vie intra-utérine, la partie postérieure du pavillon se porte en avant jusqu'à s'appliquer, en s'enroulant sur elle-même, sur l'ouverture du conduit auditif. Cette sorte d'enroulement dure quinze jours ; puis le pavillon reprend la position et la configuration qu'il aura à la naissance. Si, par une cause quelconque, le déroulement du pavillon est entravé, nous avons une déviation plus ou moins marquée, selon l'époque précise où l'évolution a subi un moment d'arrêt, pouvant aller jusqu'à l'adhérence de l'hélix à l'orifice auditif.

Comment corriger ces difformités, ces vices d'orientations ? Chaque cas peut présenter des indications particulières, mais, d'une façon générale, on se rapproche le plus possible du manuel opératoire suivant : Y a-t-il des adhérences, ce qui est rare ? On commence par libérer au bistouri toute la circonférence du pavillon. Puis, pour fixer ce dernier dans une situation normale, on a recours à la rétraction cicatricielle. Pour l'obtenir, on taillera sur la face postérieure du pavillon un lambeau ovalaire dont le grand axe, vertical, comprendra la plus grande étendue de la portion convexe. Ce lambeau, qui doit intéresser la peau dans toute son épaisseur jusqu'au cartilage, une fois enlevé, en mettant des points de suture rapprochant les bords de la plaie situés aux deux extrémités du grand axe, on obtiendra un relèvement du pavillon, en rapport avec l'étendue de l'exérèse. Il est fréquent qu'une première intervention ne soit pas suffisante, et qu'on n'obtienne le degré de redressement voulu qu'après deux et même trois opérations.

Difformités acquises du pavillon.

Elles résultent de traumatisme pouvant amener des pertes de substance plus ou moins étendues. La situation du pavillon rend assez fréquent ce genre d'accidents.

La restauration de l'organe, quelque grand que soit le traumatisme, doit toujours être tentée ; sa vascularisation permet de beaucoup obtenir, même dans les cas qui paraissent, à première vue, devoir aboutir au sphacèle. Dans les plaies linéaires, quelle que soit leur étendue, s'il n'y a pas de chevauchement des bords, il suffira, pour obtenir la cicatrisation, d'un simple pansement à plat : gaze iodoformée au niveau de la plaie, sur les deux faces ; une couche d'ouate, sur les deux faces également ; un bandage légèrement compressif. On ne défera le pansement que huit jours plus tard.

Mais si la plaie, se prolongeant jusqu'au bord libre du pavillon, divise celui-ci en plusieurs lambeaux flottants, il faut appliquer autant de points de suture qu'il sera nécessaire pour obtenir la réunion de toutes les plaies. Ces points de suture seront pour le plus grand nombre superficiels, c'est-à-dire, n'intéressant que les téguments ; mais un certain nombre devront aussi traverser le cartilage pour fixer solidement les lambeaux.

Les plaies par instruments contondants amènent les délabrements les plus considérables et ils sont plus difficiles à réparer. Il faut d'abord bien nettoyer la plaie de tous fragments de cartilage pouvant plus tard se nécroser et amener de la suppuration ; on régularisera ensuite le plus possible les bords de la plaie ou des plaies à l'aide de ciseaux avant de rechercher tout affrontement possible. Mais dans ces cas on aura toujours, la cicatrisation obtenue, une diminution parfois choquante des dimensions du pavillon.

Enfin il peut y avoir séparation complète d'une partie ou même de la totalité du pavillon.

Lorsque l'accident est tout récent, on devra toujours pratiquer la réunion en s'astreignant à la plus sévère antisepsie possible. N'a-t-on pas des observations indéniables de pavillons détachés dans leur entier et qui ont repris parfaitement après une adaptation quelquefois assez imparfaite ?

On a plus souvent occasion d'intervenir pour réparer des pertes de substance anciennes qui donnent à l'oreille une forme disgracieuse. Un coup de sabre, de couteau, une morsure de cheval, souvent de mulet, parfois d'homme, peuvent enlever une partie du pavillon, principalement la portion postéro-supérieure.

Si la perte de substance n'est pas trop étendue, on peut corriger la difformité en pratiquant un lambeau dont la base correspond précisément aux limites de la partie lésée et dont la pointe se dirigera vers le centre du pavillon. En rapprochant les lambeaux, on obtient une oreille certainement bien mieux conformée, mais plus petite. C'est pourquoi si le lambeau accidentellement enlevé ne fait que déformer le contour du pavillon sans dépasser la gouttière de l'hélix, nous conseillons de ne pas chercher à rétablir complètement l'harmonie des replis de la face antérieure du pavillon en y pratiquant une exérèse étendue, mais de se contenter de

régulariser, avec les ciseaux, les bords de la circonférence.

Plus fréquentes et plus intéressantes sont les difformités limitées au lobule et ayant pour cause le port des
boucles d'oreilles. Ce peut être un allongement exces-
sif du lobule, avec ou sans hypertrophie, amené par le
poids exagéré de la boucle d'oreille. Quand la boucle
d'oreille est formée d'une tige portant en avant un bijou
quelconque et en arrière une virole venant s'adapter à
la face postérieure du lobule dont on peut la rapprocher
plus ou moins au moyen d'un pas de vis, il peut arriver
que, sous l'influence d'un gonflement subit (piqûre d'insecte, érysipèle, etc...) cette virole pénètre dans l'épaisseur du lobule et y joue le rôle d'un corps étranger,
provoquant un abcès, du sphacèle, etc...

La boucle d'oreille peut enfin par son poids amener
la déchirure du lobule ; ou bien cette déchirure est due
à un arrachement violent du bijou.

La déchirure est le plus souvent simple, parfois cependant le sujet a fait percer à nouveau son lobule, re-
mis des boucles d'oreilles qui ont provoqué une seconde
ou plusieurs déchirures.

Quand la division est unique, on a recours pour y
remédier à une opération qui rappelle celle du bec de
lièvre. L'avivement pur et simple, suivi d'une suture
des deux bords de la division fait bien disparaître cette
dernière, mais après cicatrisation, laisse toujours une
encoche à la pointe du lobule. Voilà pourquoi nous employons le procédé suivant (fig. 6) :

Nous reportant à la figure schématique ci-contre, nous
traversons, avec une lame étroite, le lobule en A, point
situé à environ cinq millimètres du bord libre, nous

menons l'incision en gardant toujours la même distance
des bords de la division en B puis en C. En C nous sé-
parons complètement le lambeau. Ce dernier, beaucoup

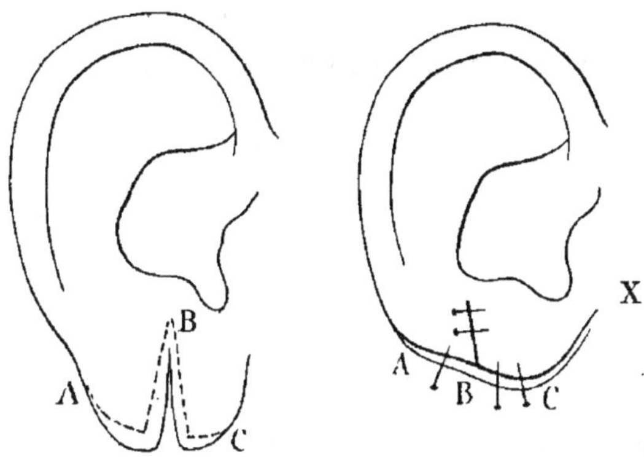

Fig. 6.

trop long, tenant toujours au lobule en A, est appliqué
et suturé avec des épingles de A à C ; la portion C X est
coupée avec les ciseaux.

Ce procédé permet d'éviter la dépression que la première opération laisse toujours persister à l'extrémité
du lobule.

Si les lambeaux sont au nombre de trois, on peut encore user du même procédé opératoire ; on résèque
d'abord le médian et on suture comme il vient d'être
indiqué le lambeau antérieur et le lambeau postérieur.

Il peut enfin se présenter un lobule tellement déchi-
queté que toute réparation est impossible. Pour ces cas,
plus rares, Nélaton a décrit une méthode opératoire
fort ingénieuse et qui donne de bons résultats ; elle a
pour but de reconstituer de toutes pièces un lobule.

Cocheril rapporte ainsi les lignes principales de cette

opération : « Un lambeau de forme ovalaire est pris immédiatement au-dessous du conduit auditif externe, sur la peau de la région mastoïdienne. Les incisions qui servent à la circonscrire sont tracées de façon qu'il n'y ait aucun tiraillement. La grande extrémité de ce lambeau est en bas ; on commence par elle sa dissection et on arrive ainsi jusqu'à sa petite extrémité qui est en haut et qui est restée seule adhérente pour conserver les

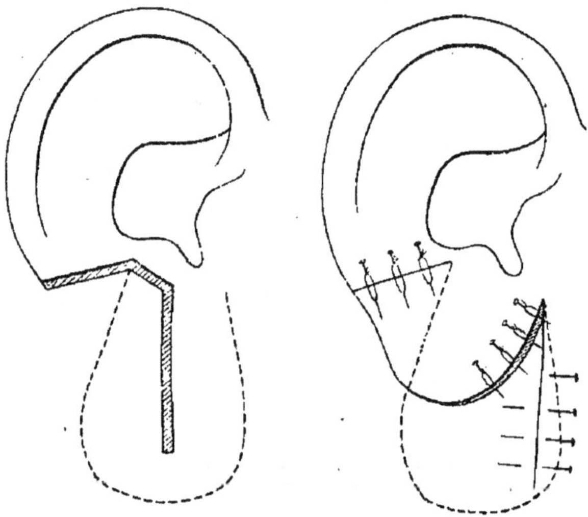

Fig. 7. — Opération de Nélaton.

vaisseaux nécessaires à la nutrition. Au milieu de ce lambeau, est la partie sur laquelle s'implantait autrefois le lobule ; elle est avivée de toute l'épaisseur qu'avait cette implantation. Cet avivement permet, dès que le lambeau est rendu mobile, de l'attirer par son centre, en le repliant de façon à suturer, avec la partie avivée du pavillon, la partie avivée du côté de la peau. Une fois cette partie centrale appliquée et maintenue par les sutures, on replie le lambeau de façon que les deux moitiés de la face cruentée viennent se mettre en contact et que, par cet adossement, le lambeau tout entier prenne le siège et la forme aplatie d'un lobule normal. Les bords de ce nouveau lobule sont tout à fait isolés, excepté au niveau de la partie adhérente à la plaie qui reste là où avait été pris le lambeau ; pour éviter que les bords saignants aient quelque tendance à s'écarter et à reprendre leur place primitive, il est bon de les réunir l'un à l'autre à l'aide de serre-fines et de faire disparaître en même temps la plaie sous-jacente en rapprochant ses bords avec deux ou trois points de suture entortillée. »

À rapprocher de cette opération de Nélaton le procédé de G. Gavello, de Turin, que nous trouvons relaté dans les *Annales des maladies de l'oreille et du larynx* de mars 1899. L'acte opératoire nous paraît plus simple, plus aisé à exécuter. Ayant eu à enlever le lobule d'une oreille pour l'extirpation d'une tumeur (lupus nodulaire) il fallait reconstituer le lobule.

« L'opération fut effectuée en trois temps après chloroformisation.

1er temps. — Extirpation de la tumeur au moyen de l'incision de tout le lobule et d'une partie du cartilage de la conque, hémorrhagie presque nulle.

2e temps. — Plastique avec un lambeau cutané pris dans la région du cou, au-dessous de l'insertion du pavillon. Le bord a la forme d'un lobule double ou, plutôt, de deux triangles égaux (*a. b.*) à angles unis par un de leurs côtés (*c. d.*). En tenant compte de la rétraction qui se produit consécutivement, on laissera le bord dépasser d'un tiers environ les limites du lobule, afin d'obtenir une guérison complète. Le pédicule (*e. f.*) est

placé en avant, sur la ligne qui continue en bas l'insertion du pavillon. En repliant le bord sur lui-même et
sur la ligne médiane (*c. d.*) les deux moitiés se super-
posent, les faces sanglantes
sont en contact et les parties
épidermisées, l'une à l'extérieur, l'autre à l'intérieur.

Le bord supérieur du
lambeau tiré vers le haut est
suturé à la partie sanglante
du pavillon (*c' e'*) au moyen
de sutures interrompues. Le
bord inférieur devant figu-
rer le bord libre du lobe
se suture avec un point de
surjet pour réunir les deux
feuillets du bord.

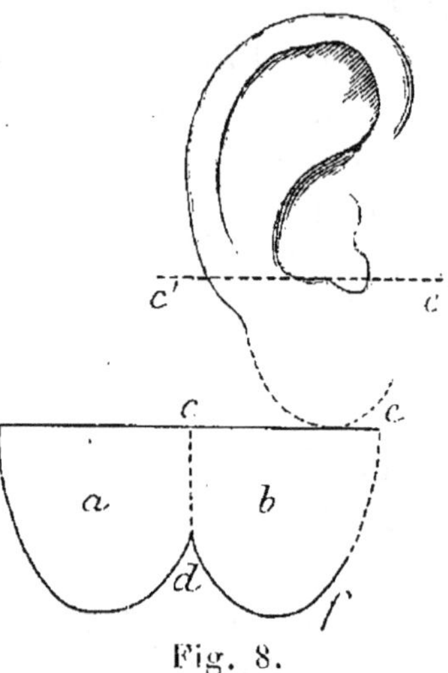

Fig. 8.

3e temps. — On comble la perte de substance du lambeau du cou à l'aide d'un fragment cutané, de forme
quadrangulaire, pédiculé en bas et tiré vers le haut
que l'on fait glisser au-dessous de la brèche. Guérison
par première intention. » (Voir fig. 8.)

II

Tumeurs.

Tumeurs bénignes. — Nous ne ferons que signaler
les petites tumeurs provenant de l'accumulation de

matière dans les glandes sébacées, le millium, le comédon, puis les dépôts d'urate des goutteux, siégeant principalement dans le bord libre du pavillon, dépôts pouvant arriver à une véritable calcification, enfin l'ossification partielle du pavillon.

Othématome. — L'othématome est une tumeur de la face externe du pavillon, formée par un épanchement sanguin, siégeant entre le cartilage et le périchondre.

Pour beaucoup d'auteurs l'othématome est toujours de cause traumatique, et comme c'est une affection qui se montre surtout chez les vieillards atteints de démence paralytique, on a longtemps mis sur le compte de brutalités des gardiens des asiles d'aliénés la production de ces épanchements sanguins. On doit simplement dire que l'othématome se produit le plus souvent à la suite de traumatisme, mais il peut être parfaitement spontané.

Sa production est favorisée par une dégénérescence du cartilage qu'on rencontre très souvent chez les vieillards et qui consiste en un ramollissement et en la production de petites loges remplies de liquide visqueux.

Enfin il faut aussi faire entrer en ligne de compte les troubles trophiques qui accompagnent l'affection cérébrale des aliénés.

Mais l'othématome spontané peut aussi être observé chez des individus jeunes et parfaitement sains; il est dû à la rupture des vaisseaux qui accompagnent les cordons de tissu conjonctif qui traversent en grand nombre le cartilage de l'oreille.

L'othématome se présente sous forme d'une tumeur, ordinairement d'un volume limité, quand il est spon-

tané, pouvant être considérable quand il est traumatique, au point de couvrir toute la face antérieure du
pavillon, obturant l'ouverture du conduit auditif
externe. Il est plus fréquent à gauche sur la face antérieure du pavillon.

D'un rouge bleuâtre et mou au début, il devient plus
foncé, puis d'une consistance pâteuse et plus tard dure,
quand le sang épanché, d'abord liquide, se coagule et
forme un caillot de plus en plus fibrineux.

Au moment de sa formation, l'othématome est peu
sensible, mais s'accompagne ensuite de douleurs violentes, de sentiment de chaleur et d'élancements, quand
l'épanchement s'entoure d'une inflammation adhésive.

La plupart du temps cette inflammation se calme
et, si l'étendue de l'épanchement et les lésions du cartilage ne sont pas trop importantes, il y a guérison par
résorption.

Plus rarement il se fait un épanchement d'abord
séro-sanguin, puis purulent, qui peut amener des fistules, des perforations et même une destruction plus
ou moins étendue du cartilage.

Cette terminaison est propre aux othématomes d'origine traumatique. Il en résulte des difformités du pavillon, épaississements ou atrophies.

Comme traitement, on devra respecter les othématomes qui se présenteront sous forme de tumeurs peu
développées et non douloureuses ; toute compression
et toute ponction seront ajournées ; de même le massage ne devra être employé que très prudemment et très
longtemps, au moins un mois, après le début de l'affection.

S'il y a menace inflammatoire au cours d'un othématome traumatique, on fera des applications froides; si la douleur augmente, on fera d'abord, avec toutes les précautions antiseptiques les plus minutieuses, la ponction de la poche avec évacuation du contenu et application d'un bandage compressif; on pourra réitérer cette ponction; mais, si le liquide devient purulent, on ouvrira largement la tumeur, on nettoiera la poche des caillots qu'elle pourra contenir, et, après lavage, on la bourrera avec de la gaze iodoformée. On obtiendra ainsi petit à petit la réunion de la peau au cartilage, avec le minimum de difformité du pavillon.

Les *kystes* siègent sur la face postérieure du pavillon. Ils paraissent dus à une dégénérescence fibrillaire du cartilage réticulé dans lequel se forment des loges remplies de liquide ordinairement visqueux et limpide, mais parfois jaunâtre. L'évolution du kyste se fait lentement, sous forme de tumeur molle, fluctuante. La surface cutanée est longtemps sans changement. La tumeur, qui reste ordinairement petite, peut cependant prendre de grandes proportions, égaler, doubler même l'étendue du pavillon tout entier. Dans ce cas la peau s'amincit et rougit. Il ne se produit cependant aucun phénomène de réaction.

Le traitement consiste en l'ouverture large de la poche au bistouri ou à l'anse galvanique. Si la tumeur est très volumineuse, on pratiquera l'excision partielle de l'enveloppe et du revêtement cutané, avec l'anse on touchera toute la surface de la poche et on la remplira avec de la gaze iodoformée.

Les kystes dermoïdes qui ont leur siège sur le pavillon sont rares ; comme tous les kystes du même genre, ils contiennent dans leur intérieur des poils et de l'épiderme ; leur volume est ordinairement égal à celui d'une noisette. Leur extirpation est indiquée et l'opération ne présente rien de spécial à la région.

Le lipôme du pavillon est à signaler, mais il est rare et ne présente rien de particulier.

Le fibrôme est la tumeur la plus fréquente de la région. Son siège de prédilection est le lobule. On a même été jusqu'à dire dans ces derniers temps que toute tumeur du lobule était du fibrôme ; on peut cependant y rencontrer aussi des kystes sébacés.

La tumeur fibreuse est formée par du tissu conjonctif fibreux, auquel se mêle parfois du tissu muqueux. Elle peut se développer spontanément, mais se produit le plus fréquemment à la suite de la petite opération du percement des oreilles. La plupart du temps elle est multiple ; ce sont des tumeurs lobulées, d'une consistance assez ferme, à volume très variable, allant de la dimension d'une lentille à celle du pavillon tout entier.

Ces tumeurs seront opérées au bistouri ; l'incision sera faite sur la partie postérieure du lobule, afin de laisser le moins de traces possibles de cicatrice. Si la tumeur est petite, un pansement collodionné réunira les bords de la plaie. Si on se trouve en face d'un de ces fibrômes qui s'allongent en forme de véritable bouchon de carafe, on réséquera toute l'épaisseur de ces tissus, en ne conservant qu'un lambeau de taille suffisante pour la reconstitution du lobule.

Les chéloïdes se rencontrent sur le pavillon au même titre que sur les autres parties du corps.

Il est très difficile de s'en rendre maître ; on a d'abord beaucoup de peine à en pratiquer l'extirpation totale ; ensuite les récidives sont presque de règle. On a essayé l'extirpation au bistouri ; le curettage, les cautérisations avec le galvano ; c'est encore l'électrolyse qui donne les meilleurs résultats. Un grand nombre de séances est toujours nécessaire.

Les angiômes, les tumeurs caverneuses se développent assez souvent sur le pavillon et son pourtour ; elles forment à peu près le quart des angiômes de la tête, dit Schwartze. Souvent congénitales, on en a vu survenir à la suite de congélation (Kipp), ou se développer spontanément pendant la jeunesse. Comme toutes les angiômes, elles apparaissent sous forme de tumeurs pulsatiles, d'un rouge bleu plus ou moins foncé, formant une saillie à peine perceptible (taches de vin) ou acquérant le volume d'une châtaigne. Souvent multiples, elles n'ont pas de siège de prédilection, envahissant la conque ou la face antérieure ou postérieure du pavillon, ou même s'étendant à toute la face latérale du cou et de la tête.

L'artère auriculaire postérieure est le point de départ ordinaire des angiômes de cette région. Leur marche est ordinairement lente, insensible même ; parfois au contraire elle est plus rapide et amène alors des douleurs aiguës sous forme lancinante.

Des hémorrhagies peuvent se produire, soit à la suite d'un traumatisme, piqûre, coupure avec le rasoir, accident quelconque, soit par amincissement progressif de la peau. Il faut donc, quand la téléangiectasie est étendue, débarrasser le malade de sa tumeur, sa vie dépendant d'une rupture vasculaire qui serait rapidement fatale.

Il faut rejeter complètement les anciennes méthodes qui consistaient à passer des fils de soie, même de coton, à travers le néoplasme, à le badigeonner avec des acides ou des caustiques, à y pratiquer des injections de perchlorure de fer, etc.... toutes méthodes pouvant amener des hémorrhagies ou des accidents de septicémie. Avec le galvanocautère on est à l'abri de ces derniers, mais non des hémorrhagies. La méthode de choix, si la tumeur n'est pas trop volumineuse, est l'électrolyse.

Mais si les battements artériels sont violents, que la tumeur caverneuse soit étendue, il faut recourir à une intervention plus radicale, et pratiquer la ligature des artères afférentes, auriculaire postérieure ou carotide primitive, ce qui ne met même pas toujours à l'abri des récidives (Jüngken).

Tumeurs malignes. — On rencontre sur le pavillon, en fait de néoplasies de ce genre et par ordre de fréquence, d'abord l'épithélioma, ensuite le sarcôme avec ses diverses variétés : c'est le plus souvent le sarcôme à cellules fusiformes, puis le fibro-sarcôme, l'angio-sarcôme et enfin le mixosarcôme carcinomateux.

Toutes ces variétés de néoplasme présentent dans leur évolution deux phases bien marquées : phase à développement lent, torpide, et phase à développement très rapide avec ulcération et généralisation (Pasch. Th. de Strasbourg, 1896.)

L'épithélioma débute souvent par la partie supérieure de l'hélix où il reste longtemps localisé sous forme de petits nodules ou sous forme d'une petite crevasse recouverte de croûtes dont le diagnostic présente une certaine difficulté. Les progrès sont très lents ; pendant des mois l'affection reste stationnaire, puis arrive brusquement la seconde phase, l'ulcération s'étend, envahit tout le cartilage du pavillon, le détruit, se propage aux parties voisines du cou, de l'apophyse mastoïde, pénètre dans le conduit auditif externe, et dans l'oreille moyenne.

Le sarcôme présente les mêmes difficultés de diagnostic, au début principalement, lorsque c'est le lobule qui est atteint. Sous forme d'une tumeur globuleuse, sans changement d'aspect des téguments, il peut rester stationnaire pendant plusieurs années, vingt ans dans le cas de Roudot. (Gaz. méd. de Paris, 1875.)

Comme pour les néoplasies de même nature des autres régions, on rencontre plus souvent sur le pavillon l'épithélioma chez des sujets ayant dépassé la cinquantaine, et les variétés du sarcôme chez des individus plus jeunes, même chez les tout jeunes enfants (Hartmann).

L'intervention sera subordonnée à l'état du malade. Si la néoplasie est encore limitée au pavillon, dès que le diagnostic sera posé, l'amputation partielle ou même totale est indiquée ; on a plusieurs observations de guérison sans récidive à la suite d'extirpation totale d'épithélioma (Politzer) et de sarcôme.

Il faut recourir de suite à une opération radicale, les cautérisations au nitrate d'argent, à la pâte de Canquoin, avec les acides, ne servent qu'à faire perdre un temps précieux et à laisser se prendre l'appareil lymphatique. Quand la néoplasie aura envahi les parties profondes de l'oreille moyenne, que la généralisation se sera effectuée, le traitement ne devra être que purement palliatif.

CHAPITRE II

CONDUIT AUDITIF EXTERNE

Anatomie. — Il s'étend de la conque du pavillon à la face externe du tympan.

Son orifice externe, qui se continue avec le pavillon, offre la forme d'une ellipse à diamètre vertical, regardant un peu en arrière. Il est limité en avant par le tragus, en arrière par une crête saillante qui le sépare de la cavité de la conque, et masque légèrement l'entrée du conduit.

En attirant le pavillon en haut et en arrière, on efface un peu cette crête et on peut beaucoup plus facilement explorer la cavité du conduit. On constate alors que ce dernier n'est pas rectiligne. Sappey, dans son « Anatomie descriptive », s'occupe longuement des diverses courbes que décrit le conduit auditif; il s'infléchit deux fois sur son axe : il se porte d'abord en avant, puis en arrière et un peu en haut et se dévie une troisième fois pour s'incliner en avant et en bas, en se tordant légèrement sur son axe — d'où résulte une *s* italique, horizontalement placée, dont la première concavité regarde en arrière et un peu en haut, la seconde est tournée en bas et en avant.

La longueur du conduit, mesurée en ligne droite depuis la partie centrale du tympan jusqu'à la saillie qui le sépare de la conque, est de 20 à 22 millimètres. Le diamètre vertical moyen est de 9 millimètres, le diamètre antéro-postérieur de 7 1/2 millimètres.

Le conduit auditif externe présente deux portions bien distinctes : un segment fibro-cartilagineux, et un segment osseux ou conduit osseux.

La première partie est souvent appelée à tort « conduit auditif cartilagineux ». Nous disons à tort car, en réalité, le tissu cartilagineux n'en forme pas à lui seul le squelette.

Ce tissu forme une gouttière qui représente la partie inférieure et antérieure du conduit, et une membrane de tissu fibreux vient former le reste, c'est-à-dire la partie supérieure et postérieure du conduit. Si on détache ces deux gouttières l'une de l'autre, on constate que la partie cartilagineuse l'emporte des trois quarts, par son étendue circulaire, sur la gouttière fibreuse dans la partie externe du conduit ; que, vers le milieu du conduit, les deux tissus ont une étendue sensiblement égale ; puis la partie cartilagineuse continue à diminuer au point de ne plus former qu'une pointe en arrivant au pourtour du conduit osseux. De plus la gouttière cartilagineuse offre plusieurs échancrures verticales dans sa continuité ; il y en a toujours deux principales. Ces échancrures appelées « *incisures de Santorini* » sont remplies de substance fibreuse et donnent au conduit la possibilité d'être redressé par une traction en dehors, ce qui favorise beaucoup les examens otologiques.

La face externe du cartilage du conduit répond en avant et en bas à la parotide, d'où le passage possible de pus soit de la parotide dans le conduit, soit du conduit dans la loge parotidienne ; en arrière, cette face externe répond à la base de l'apophyse mastoïde.

Son extrémité externe est formée en avant par le tragus, en arrière elle se continue avec le cartilage du pavillon.

La gouttière fibreuse se confond par sa face supérieure avec le ligament postérieur du pavillon dont elle n'est qu'une dépendance. Elle augmente d'importance à mesure qu'elle approche du bord externe du conduit osseux auquel elle unit intimement l'extrémité de la gouttière cartilagineuse, par un tissu connectif flexible. Les portions cartilagineuse et fibreuse réunies forment la moitié externe du conduit auditif, la portion osseuse constitue l'autre moitié.

Chez le fœtus et le nouveau-né le conduit osseux n'existe pas à proprement parler ; il est représenté par la partie tympanique du temporal qui consiste, à cet âge, en un simple cercle, *cercle tympanal*, ouvert en haut et en avant, muni d'une rainure destinée à recevoir la membrane tympanique. Puis petit à petit, avec la croissance du temporal, il se forme une masse osseuse au niveau du bord externe de la rainure de l'os tympanal. Il en résulte une gouttière osseuse qui se dirige en dehors. La portion écailleuse du temporal subit des modifications analogues. Tous les développements du conduit osseux chez le fœtus et l'enfant ont été bien étudiés par Tröltsch.

Chez l'adulte le conduit auditif osseux est logé dans l'épaisseur du temporal. A partir du point où il se continue avec le conduit cartilagineux, il va en dedans en se rétrécissant jusqu'à son tiers interne où il forme *l'isthme;* c'est son point le plus rétréci ; il va ensuite en s'élargissant jusqu'à la membrane du tympan ; le diamètre de l'isthme est de 6 millimètres ; le diamètre des extrémités externe et interne est de 9 à 10 millimètres.

La paroi supérieure du conduit osseux est épaisse, résistante, formée de deux lames osseuses comprenant entre elles un tissu osseux creusé de cavités cellulaires en nombre et de grandeur variables, en relation directe avec la caisse du tympan et les cellules mastoïdiennes (Tröltsch).

La lame supérieure, formée en partie par la portion temporale, en partie par la lamelle du toit de la caisse qui se prolonge en dehors, est recouverte directement par la dure-mère.

La lame inférieure va jusqu'à la limite de la cavité tympanique et se termine par une arête aiguë dirigée en bas sur la ligne médiane où s'insère le bord supérieur de la membrane du tympan (marge tympanique du temporal).

La paroi inférieure du conduit osseux, très épaisse, est convexe de dehors en dedans, et contribue surtout à former l'isthme au niveau de son tiers interne. A partir de ce point la paroi s'abaisse; de convexe elle devient plutôt concave et elle forme avec le tympan incliné sur l'axe du conduit le « *sinus du conduit auditif externe* ».

La paroi antérieure, très mince, présente, dans toute

son étendue longitudinale, une légère convexité, qui, lorsqu'elle s'exagère un peu, rend si difficile l'examen de la partie antérieure du tympan qu'elle tend à masquer. Cette paroi est en rapport en haut avec l'articulation temporo-maxillaire. La paroi postérieure est en rapport avec les cellules mastoïdiennes qu'elle recouvre directement, d'où le passage possible de pus et de séquestres de ces cellules dans le conduit auditif.

Le revêtement du conduit auditif externe est constitué par le prolongement de la peau du pavillon dans l'intérieur du conduit ; cette peau est normale et présente tous les caractères anatomiques ordinaires dans l'étendue de la portion cartilagineuse ; mais, dans la portion osseuse, cette peau s'amincit, perd la plus grande partie de ses éléments à mesure qu'elle s'avance vers le cercle tympanique. Toutefois, signalons la présence, sur la paroi supérieure, d'une véritable bandelette de peau assez épaisse.

Le revêtement cutané du conduit est très adhérent dans la partie cartilagineuse, beaucoup moins dans la partie osseuse.

Sa face libre présente des poils très nombreux aux follicules desquels sont annexées beaucoup de glandes sébacées. Entre ces glandes, et dans les profondeurs mêmes du derme, on trouve des glandes cérumineuses plus volumineuses que les précédentes ; lorsqu'on a, par la macération, enlevé la couche épidermique on voit très bien les embouchures des glandes cérumineuses qui se montrent disséminées sur toute la peau du conduit, mais formant cependant des agglomérations par places ; les glandes les plus volumineuses appartiennent à la partie supérieure et postérieure du conduit. Ces diverses glandes s'arrêtent d'une façon bien nette au niveau de la continuation de la portion cartilagineuse avec la portion osseuse, séparant bien nettement la partie glanduleuse et la partie non glanduleuse du conduit auditif.

Les artères du conduit auditif externe viennent pour la portion cartilagineuse de l'artère auriculaire antéro-supérieure, provenant de la temporale superficielle et de l'artère auriculaire profonde, branche de la maxillaire interne. Les branches de l'auriculaire profonde pénètrent dans le conduit en traversant les incisures de Santorini et forment un lacis artériel très riche autour des glandes. Une branche importante suit la paroi supérieure du conduit, irrigue la portion osseuse, gagne la partie supérieure du tympan et descend le long du bord postérieur du manche du marteau.

Les veines se jettent dans la veine faciale postérieure et dans la veine temporale.

Les vaisseaux lymphatiques qui n'appartiennent qu'à la partie cartilagineuse se rendent aux ganglions parotidiens qui sont situés au-dessous du lobule.

Les nerfs viennent de la troisième branche du trijumeau pour la portion externe du conduit; du nerf vague par son rameau auriculaire dont une branche traverse la paroi postérieure du conduit et se ramifie jusqu'au tympan.

Anomalies de formation du conduit auditif externe.

Elles accompagnent la plupart du temps les malformations du même genre du pavillon. En cas d'absence partielle ou totale de ce dernier, on observera le plus fréquemment une absence du conduit, se compliquant souvent d'un arrêt de développement de l'oreille moyenne et des os du crâne. Parfois on ne trouve aucune trace d'un conduit auditif, ou bien on constate une simple dépression au niveau du siège ordinaire du méat : on peut voir cette dépression s'enfoncer dans le temporal plus ou moins profondément et se terminer en cul-de-sac membraneux et osseux. Derrière cette fermeture peut se trouver un tympan normalement développé (Toynbee). Le conduit peut être remplacé par un simple cordon fibreux d'un centimètre de long (Politzer). Trœltsch signale un rétrécissement annulaire siégeant au milieu des deux conduits.

Mentionnons les malformations du conduit auditif externe par excès : ils sont beaucoup plus rares que les précédents. Kœlher et Bernard citent un cas d'élargissement exagéré et de duplicité du canal ; Velpeau et Macauln trouvèrent chacun un cas de conduit auditif normal, accompagné d'un deuxième, sans aucune communication avec lui et se terminant en cul-de-sac.

Les tentatives chirurgicales faites en vue de remédier aux malformations congénitales qui nous occupent ont été rares et sont peu encourageantes.

Lorsqu'il y a absence complète de conduit auditif externe, lorsqu'une incision exploratrice faite dans la région que devrait occuper l'entrée du méat ne donne aucune indication, que l'on ne trouve que du tissu osseux, toute opération est à rejeter.

C'est dans ce cas que Michael Jäger a proposé la création d'un canal à travers l'apophyse mastoïde, pour permettre aux ondes sonores de pénétrer dans l'épaisseur du rocher. Mais dans l'ignorance où l'on est de l'existence très problématique d'un tympan, avec la certitude même d'anomalies plus ou moins étendues de l'oreille moyenne comme cela arrive presque constamment dans ces cas, doit-on créer ce canal osseux mastoïdien qui pourra bien n'être qu'une infirmité de plus? En cas de simple atrésie congénitale du ou des conduits on peut obtenir quelque résultat par la dilatation à l'aide de petites tiges de laminaire; mais il faut une très grande persévérance, les progrès étant très lents. Dans les cas pareils à celui de Toynbee, où le fond de la portion cartilagineuse se continue par un canal très fin, membraneux, arrivant à un tympan normal, on peut par le sondage et la dilatation amener une amélioration de l'ouïe ainsi que Trœltsch l'a démontré.

Lésions traumatiques du conduit.

Elles sont, dans l'immense majorité des cas, sans grande importance; plaies superficielles, écorchures par introduction d'aiguilles à tricoter, d'épingles à cheveux, d'instruments divers dont on se sert comme cure-oreilles. Tant que la membrane tympanique a été respectée, ces légères blessures n'amènent guère d'accidents, et guérissent facilement par la propreté et quelques pansements antiseptiques. Il paraît qu'on a cependant observé des complications sérieuses, principalement la carie de la paroi postérieure du conduit avec affection secondaire des cellules mastoïdiennes (Kirchner et Toynbee). Beaucoup plus graves sont les lésions produites sur le conduit auditif par les manœuvres maladroites, ou que l'on est parfois amené à pratiquer, pour l'extraction de corps étrangers. Nous reviendrons plus tard sur ce sujet.

Les lésions traumatiques du conduit peuvent reconnaître une cause indirecte : telle est la fracture de la paroi antérieure par pression brusque de l'apophyse du maxillaire, en cas de chute, de coups sur le menton. On cite même (Bayer) le cas d'une apophyse pénétrant dans le conduit en brisant la paroi antérieure, puis, continuant son chemin à travers la paroi postérieure et entrant dans la cavité crânienne.

En cas de fracture de la paroi antérieure, si le revêtement cutané n'a pas été déchiré on observe une voussure, rouge et douloureuse, qui rétrécit considérablement la lumière du méat, mais souvent aussi, les téguments sont lacérés et il y a une otorrhagie qui vient rendre le diagnostic fort difficile. A la suite de l'accident, cause de la fracture, le malade a souvent perdu connaissance quand on l'examine ; ce coma, l'écoulement de sang par l'oreille en imposent pour une fracture de la base du crâne, et il est difficile d'établir un diagnostic précis avant quelques jours, d'autant plus que l'écoulement sanguin dure de 48 à 72 heures. Ce n'est que plus tard, lorsqu'on a pu nettoyer l'oreille des caillots qu'elle contient, qu'on aperçoit, sur la paroi antérieure, un point rouge sombre faisant saillie, et très douloureux à l'attouchement du stylet. Il faut être très sévère, au point de vue antisepsie, car ce petit foyer de fracture peut s'enflammer, donner lieu à la formation d'infiltration purulente, ou à la production d'esquilles nécrosées.

Dans un cas pareil, à la suite d'un accident de bicyclette chez un homme de trente ans, nous avons observé l'année dernière, après coma, écoulement sanguin, menace de décollement phlegmoneux, la production d'une atrésie due à un épaississement du périoste sous-jacent.

Bouchons cérumineux.

L'accumulation des produits de sécrétion des glandes cérumineuses et sébacées du conduit auditif externe donne lieu à la formation d'un bouchon dit *bouchon cérumineux*. La localisation des glandes dans la partie cartilagineuse explique la formation de ces bouchons dans la première partie du conduit. Cependant par le fait des manœuvres de toilette employées par beaucoup de personnes qui s'introduisent dans l'oreille des cure-oreilles, des tiges rigides avec linge ou ouate enroulé à l'extrémité, le bouchon vient en contact avec le tympan. Ou bien encore l'accumulation de cérumen est telle qu'elle remplit tout le conduit d'une extrémité à l'autre.

La consistance du bouchon varie avec sa composition,

avec son âge. Si les substances grasses prédominent, il est mou, se présente sous un aspect jaunâtre, melliforme ; s'il est constitué surtout par du cérumen, il est plus brun, plus mat. Parfois enfin, formé depuis des années par une accumulation de cérumen, de masses épidermiques, de poils nombreux et de corpuscules amylacés, le bouchon devient dur, résistant au stylet, noirâtre. Sa surface peut être brillante par la présence de cristaux de cholestérine. Un corps étranger peut être le noyau d'un bouchon cérumineux.

Les symptômes subjectifs consistent en surdité plus ou moins marquée, très légère ordinairement, tant que le bouchon n'a pas obstrué complètement le conduit ; le sujet ressent plutôt une sorte de lourdeur, de pesanteur dans la tête. Ces symptômes sont intermittents, disparaissant pendant la belle saison, revenant par les temps humides, ou bien devenant plus intenses quand l'eau entre dans l'oreille pendant les ablutions. Le bouchon cérumineux est en effet hygrométrique, et, laissant encore passer les ondes sonores entre lui et les parois du conduit quand il est bien sec, il obstrue momentanément ce dernier quand l'humidité augmente son volume.

Quelquefois le décubitus dorsal augmente la surdité, provoque des bourdonnements.

Le contact du bouchon avec le tympan peut occasionner des bruits très pénibles, du vertige, un état nauséeux, phénomènes qui peuvent en imposer pour un état cérébral.

Pour enlever les bouchons cérumineux, on doit d'une façon générale se servir des injections. Les uns emploient la seringue à pansement ordinaire, de 100 à 150 grammes, que l'on remplit d'eau tiède. Politzer ajoute à l'extrémité de sa seringue un petit tube de caoutchouc de 5 à 8 centimètres de long, de 4 millimètres de large, à paroi mince, lisse, un peu arrondi à l'orifice antérieur, et dont l'extrémité postérieure, de forme conique, s'adapte à l'ajutage de la seringue. La seringue remplie, on introduit le petit tube qui lui est relié à deux centimètres de profondeur dans le conduit auditif; le mouvement de remous du liquide détache et pousse au dehors les produits de sécrétion.

La seringue anglaise est d'un emploi très commode. Nous nous servons d'un flacon laveur, de la contenance de deux litres, dans lequel la pression est obtenue à l'aide d'une soufflerie. Nous avons ainsi un jet continu, qui est moins désagréable pour le malade que les chocs successifs donnés par l'emploi de la seringue ordinaire, et surtout de la seringue anglaise. De plus l'embout dont nous nous servons, tube de verre effilé, nous permet d'avoir un jet assez puissant que nous pouvons régler avec la soufflerie.

Quel que soit l'appareil employé, il ne faut jamais (ceci est une règle générale pour toute espèce d'injection dans l'oreille) que l'embout vienne au contact du méat auriculaire, puisse gêner en quoi que ce soit le retour et l'écoulement au dehors du liquide projeté dans le conduit, sinon on aurait des phénomènes de compression, vertiges, nausées, syncope.

Pour détacher le bouchon cérumineux, il faut que le jet soit dirigé à son entrée le long de la paroi postérieure, ou mieux postéro-supérieure du conduit auditif; de cette façon il vient heurter le bouchon sur sa circonférence, s'insinue petit à petit entre lui et les parois ; un courant d'eau tend à se produire à la surface du tympan, détachant, dissociant et finalement entraînant l'agglomération cérumineuse. Le malade éprouve parfois, l'opération finie, un peu de vertige ou de nausée ; cela tient à la légère pression exercée à la surface du tympan par la douche d'eau.

Ordinairement dès que le conduit est débarrassé l'audition redevient normale. Il est bon, pendant quelques jours, d'engager le sujet à porter un peu de coton dans son oreille.

Les choses ne se passent pas toujours aussi facilement que nous venons de l'indiquer ; quand le bouchon est ancien, résistant, la douche d'eau ne peut en provoquer l'expulsion en une séance. Aussi doit-on chercher à le ramollir, à le détacher un peu des parois du conduit auditif. On emploie, pour y parvenir, des instillations répétées deux ou trois fois par vingt-quatre heures, pendant trois ou quatre jours, soit avec la solution :

Carbonate de soude. . . . . 0,50 cent.
Glycérine . . . . ⎫
                             ⎬ āā 5 grammes
Eau . . . . ⎭

soit avec la solution phéniquée (Burkhardt-Mérian) soit, plus simplement, avec de l'huile d'amandes douces. On reprend alors les injections d'eau chaude et l'on arrive au résultat désiré.

Parfois cependant l'expulsion ne se fait pas et dans ces cas on est obligé d'intervenir directement sur le bouchon ; on cherche avec le stylet boutonné à le séparer de sa base, à le mobiliser pour permettre à l'eau de l'injection de l'entourer dans son remous. Mais dans ces manœuvres il fautse garder de pousser directement dans le fond de l'oreille ; on ne ferait qu'appliquer plus intimement le bouchon sur la membrane tympanique.

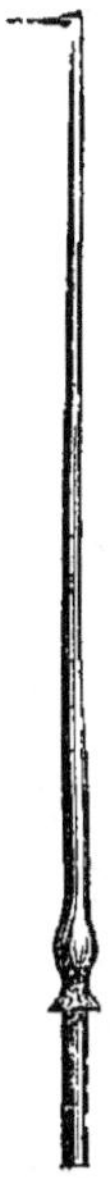

Maintes fois nous nous sommes bien trouvés de l'emploi du petit crochet destiné à l'extraction des corps étrangers. En le glissant à plat contre une paroi du conduit auditif, on le fait pénétrer le plus possible entre cette paroi et le bouchon cérumineux ; tournant alors la pointe dans l'épaisseur même du bouchon, on le dissocie tout en l'attirant au dehors. Après avoir répété plusieurs fois cette manœuvre, la douche d'eau tiède entraîne facilement les débris du bouchon.

Le tympan apparaît, après que le conduit a été débarrassé, ordinairement sain, parfois un peu rouge, hyperémié par les manœuvres dont sa face externe a forcément subi le contre-coup. Dans quelques cas, par suite de la pression prolongée du bouchon sur la membrane, il reste, pendant quelques jours, un peu d'altération de l'ouïe, mais qui disparaît toujours, quand il n'y a pas d'autres lésions dans l'oreille moyenne ou le labyrinthe. Toynbee prétend que, cent fois sur deux cents, l'accumulation du cérumen est combinée avec des processus adhésifs dans l'oreille moyenne ou avec des affections du labyrinthe. Hâtons-nous d'ajouter que la pratique est loin de nous paraître donner raison à ce pronostic si sombre.

Un conduit qui a présenté un bouchon cérumineux

Fig. 9.
(d'après Politzer).

est exposé, plus qu'un autre, à voir récidiver l'agglomération de son cérumen. Aussi est-il bon d'avertir le
malade et de l'engager à faire, tous les deux ou trois
mois, quelques injections d'eau savonneuse ou alcaline
tiède.

Furonculose. — L'inflammation microbienne des
follicules du conduit auditif externe se montre à la suite
d'une écorchure, d'une blessure de l'épiderme par un
instrument tel qu'un cure-oreille, une épingle à cheveux,
etc... qui livre passage à l'agent infectieux (streptococcus
pyogenes albus, d'après Kirchner) ou bien on l'observe
dans un conduit, siège d'eczéma chronique, ou enflammé
par la présence d'un corps étranger, ou par des injections irritantes, ou bien enfin, et c'est le cas peut-être
le plus fréquent, le furoncle se déclare sans cause ap-
préciable. L'affection atteint aussi bien les individus
sains et forts que les malades anémiés par des maladies
anciennes. Enfin signalons la nature contagieuse indéniable de la furonculose.

Le premier et le plus important des symptômes est
la douleur : ce sont des douleurs déchirantes, s'irradiant
dans toute la tête et le cou, amenant de la fièvre, de
l'embarras gastrique, une suppression complète de
sommeil ; et ce tableau va en augmentant jusqu'à ce
que le furoncle évacue son contenu spontanément ou
par incision.

Le siège du furoncle est le plus souvent la paroi inférieure du conduit, ou l'antérieure, ou enfin la postérieure ; il est souvent unique, mais parfois plusieurs
follicules se prennent ou en même temps ou les uns
après les autres, ce qui prolonge de beaucoup l'affection.
Chaque furoncle met de trois à huit jours à évoluer.

Les lésions de l'ouïe dépendent absolument du volume de l'abcès. Lorsqu'il ne forme qu'une petite pointe dans le conduit, à peine observe-t-on, et cela rarement, quelques bruits subjectifs dus à l'hyperémie de l'oreille moyenne et interne. Mais la surdité temporaire peut être absolue pour une oreille dont le conduit est complètement obstrué par de volumineux furoncles en contact les uns avec les autres.

Quand les furoncles siègent à la paroi antérieure, le tragus est rouge, enflé et extraordinairement douloureux au toucher : si c'est la paroi postérieure qui en est le siège, il peut se produire un gonflement très prononcé de la région mastoïdienne. On observe rarement l'engorgement des ganglions voisins.

Un furoncle avorte rarement ; le plus souvent sa marche est progressive et il ne se termine que par l'expulsion du bourbillon. Si le follicule est peu profond, l'affection est peu douloureuse, l'ouverture se fait spontanément, et l'orifice en cratère qui donne issue au bourbillon se cicatrise en quelques jours. Parfois cependant il se produit à ce niveau des bourgeons charnus qui forment un véritable polype du conduit. Le crayon de nitrate d'argent en vient facilement à bout.

Mais quand le siège du furoncle est profondément situé dans la couche dermique, quand les douleurs sont intolérables, quelle conduite tenir ? On a préconisé les frictions et pommades narcotiques, l'onguent mercuriel belladoné, les instillations opiacées, à la cocaïne, l'emploi des compresses très chaudes, la réfrigération à l'aide de l'appareil de Leiter, etc... Employer ces moyens, c'est laisser évoluer la maladie et souffrir le patient. Pour calmer ces douleurs, il n'y a qu'un moyen, l'incision et nous conseillons de la pratiquer le plus tôt possible. Si le bourbillon n'est pas encore entièrement formé, la douleur diminue par l'écoulement de sang que produit l'incision, l'évacuation d'un liquide séropurulent, et enfin par le débridement des parties profondes dont le gonflement est la principale cause du phénomène douleur. Si le bourbillon est formé, l'incision en hâte l'expulsion et met fin de suite aux angoisses du malade.

Dès que l'ouverture a été pratiquée il faut établir l'antisepsie rigoureuse du conduit pour empêcher les follicules voisins de se prendre à leur tour. Dans ce but, nous pratiquons une copieuse injection phéniquée, puis nous bourrons le conduit avec une mèche de gaze iodoformée. L'introduction de cette mèche, qui doit être la plus grosse possible, est toujours douloureuse : on doit la changer tous les jours. Elle a pour but d'assurer l'antisepsie, et aussi, par son volume, d'opérer une compression sur les parois du conduit et hâter le recollement des bords de l'incision.

Il arrive que, malgré toutes les précautions antiseptiques, les furoncles succèdent aux furoncles pendant des semaines et des mois ; il nous a été donné d'en observer deux cas chez des femmes abattues, anémiées par des coliques hépatiques incessantes. Y a-t-il relation entre ces deux affections ? Après avoir pratiqué plusieurs incisions, en présence de cette furonculose sans cesse renaissante, nous avons, chez nos deux malades, pratiqué sous l'anesthésie chloroformique, le raclage de tout le conduit avec la curette, nous attachant à ne pas traverser le derme pour éviter la formation de sténose. Dans les deux cas, l'opération mit complètement fin aux accidents.

Aux personnes qui ont été atteintes de furoncles du
conduit, nous donnons toujours l'avertissement du retour possible d'accidents pareils, et nous leur donnons
le conseil suivant pour éviter autant que faire se peut
ces rechutes : une fois ou deux par mois faire un lavage
du conduit avec une solution alcaline ou de l'eau de
savon afin d'enlever le plus possible les matières grasses,
puis de pratiquer ensuite une injection antiseptique au
sublimé.

Corps étrangers. — On a trouvé, dans le conduit auditif externe, les corps les plus divers ; tantôt, le plus
souvent, ce sont des enfants qui se les introduisent en
jouant ; tantôt, chez l'adulte, c'est par accident ou par
inadvertance, ou dans un but thérapeutique (ail, morceaux de lard, employés pour soulager les douleurs de
dents), qu'ils y ont pénétré.

Les symptômes de la présence d'un corps étranger
dans le conduit sont essentiellement variables. Très
souvent ils sont nuls lorsqu'il n'y a eu aucune lésion du
conduit, soit par l'introduction du corps, soit par des
essais malencontreux d'extraction. C'est ainsi que chaque auteur se plaît à rapporter des observations qui
montrent de petits cailloux, des perles de verre, des
boutons métalliques, etc., ayant séjourné, vingt, vingt-
cinq, quarante (Lucæ), quarante-deux (Zaufal), cinquante ans (Marchal et Politzer) etc... sans même que
le malade le sût ou en souffrît.

Exceptionnellement on peut observer ces phénomènes
douloureux et réflexes qui amènent des complications :
convulsions, épilepsie, névroses, chez les personnes nerveuses, irritables, neurasthéniques. Le contact du corps

étranger avec la membrane tympanique, surtout si ce corps est pointu, comme des barbes de graminées, ou si ce sont des animaux vivants, puces, perce-oreilles, provoque des bruits intolérables, des sensations horriblement douloureuses, du délire, des vomissements, de véritables convulsions épileptiformes, tous symptômes qui ne disparaissent qu'après l'enlèvement du corps étranger.

Les graines susceptibles de gonfler sous l'influence de l'humidité : haricots, pois, grains de blé, de maïs, provoquent des douleurs par compression et de la surdité par obstruction du conduit.

A part ces cas relativement rares, les corps étrangers du conduit auditif externe ne comportent pas un pronostic sérieux, et l'on peut dire d'une façon générale que les accidents qui en résultent sont, à de rares exceptions près, attribuables à des essais d'extraction maladroits.

Quand on se trouve en présence d'un malade se disant porteur d'un corps étranger du conduit, il faut avant tout s'assurer de la présence véritable de ce corps étranger. Que de fois un enfant se met à crier, disant qu'un de ses petits camarades vient de lui mettre quelque chose dans l'oreille ; que de fois un sujet nerveux est persuadé qu'on lui a introduit ou qu'il a laissé échapper par mégarde, pendant sa toilette, un objet quelconque dans son méat : fragment d'os, d'épingle, de cure-oreille, allumette, papier, etc... Et, bien souvent, il n'en est rien. Aussi avec le miroir et le stylet on s'assurera avant tout de la réalité du fait.

Nous sommes en présence réellement d'un corps étranger ; quelle conduite allons-nous tenir ? Plusieurs cas peuvent se présenter :

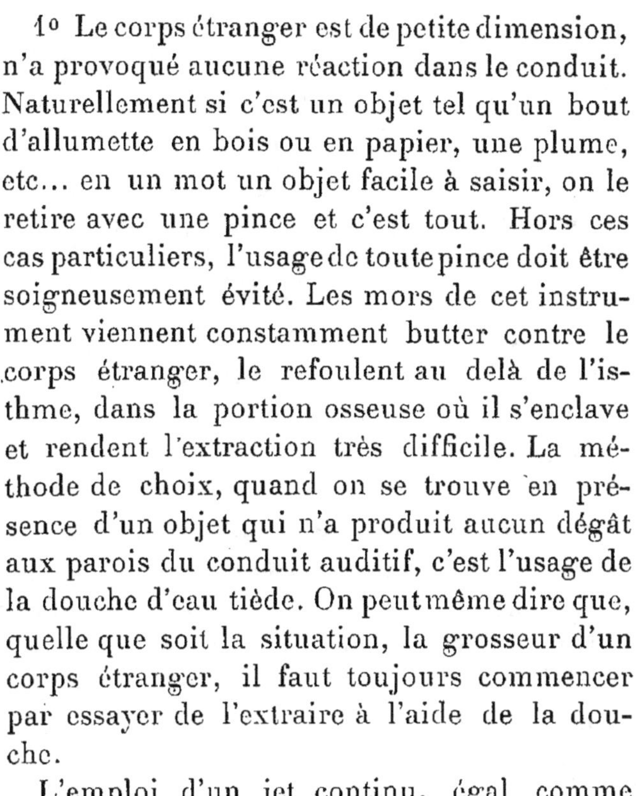
Fig. 10.
Curette
fenêtrée
(D'après
Politzer)

1° Le corps étranger est de petite dimension, n'a provoqué aucune réaction dans le conduit. Naturellement si c'est un objet tel qu'un bout d'allumette en bois ou en papier, une plume, etc... en un mot un objet facile à saisir, on le retire avec une pince et c'est tout. Hors ces cas particuliers, l'usage de toute pince doit être soigneusement évité. Les mors de cet instrument viennent constamment butter contre le corps étranger, le refoulent au delà de l'isthme, dans la portion osseuse où il s'enclave et rendent l'extraction très difficile. La méthode de choix, quand on se trouve en présence d'un objet qui n'a produit aucun dégât aux parois du conduit auditif, c'est l'usage de la douche d'eau tiède. On peut même dire que, quelle que soit la situation, la grosseur d'un corps étranger, il faut toujours commencer par essayer de l'extraire à l'aide de la douche.

L'emploi d'un jet continu, égal comme celui qu'on obtient avec notre flacon, est préférable au jet saccadé, interrompu de la seringue anglaise ou du clysopompe.

On se rappellera que le conduit est ovalaire, présente un diamètre vertical plus grand que l'horizontal ; si le corps étranger est sphérique, il laissera un léger espace entre lui et les parois supérieure et inférieure du conduit. Il faudra donc diriger le jet d'eau en suivant la paroi inférieure, de façon à établir un courant d'eau qui, passant au-dessous du corps étranger, le contournera en arrière, pour s'échapper en suivant la paroi supérieure : d'où une véritable force qui le poussera de dedans en dehors. Afin de donner au jet toute sa force utilisable, on redresse le plus possible le conduit, en tirant le pavillon en haut et en arrière.

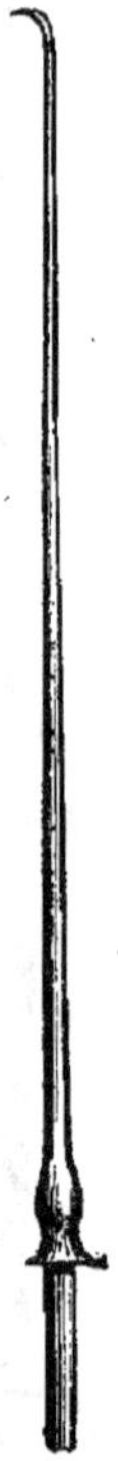

2° Si la douche d'eau ne donne pas le résultat désiré, on doit recourir à l'intervention instrumentale. On essaiera, avec le stylet mousse, de mobiliser le corps étranger de haut en bas, d'avant en arrière, puis on recommencera la douche.

Pour les objets résistants, arrondis, tels que perles, noyaux, petits cailloux, on se trouve très bien de l'usage de la curette fenêtrée (fig. 10). S'il s'agit d'une perle et que son trou soit visible dans l'axe du conduit, on introduit dans le trou l'extrémité d'une sonde fine et par un léger mouvement de torsion, il est facile d'amener la perle au dehors, ainsi que cela nous est arrivé à deux reprises ces derniers temps. Lucæ recommande dans ces cas l'introduction dans l'orifice d'une fine tige de laminaire. En une demi-heure, elle gonfle assez pour permettre l'extraction de la perle.

Fig. 11.
Crochet
recourbé.

Pour les objets moins résistants tels que graines, objets en bois, on se servira du crochet recourbé (fig. 11).

On pousse l'instrument à plat, entre le corps étranger et le conduit, en suivant la paroi qui paraît présenter le plus de facilité au passage de l'instrument ; on se rappellera qu'en suivant la paroi supérieure, on arrive beaucoup plus rapidement sur le tympan et qu'on risque de blesser le segment postéro-supérieur. Quand on est parvenu à passer le crochet au delà du corps étranger, on tourne l'instrument de façon à ce que sa pointe pénètre le plus possible dans la partie postérieure de ce corps et on cherche alors à l'extraire.

Signalons simplement la méthode d'agglutination inventée par Engel, reprise par Löwenberg, qui ne peut être considérée comme sérieuse. Elle consiste à tremper la pointe d'un pinceau dans de la gomme laque, du collodion, de la colle forte. On nettoie bien le corps étranger, on applique sur lui la pointe du pinceau, et on attend que l'un colle à l'autre.

Plus dangereuse est la proposition de Voltolini, qui consiste en l'usage du galvano-cautère. Avec l'anse il propose la brûlure du corps étranger. Tout au plus, en cas de noyau enclavé dans le conduit, pourrait-on, avec une pointe fine, songer à pratiquer au centre du noyau un orifice dans lequel on pourrait introduire un stylet. Les dégâts que l'on produirait certainement par le rayonnement du calorique doivent faire rejeter une pareille idée.

En résumé, on doit se contenter des instruments inoffensifs qui agissent comme leviers soit pour mobiliser le corps étranger, tels que le simple stylet mousse, le levier-pelle de Zaufal, soit pour l'attirer au dehors, quand on a pu passer entre lui et les parois, tels la curette fenêtrée, le serre-nœud de Wilde, l'anse double de Billroth.

3° Supposons enfin le cas, et c'est malheureusement le plus fréquent, où le corps étranger, avant d'être soumis à notre examen, a subi déjà toutes sortes de manœuvres d'extraction qui n'ont eu pour résultat que de l'enfoncer plus profondément dans la portion osseuse du conduit, voire dans la caisse et de faire perdre du temps — faire perdre du temps, c'est-à-dire avoir laissé le méat sans soins antiseptiques, et quand nous l'examinons, outre la présence du corps étranger, nous constatons une suppuration et même parfois la production de granulations purulentes. Que faire alors ? L'état du malade dirigera notre conduite. S'il n'y a ni fièvre, ni accidents nerveux graves, ni menaces du côté du cerveau, il faut attendre et mettre le temps à profit pour traiter le conduit, prévenir la rétention du pus. Dans ce but on instituera un traitement antiphlogistique et antiseptique sévère ; s'il y a des granulations, on les enlèvera à la curette ou au serre-nœud ; on pourra faire toutes les trois ou quatre heures des injections chaudes, boriquées, au sublimé, etc..., des instillations phéniquées, mentholées, cocaïnées, etc. Et il n'est pas rare d'obtenir au bout de quelques jours l'expulsion spontanée du corps étranger dans une injection, ou en changeant le pansement. Mais si la fièvre s'allume, si les symptômes peuvent faire craindre une complication cérébrale, il ne faut pas attendre, il faut agir immédiatement et procéder à l'extraction opératoire.

L'opération consiste à décoller le pavillon et le conduit cartilagineux au niveau de sa continuité avec la portion osseuse. Le malade étant chloroformé, on fait l'asepsie du champ opératoire. Avec le bistouri on fait une incision commençant à un centimètre au-dessus de la ligne temporale, descendant jusqu'à la pointe de l'apophyse mastoïde, en suivant à un demi-centimètre la ligne d'attache du pavillon. L'incision doit aller jusqu'au plan osseux. On met une pince sur le tronc artériel auriculaire qu'on sectionne le plus souvent. En tamponnant et comprimant avec des compresses on obtient facilement l'hémostase. Avec la rugine, on décolle soigneusement les parties molles, périoste compris, un peu en arrière, et en avant jusqu'à ce qu'on sente bien le conduit. Alors, avec la sonde cannelée, on isole bien ce dernier, on le décolle dans sa partie postérieure en allant le plus bas possible. On ne l'ouvre qu'arrivé à la portion osseuse ; on sectionne les deux tiers postérieurs, laissant intacte la partie antérieure pour éviter tout rétrécissement cicatriciel consécutif.

En réclinant du côté de la face le pavillon et le conduit cartilagineux on voit bien nettement la portion osseuse du conduit et on a sous les yeux la portion élargie connue sous le nom de sinus du conduit auditif externe. Certes, on s'est rapproché beaucoup par cette voie du lieu où se trouve enclavé le corps étranger, mais il n'est pas encore enlevé.

Chaque cas présente une indication nouvelle et l'inspiration du moment est encore le meilleur guide du chirurgien ; en ce moment, si le corps étranger est fixé dans le sinus du conduit, on pourra facilement le saisir avec une pince ; s'il a pénétré dans la caisse, ce qui arrive souvent, on le mobilisera avec la sonde, ou avec les petits leviers lisses et rayés, à angles arrondis que recommande Moldenhauer ; ensuite, avec la curette fenêtrée, ou avec le mors d'une pince désarticulée, voire même en appliquant un fil d'acier avec le serre-nœud (ce qui nous rendit une fois un grand service pour enlever un long morceau de crayon d'ardoise fixé dans la cavité de la caisse) on fera l'extraction du corps étranger.

Ensuite on aseptise bien la plaie par quelques injections phéniquées, on suture les lambeaux aux crins de Florence, puis on panse avec la gaze iodoformée. Le conduit réclame les soins les plus minutieux afin d'éviter toute rétraction cicatricielle qui amènerait une sténose très difficile à vaincre. Quand on a bien nettoyé le fond du conduit, on y introduit un drain dont le diamètre s'adapte parfaitement aux parois et qui forme pour ainsi dire tuteur. Pour être bien certain que les parois sont soutenues dans toute leur étendue, nous préférons bourrer le conduit de gaze iodoformée, coupée en lanière longue et étroite. Avec le stylet boutonné, on tasse bien régulièrement la gaze en surveillant surtout le fond du conduit.

Sur toute la région auriculaire on applique un pansement ouaté. Le cinquième jour on retire les fils ; la cicatrisation est complète ; on continue les injections et pansements du conduit tant que persiste un écoulement quelconque.

Et maintenant demandons-nous ce que vaut cette opération. Pratiquée déjà en 660 par Paul d'Egine, elle tombe en désuétude pendant bien des siècles ; déconseillée par Fabrice d'Aquapendente et de notre temps par Itard, elle n'est véritablement entrée dans la pratique que dans ces dernières années. Et même de nos jours les opinions ne sont pas unanimes. Comme le dit Schwarze, nous voyons Duverney louer le procédé « parce qu'on esquive ainsi l'obliquité du conduit auditif » ; de Tröltsch se prononce en sa faveur « pour des raisons anatomiques ». Rau franchement le regarde « comme une opération dénuée de sens, qui ne fait pas gagner le moindre espace ».

Lucæ, en 1881, a mis aussi fortement en doute l'utilité d'une pareille intervention « quand l'opération n'amène pas en arrière des corps étrangers ». Schwarze, d'après sa pratique, considère « le décollement partiel avec rabaissement consécutif de l'oreille externe, comme une opération absolument recommandable et non dangereuse pour l'extraction de corps étrangers engagés dans le fond, habituellement dans le sinus du méat ». Dans tous les cas où il l'a employée, il est arrivé au but sans difficulté.

Politzer, tout en recommandant de recourir à l'opération du décollement du pavillon et de la paroi postérieure du conduit cartilagineux, a soin de faire remarquer « qu'elle peut échouer aussi dans certaines circonstances, comme le montrent des essais faits sur le cadavre ».

Langenbeck, Israël, Moldenhauer sont partisans de ce mode d'intervention.

Actuellement nous croyons que tous les auteurs sont d'accord sur ce point : nécessité du décollement du pavillon, de l'incision de la paroi postérieure du conduit cartilagineux, en cas de corps étrangers dont l'extraction a été impossible par les voies naturelles et dont la présence devient une menace pour l'existence. En effet, si le conduit supporte mal le corps étranger, que l'inflammation amène du gonflement des parois, de la suppuration, la partie cartilagineuse ne permet plus les manœuvres d'extraction sous le contrôle de la vue : on ne peut plus aller qu'à tâtons à la recherche d'un corps fixé au fond d'un entonnoir dont l'entrée s'est rétrécie depuis son introduction. L'intervention opératoire nous rapproche du corps étranger de toute la longueur de la première portion du conduit, nous amène directement dans la portion osseuse dont le revêtement ne contient pas les mêmes glandes que la portion fibro-cartilagineuse, et ne peut subir le même degré de gonflement. Ce sont là, nous semble-t-il, des avantages dont on aurait tort de se priver, surtout quand on songe à la nécessité de réussir rapidement à enlever un corps étranger au moment où éclatent les premiers symptômes cérébraux.

Notons que chez les personnes impressionnables, de même que chez les enfants, l'introduction d'un instrument dans le conduit peut devenir dangereuse en raison des mouvements brusques auxquels peuvent se livrer ces malades. Dans ces cas la narcose est absolument indiquée.

Signalons, pour finir, la fréquence, assez rare en France, beaucoup plus grande dans les pays du centre de l'Europe, et dans certaines parties d'Afrique, d'insectes s'introduisant dans le conduit auditif externe. Souvent le contact des sécrétions de l'oreille suffit pour empêcher qu'ils n'arrivent jusqu'au tympan. Pas toujours cependant, et ce sont alors des phénomènes de douleur, d'excitation nerveuse, des bruits d'oreilles qui peuvent arriver jusqu'à des crises de convulsions, des syncopes. En faisant incliner la tête dans la position horizontale, l'oreille envahie par l'insecte tournée en haut, on instille plein le conduit d'huile : l'insecte meurt rapidement et on le retire ensuite au moyen de la douche d'eau. Il nous semble que cette méthode soit suffisante. Schwarze conseille d'enfumer l'animal par la fumée de tabac, ou de le tuer par quelques gouttes de chloroforme introduites dans le méat sur du coton.

Rétrécissements du conduit auditif.

Le diamètre du conduit auditif peut être diminué et même complètement obstrué 1° par relâchement des parties molles, 2° par lésions du revêtement du conduit, 3° par exostoses.

1° A la suite de furonculose ou d'inflammation simple des parois du conduit externe, la paroi postérieure de ce dernier, moins intimement liée aux parties sous-jacentes, s'affaisse, et peut venir en contact des parois antérieure et inférieure, effaçant complètement la lumière du conduit et provoquant de la sorte une véritable surdité.

Il n'est pas rare d'observer un relâchement spontané de la paroi postérieure chez les vieillards.

La pression exercée par les brides de chapeau ou de bonnet sur la partie postérieure de la conque a aussi pour effet de repousser constamment en avant la paroi postérieure du conduit, la conque étant en effet limitée en avant par cette paroi, au niveau du méat auriculaire.

Dans tous ces cas il suffit, pour rétablir l'audition, d'introduire dans le conduit un tube quelconque qui maintient la lumière béante : un spéculum remplit très bien ce but. On fabrique de petits appareils en émail qui ont la forme et la couleur de la conque dans laquelle ils prennent facilement un point d'appui ; un prolongement, de forme tubulaire, pénètre dans le conduit et rétablit l'audition.

2° Les parois du conduit auditif externe peuvent

être le point de départ du rétrécissement, soit par épaississement, soit par cicatrisation.

Le rétrécissement peut aussi être congénital. Urbantschitsch rappelle que « chez l'embryon le conduit n'est pas creux, mais primitivement rempli par une masse épithéliale nettement différenciée des parois du conduit. Peu à peu l'épithélium se détache des parois, sans toutefois qu'il en résulte un canal complet, les parois étant alors en contact (Langer, Zaufal). Ces parois s'écartent l'une de l'autre, de façon à former un canal d'abord aux deux extrémités du conduit, puis en dernier lieu au point de réunion des portions osseuse et cartilagineuse ». Il peut y avoir arrêt de développement et persistance d'un septum membraneux au niveau de ces deux portions, ou au moins formation d'un rétrécissement notable.

L'épaississement de la couche cutanée est due aux inflammations prolongées, comme l'eczéma surtout, ou toute autre otite externe, entretenue par des suppurations prolongées de la caisse. Dans ces derniers cas, il n'y a pas seulement épaississement de la paroi ; celle-ci, dépouillée d'épiderme, peut donner naissance à des bourgeons charnus susceptibles à la longue de cicatrisation. On peut observer alors une obturation complète du conduit qui est envahi par un tissu conjonctif dense sur toute son étendue, ou sur un point très limité, sous forme d'un *septum membraneux*, siégeant de préférence soit tout près du méat, soit dans la partie osseuse profonde.

Ces cas graves de sténose et l'oblitération du conduit auditif s'observent souvent à la suite de brûlures par des caustiques dépendant d'un acte criminel ou résultant d'une inadvertance ; à la suite aussi d'accidents opératoires. Il nous est arrivé d'avoir une anse galvanocaustique de platine portée involontairement au degré de fusion au moment où nous pénétrions dans le conduit pour aller cautériser des granulations de la caisse ; le platine fondu provoqua une très vive inflammation des parois qui suppurèrent et il se forma un rétrécissement contre lequel il fallut lutter pendant des mois.

Ces temps-ci nous avons dû opérer un malade chez qui on avait pratiqué la cure radicale de l'otorrhée ; une fois l'opération faite, les pansements ayant été effectués négligemment, il s'est formé une occlusion complète du conduit à deux ou trois centimètres du méat.

Comment remédier à ces accidents ?

Lorsque la sténose n'est due qu'à un gonflement des parois à la suite d'une otite externe, on parviendra à la longue à dilater le conduit par des pansements très régulièrement faits à l'aide de boulettes d'ouate aseptique, de mèches de gaze iodoformée bien tassées. Hartmann conseille l'emploi de tubes de plomb enduits d'une pommade pour en faciliter l'introduction. Lorsqu'il y a production d'un septum membraneux ou développement de tissu conjonctif oblitérant complètement le conduit, il y a lieu de faire tout son possible pour rétablir la communication de l'extérieur avec la caisse, aussi bien pour permettre à l'audition de se faire, que pour laisser les sécrétions qui pourraient s'établir dans l'oreille moyenne s'écouler au dehors ; on évite ainsi des accidents cérébraux graves. La conduite à tenir en pareil cas est des plus difficiles et les résultats sont peu encourageants. Lorsqu'il n'y a qu'un septum on peut, avec une facilité relative, y créer une ouverture permanente : par une incision cruciale et l'excision des lambeaux, on crée une ouverture dans laquelle on engage un tube métallique, les bords se recouvrent de peau et après quelques semaines on peut retirer le tube, l'ouverture persiste.

Lorsque la lumière du conduit est effacée sur une longue étendue, il faut rechercher avec le stylet si l'on ne peut découvrir le moindre canal. Aussi petit serait-il, il faudrait en profiter et le dilater par tous les moyens possibles, mèches, morceaux d'éponges préparées, filaments et tiges de laminaire ; l'emploi du bistouri et de tout instrument tranchant doit être écarté : on aurait un résultat déplorable.

Si l'oblitération est complète, il n'y a pas à chercher un nouveau trajet. On restera dans l'expectative et si quelque accident vient à se déclarer qui puisse faire croire à une rétention d'exsudats dans la caisse, on pénétrera immédiatement dans cette dernière par la voie rétro-auriculaire. Et nous engageons à créer, dans ces cas-là, une fistule permanente, en laissant un tube métallique ou de porcelaine mettant en communication la caisse avec l'ouverture rétro-auriculaire.

3° Le conduit auditif peut être rétréci ou oblitéré par des exostoses. Essentiellement variables dans leur production, leurs formes, leur marche, elles sont la plupart du temps d'un pronostic sérieux.

Leur origine a été rattachée à la diathèse rhumatismale et goutteuse par Toynbee, à la syphilis par Roosa ; Schwartze admet l'hérédité dans certains cas. Politzer considère certaines exostoses comme des hyperplasies partielles, s'établissant pendant la période de développement et d'ossification du conduit auditif osseux. Ainsi s'expliqueraient, dit-il, « ces formations osseuses bilatérales, non accompagnées de symptômes de réaction, qui siègent en des plans symétriques des méats et affectent dans les deux la même forme. »

« Sur la paroi supérieure du conduit auditif, dit Urbantschitsch, immédiatement au-devant de la membrane, on trouve quelquefois deux renflements osseux, dont l'un est situé en haut et en avant, l'autre en haut et en arrière, et symétriquement dans les deux conduits. Ils correspondent aux points de soudure primitifs de l'anneau tympanique avec le temporal et doivent être rapportés, suivant Moos, à un état irritatif dont ces parties ont été le siège pendant l'enfance. »

Mais le plus grand nombre des exostoses se produisent dans des conduits irrités par l'écoulement constant d'une vieille otorrhée. Il semble qu'une irritation chronique donne naissance à ces productions. Tantôt spongieuses, tantôt compactes, ces différences de consistance sont certainement dues au mode de développement plus ou moins rapide et plus ou moins avancé.

Les exostoses se montrent sous forme d'une tumeur blanc-jaunâtre, quelquefois rouge, si les vaisseaux du revêtement cutané sont délicats et nombreux. Le contact de la sonde avec ce genre de tumeurs en révèle la dureté et en établit aisément le diagnostic. Schwartze dit que la sensibilité de l'exostose au contact de la sonde est d'autant plus grande que le siège est plus profond.

Leur volume varie beaucoup ; tantôt ce n'est qu'une simple voussure du conduit, parfois la lumière de ce dernier est réduite à l'état de fente ; dans certains cas, elle est complètement effacée.

Ordinairement unique, une exostose peut être accompagnée d'une seconde, même d'une troisième, transformant le conduit en un véritable sablier. Leur base est large, sans délimitation précise ; quelques-unes cependant se présentent sous forme de tumeur pédiculée.

Leur siège de prédilection est la paroi postéro-supérieure à l'entrée de la portion osseuse du conduit, ou tout à fait contre le tympan.

Leur marche est ordinairement très lente ; elle est relativement rapide lorsqu'il s'agit d'une transformation osseuse de tissu conjonctif développé dans un conduit irrité par une suppuration chronique. Elle se chiffre par des années quand on a affaire à cette forme d'exostose due à une formation de couches périostiques concentriques se déposant uniformément sur les parois du conduit jusqu'à oblitération complète.

Les symptômes accusés par les malades sont nuls tant que le conduit n'est pas obstrué ; aussi les petites exostoses passent-elles inaperçues. Quand la tumeur vient au contact de la paroi opposée, la pression détermine des douleurs très vives et on constate tous les phénomènes qui accompagnent l'occlusion du conduit auditif externe : surdité, bourdonnements, vertiges.

Il est donc bien démontré qu'une exostose n'offre de gravité que parce que son développement devient un obstacle à l'issue des produits cérumineux et épidermiques du fond du conduit ; ces derniers, en s'accumulant, peuvent provoquer une inflammation dont l'exsudat ne tarde pas à perforer le tympan et envahit la caisse. Cette dernière pouvait aussi être le siège d'une suppuration existant antérieurement à l'obstruction du conduit. Dans ces conditions l'exostose peut être la cause de complications purulentes graves du côté du sinus et de l'encéphale. Il y a donc lieu de s'occuper très sérieusement du traitement de ces tumeurs osseuses.

On ne s'occupera pas de celles dont le volume est petit et l'accroissement insensible.

Celles qui sont pédiculées seront très facilement enlevées au ciseau ou à la gouge ou avec un instrument mousse quelconque dont on se sert comme d'un levier.

Pour les volumineuses on peut essayer la dilatation au moyen de l'éponge préparée, des tiges de laminaire ; cette méthode a donné quelques bons résultats à Bonnafont, à de Trölstch, c'est-à-dire qu'elle leur a permis de conserver longtemps, au canal auditif, une fente par où pouvait s'effectuer l'écoulement des exsudats du fond de l'oreille.

Ce ne sont là que des palliatifs, des procédés d'attente. Quand l'oblitération est complète il faut agir et établir une communication entre l'oreille moyenne et le dehors. Dans ce but, Field se servait du tour des dentistes animant un foret, Brenner du foret à drille, Heinecke d'un ciseau creux, Hartmann recommande l'ablation au ciseau ordinaire, Lincke, Lucæ sont du même avis. Mais, par tous, l'opération est regardée comme laborieuse, longue, dangereuse.

Avec Schwartze l'intervention chirurgicale pour l'ablation des exostoses entre dans une nouvelle phase donnant beaucoup plus de sécurité à tous les points de vue. L'opération qui jadis se faisait dans le fond du conduit, par conséquent dans un endroit très limité, un peu au hasard, puisque l'écoulement sanguin, toujours abondant, masquait le champ opératoire, se fait aujourd'hui au grand jour, la région sur laquelle on opère, bien largement ouverte aux instruments. La voie rétro-auriculaire permet de pénétrer jusqu'à la portion osseuse du conduit auditif siège des exostoses. Pour y arriver, on incise les parties molles derrière le pavillon sur une longueur de quatre à cinq centimètres, on décolle le pavillon, on le récline en avant en détachant avec la sonde cannelée le plus bas possible la portion cartilagineuse du conduit auditif ; on le sectionne à son insertion à la portion osseuse, cette dernière apparaît et surtout quand on attire fortement avec l'écarteur à érigne le pavillon en avant. On assure bien l'hémostase et, dès lors, on a toute facilité pour enlever les tumeurs osseuses avec l'instrument qui paraîtra le mieux approprié à chaque cas : ciseau ou gouge de largeur et de forme variables, maniés à la main ou à l'aide du maillet.

La lumière du conduit auditif rétablie, on lave bien la plaie, on assure l'antisepsie et on remet le pavillon en place ; les bords de l'incision sont suturés aux crins de Florence et on obtient sans peine une réunion par première intention. On doit avant tout songer à assurer la réunion de la portion cartilagineuse du conduit à la portion osseuse sans laisser se former de sténose ; dans ce but, une fois les parties remises en place, on introduit dans le conduit une mèche de gaze iodoformée qui doit être très attentivement tassée depuis le fond de la portion osseuse jusqu'au dehors du méat auriculaire. Comprimant ainsi les parois du conduit, cette mèche sert de tuteur, pour ainsi dire, et assure la cicatrisation sans production de rétrécissement fibreux. Nous préférons l'usage de la mèche à celui d'un tube de caoutchouc qui s'échappe plus facilement, et dont l'extrémité interne peut venir irriter et léser la surface du tympan.

CHAPITRE III

MEMBRANE DU TYMPAN

Anatomie. — Le tympan est une membrane formant le fond du conduit auditif externe et le séparant de la caisse. Par une bande de tissu conjonctif appelé

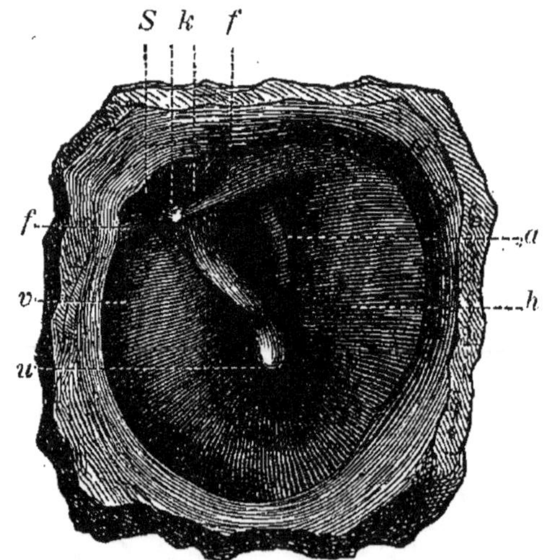

Fig. 12. — Face externe de la membrane tympanique gauche plusieurs fois grossie (d'après Politzer).

f', pli postérieur de la membrane tympanique — k, courte apophyse du marteau — S, membrane de Schrapnell — f, pli antérieur — v, segment antérieur — u, extrémité inférieure du manche du marteau (ombilic) — h, segment postérieur de la membrane tympanique — a, longue apophyse de l'enclume, vue par transparence.

anneau tendineux ou *bourrelet annulaire*, il s'insère
à une rainure d'un anneau osseux, *anneau tympanal*.
Ce cadre osseux peut être détaché chez le fœtus et l'enfant nouveau-né ; il ne tarde pas à se souder avec les
parties correspondantes de la base du rocher. Ce cadre
osseux n'est pas complet : il fait défaut dans son cinquième supérieur, et ses deux extrémités, dirigées en
haut, se perdent graduellement sur le pourtour de l'extrémité profonde du conduit auditif externe.

Au point de vue de sa direction, le tympan regarde
en avant, en bas et en dehors. Chez l'adulte son obliquité forme un angle de 135° avec les parois supérieure
et postérieure et un angle de 45° avec les parois inférieure et antérieure. Chez le fœtus son obliquité se rapproche beaucoup de l'horizontale.

Il est d'un blanc-grisâtre chez l'enfant, gris chez
l'adulte, gris-bleuâtre chez le vieillard.

La face externe du tympan présente des saillies qui
sont des points de repère précieux, tant au point de vue
diagnostique qu'au point de vue opératoire. Nous avons
dit que dans sa partie supérieure l'anneau tympanal
fait défaut ; une saillie d'un blanc-jaunâtre unit les deux
extrémités de l'anneau ; elle est formée par *l'apophyse
du marteau* ou *apophyse externe*, au centre, et deux replis, *repli antérieur* et *repli postérieur*. Une partie
triangulaire du tympan, *membrane flaccide* ou de
Schrapnell, se trouve ainsi limitée par l'apophyse externe et les deux replis en bas, et en haut par la partie
supérieure du conduit, avec lequel, à ce niveau, se continuent les fibres cutanées et la muqueuse de la membrane tympanique. De l'apophyse externe se détache une
autre saillie, grisâtre, *le manche du marteau*, qui se

dirige en bas, en arrière et en dedans, de telle sorte que son extrémité, qui descend un peu au-dessous du centre de la membrane, présente un point enfoncé appelé *l'ombilic*. De l'extrémité inférieure du manche du marteau se détache une partie du tympan connue sous le nom de *triangle lumineux* dont la base se dirige en avant et en bas en s'élargissant jusqu'aux confins de la membrane. Ce triangle lumineux ne présente aucune autre particularité qu'une inclinaison oblique déterminant la réflexion d'une certaine quantité de rayons lumineux qui rendent plus clair ce segment.

Pour bien graver dans l'esprit la configuration des saillies que l'on trouve à la surface du tympan, nous avons l'habitude de faire remarquer que cet ensemble constitue une sorte de T un peu incliné en arrière : la

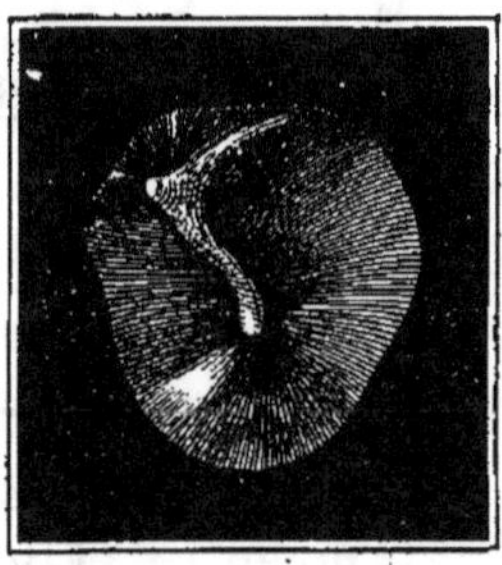

Fig. 13.

Image normale de la membrane tympanique (Politzer) oreille droite.

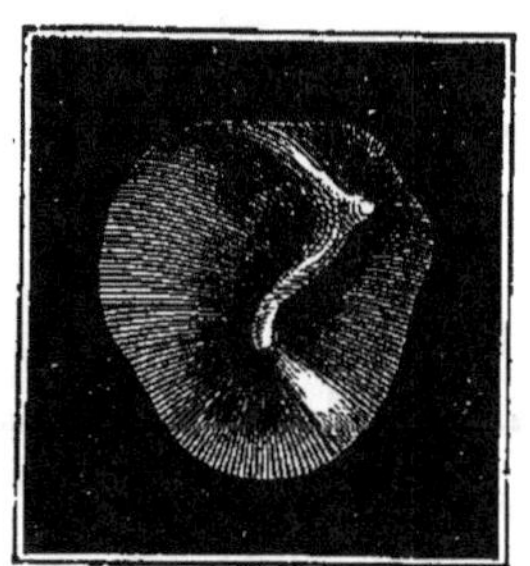

Fig. 14.

Image normale de la membrane tympanique (Politzer) oreille gauche.

branche horizontale est formée par l'apophyse du marteau et les deux replis antérieur et postérieur, la branche verticale par le manche du marteau.

A l'état normal, la face externe du tympan est concave ; son contour est loin d'avoir la forme régulière d'une figure géométrique, mais néanmoins, pour faciliter l'intelligence de sa description, on est habitué à la décrire comme ayant une forme circulaire que l'on divise par une ligne oblique, passant par le manche du marteau, aperçu par transparence, en deux parties inégales : partie antérieure plus petite et postérieure plus grande. Par une autre ligne fictive, passant horizontalement par l'ombilic, la membrane se trouve divisée également en deux parties inégales, la supérieure plus grande, l'inférieure plus petite. Par ces deux lignes, la membrane du tympan est divisée en quatre segments : antéro-supérieur 1 et antéro-inférieur 2, postéro-supérieur 3 et postéro-inférieur 4 (fig. 15).

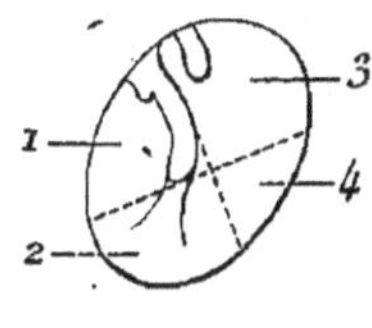

Fig. 15.

Les vaisseaux du tympan viennent du conduit auditif externe et de la caisse. Les premiers sont fournis par l'auriculaire profonde, branche de l'auriculaire postérieure ; les autres sont fournis par la tympanique externe, branche de l'artère stylo-mastoïdienne. Ces deux réseaux s'anastomosent entre eux. L'artère la plus importante est celle qui court parallèlement au manche du marteau sur le côté interne de la membrane du tympan (fig. 17).

Au point de vue histologique, la membrane du tympan est formée de trois couches distinctes, dont la première, la

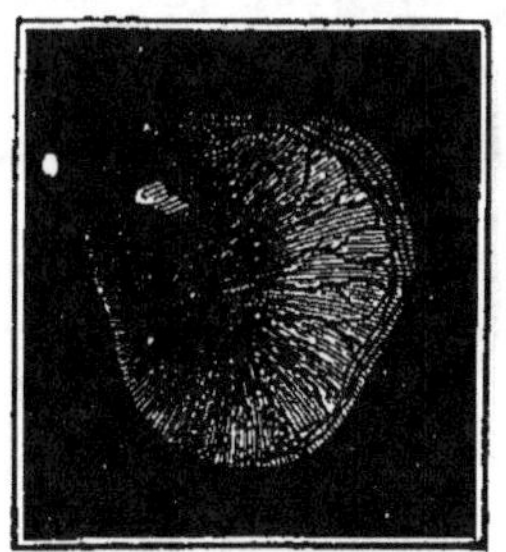

Fig. 16.
Injection radiaire des vaisseaux de la membrane du tympan (Politzer).

couche cutanée, est le prolongement du revêtement
cutané du conduit auditif externe ; la troisième, la couche muqueuse, est intimement liée avec la muqueuse

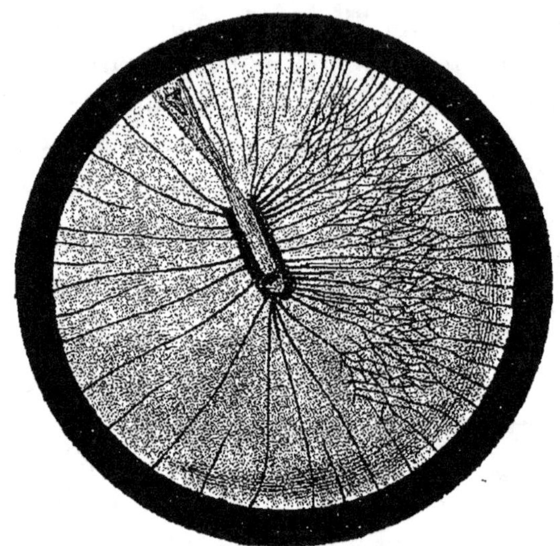

Fig. 17. — (d'après Tillaux).

de la caisse ; reste la deuxième couche, couche moyenne
ou fibreuse, qui est la *couche propre* de la membrane
tympanique.

Politzer subdivise la couche cutanée en couche épidermique et couche dermique, et la couche propre en
couche externe radiée et couche interne circulaire.

Nous croyons devoir attirer l'attention sur l'opinion de Politzer : elle explique pourquoi les perforations du tympan, après arrêt de suppuration, prennent
une forme circulaire ou ovalaire par suite de la rétraction des tissus.

Dans le cours des affections myringitiques, c'est la

structure histologique de la membrane qu'il faut toujours avoir en vue pour comprendre la cause de telle ou telle déformation anatomo-pathologique ; nous aurons plus tard à revenir sur une des métamorphoses des couches de la membrane tympanique, lorsque nous

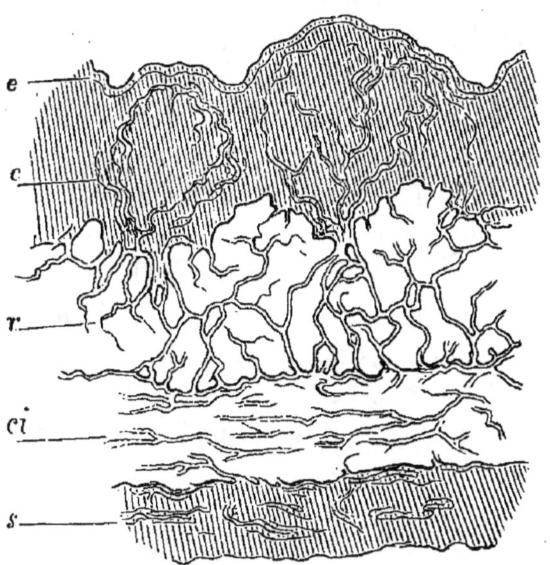

Fig. 18. — Coupe transversale d'une membrane tympanique d'enfant (d'après Politzer).

e, couche épidermique — *c*, couche dermique — *d*, couche fibreuse radiée avec les corpuscules à prolongements étoilés de la membrane du tympan — *ci*, couche fibreuse circulaire — *s*, couche muqueuse.

aurons à décrire la thérapeutique chirurgicale du tympan calcifié.

Physiologie. — « La fonction la plus importante de la membrane tympanique, dit Urbantschitsch, est de transmettre aux autres parties de l'appareil conducteur les vibrations qu'y déterminent les ondes sonores. Elle sert en outre d'organe protecteur de la caisse. »

Au point de vue de la transmission des sons, la membrane du tympan ne peut être considérée comme un organe indépendant, à part ; dans cette fonction il faut toujours le considérer comme étant en connexion intime avec le marteau. Ainsi une membrane librement tendue (la convexité ou la concavité de la membrane tympanique, selon Politzer, n'a, en l'occurrence, aucune importance), entre en vibrations sous la pression d'un système d'ondes sonores, et continue ses vibrations alors même que la source sonore a cessé d'agir. Si à ce moment un autre son vient frapper la membrane, ou bien s'il y a alternance rapide de deux sons différents, la membrane librement tendue, grâce à l'interférence des ondes sonores, subit des mouvements combinés ne correspondant à aucun des deux sons. Or, le marteau, par son adhérence à la membrane du tympan, arrête les mouvements de celle-ci, aussitôt que la source sonore cesse d'agir.

Schmiedenam avait observé, pendant l'immersion de la tête dans l'eau, un affaiblissement de la perception des sons et l'impossibilité de déterminer la direction de la source sonore. Il semblerait donc que la pression exercée sur la membrane diminue l'audition. Et cependant les recherches du même auteur et celles de Hensen ont aussi démontré qu'une pression modérée, exercée avec la sonde sur la membrane du tympan, élève la perception de la montre de cinquante-trois à soixante-quatre centimètres. La voix aussi semble renforcée.

En fait de pression il est à remarquer que la membrane tympanique est bien plus résistante chez l'homme que chez les animaux ; chez l'homme elle peut supporter une colonne de mercure de 140 à 160 centimètres, tandis que celle du chien se rompt sous une colonne de 66 centimètres, celle du mouton sous une colonne de 34 centimètres.

La pression démontre aussi une autre propriété de la membrane du tympan : l'extensibilité et il n'est pas rare de voir la membrane distendue au point de venir toucher la paroi interne de la caisse.

OPÉRATIONS

Les opérations qui se pratiquent sur la membrane du tympan sont en nombre très limité. La paracentèse et la perforation artificielle de la membrane sont les interventions chirurgicales les plus usitées. Nous étudierons ensuite ce qui se rapporte à l'usage du tympan artificiel.

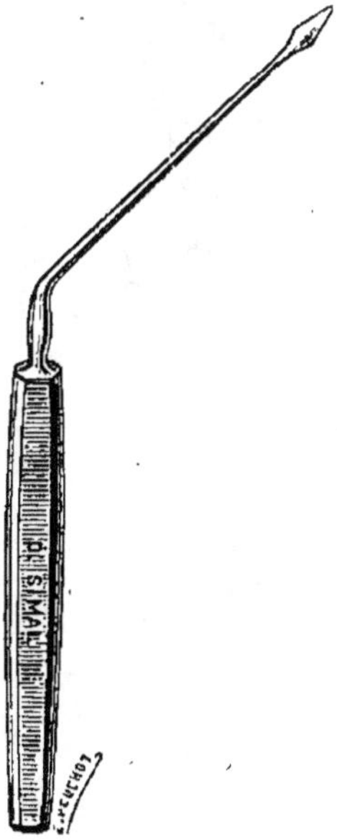

L'extraction des polypes dont le pédicule s'insère sur la membrane du tympan ne différant en rien de celle des polypes de la caisse, ou peu s'en faut, nous y reviendrons lorsque nous aurons à traiter les polypes en général.

De même nous aurons encore à nous occuper de la membrane en donnant la description de la ténotomie ou de l'extraction du marteau.

Fig. 19.

Paracentèse et myringotomie. — Dans le langage ordinaire de la pratique otologique et, qu'il s'agisse de la ponction ou de la section, on désigne l'opération sous le nom de paracentèse.

Cette opération est indiquée toutes les fois qu'il y a un épanchement dans la caisse, comme au cours d'une otite moyenne aiguë accompagnée de douleurs.

L'instrument que l'on emploie consiste en une lancette effilée formant un angle avec le manche ; cette lancette peut être fixée sur celui-ci, ou est mobile et peut s'adapter au manche à l'aide d'une petite vis. Ce dernier système a l'avantage de pouvoir donner à la lancette la direction voulue, ce qui permet de pratiquer la section dans tous les sens.

Les règles de l'antisepsie ou de l'asepsie sont absolument nécessaires à observer et l'on pratiquera le nettoyage aussi complet que possible du conduit auditif externe avant de pratiquer l'opération.

Où doit être faite la paracentèse ? Si l'épanchement de la caisse est considérable et fait fortement bomber la membrane du tympan en dehors, on devra porter la pointe de l'instrument à la partie la plus proéminente de la membrane. Si, par contre, la membrane du

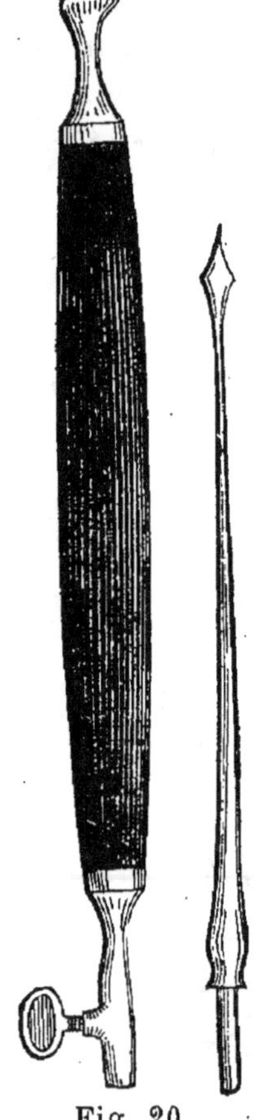

Fig. 20.

Aiguille mobile en forme de lance avec le manche (Politzer).

on ne fait guère de distinction entre ces deux termes,

tympan a conservé sa situation normale, si la tension en dehors est très faible, la paracentèse doit être pratiquée au lieu d'élection, c'est-à-dire à la partie inférieure de la membrane pour permettre à l'épanchement de la caisse de se vider le plus possible. De plus l'incision doit être faite à la partie du tympan où il y a le moins de vaisseaux afin d'éviter une hémorragie abondante.

En regardant la figure 17 nous voyons que les plus gros vaisseaux sont autour du manche du marteau et parallèlement à lui, surtout à la partie interne. De même nous voyons que c'est à la moitié interne de la

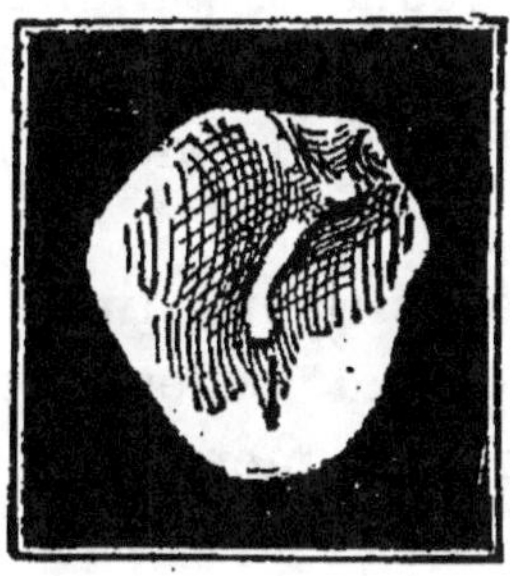

Fig. 21.

Incision verticale en avant et au-dessous du manche du marteau.

Incision horizontale dans le quadrant antéro-intérieur.

membrane que la vascularisation est la plus abondante.

Il ressort donc de ces données que le lieu véritable d'élection pour la paracentèse est le segment antéro-inférieur de la membrane du tympan.

Procédé opératoire. — La membrane du tympan étant insensibilisée avec une solution de cocaïne forte, la tête du malade étant maintenue immobile par un aide, ou appuyée contre un objet résistant, on introduit dans le conduit auditif externe un spéculum auris large et court. Pendant qu'on maintient cet instrument entre le médius et le pouce, s'il s'agit de l'oreille gauche, entre l'index et le pouce dans le cas contraire, on applique fortement l'index ou le médius sur l'anthélix, de façon à rejeter en arrière et en dehors le pavillon de l'oreille, et, par cela même, redresser la courbure formée par les deux parties du conduit auditif externe. Avec la main droite, on introduit l'instrument par le conduit auditif externe et la pointe de la lancette est portée au lieu d'élection. L'incision peut être indifféremment horizontale ou verticale.

Bing propose une incision circulaire, parallèle à l'anneau tympanal, pour éviter la lésion du conduit auditif externe, ce qui pourrait arriver entre des mains inexpérimentées.

La section doit être faite rapidement pour diminuer la douleur de l'opération, mais il faut cependant se bien assurer que toute l'épaisseur de la membrane du tympan est comprise dans la section.

Pour que l'opération soit complète, il faut pratiquer aussitôt après l'incision le Vasalva ou, ce qui est bien plus efficace, l'insufflation d'air dans la trompe par le procédé de Politzer, afin de chasser dehors tout le liquide contenu dans la caisse. Si ces deux procédés échouent, on a recours au cathéter, et le cas échéant (obstruction de la trompe d'Eustache, difformités dans l'espace naso-pharyngien), on effectue la raréfaction de l'air dans le conduit auditif externe, soit avec le masseur de Delstanche, soit avec le spéculum de Siegle.

Pansement. Soins consécutifs. — L'exsudat repoussé dans le conduit auditif externe, même après l'insufflation d'air, a des tendances à revenir dans la caisse. Il faut donc avoir soin de nettoyer le fond du conduit au fur et à mesure que les sécrétions sont expulsées de la caisse. On y arrive facilement à l'aide de petites boulettes de coton hydrophile enroulées autour d'un stylet courbé, et imbibées d'une solution antiseptique quelconque. Si l'on a à craindre des douleurs consécutives à l'opération, on ajoute à la solution antiseptique de la cocaïne de façon à obtenir une solution à 1/20. Ceci fait, on bouche soigneusement l'oreille avec du coton antiseptique sans plus y toucher jusqu'au lendemain.

Quelques spécialistes ont pour coutume de recommander au malade de pratiquer le Vasalva à plusieurs reprises dans le courant de la journée. Sans toutefois désapprouver cette manière d'agir, nous ne la recommandons pas à nos malades, et nous préférons pratiquer les douches d'air d'après le procédé de Politzer pendant quelques jours consécutifs.

Pour éloigner toute influence fâcheuse pouvant amener après l'opération une inflammation de la membrane du tympan, Politzer engage ses malades à s'abstenir le jour de l'opération de tout travail pénible, de l'usage de boissons spiritueuses excitantes, d'éviter les changements brusques de température.

Complications. — L'accident le plus à redouter est la production d'une otite suppurée consécutive à la paracentèse. Pour l'éviter nous ne saurions trop insister sur la nécessité de prendre toutes les mesures antiseptiques possibles.

Il arrive que les malades retirent le tampon d'ouate que l'on a mis dans leur oreille, surtout pour faire leur toilette. Il faut parer à cette possibilité et leur défendre expressément de toucher à l'oreille. Nous avons l'habitude de laisser à demeure, tout à fait au fond du conduit, une petite mèche de gaze iodoformée ou salolée.

Un accident qui arrive quelquefois au cours de l'opération, c'est la syncope. On observe des personnes qui tombent en syncope au moindre attouchement du conduit ou de la membrane du tympan ; nous avons soigné un jeune homme chez lequel l'introduction du spéculum provoquait une syncope. On remédiera à cet inconvénient, car c'est plutôt un inconvénient qu'une complication, en ayant soin de bien insensibiliser préalablement le champ opératoire.

Enfin, en dernier lieu, nous devons signaler des lésions consécutives à la paracentèse, lésions sérieuses, d'origine traumatique, qui ont été observées, mais ne peuvent guère se produire que par une malchance bien grande ou une imprudence guère pardonnable. En effet la lancette, après avoir traversé la membrane du tympan, peut pénétrer dans la cavité tympanique et toucher les organes importants qu'elle peut compromettre : la corde du tympan, la chaîne des osselets, les membranes des fenêtres ronde et ovale, le muscle stapédius, le ligament annulaire de l'étrier. On rapporte même deux cas observés, l'un dans le service de Schwartze, l'autre chez Trautmann où le bulbe de la veine jugulaire interne a été lésé. Ces accidents peuvent être évités si l'incision est faite au lieu d'élection.

Valeur thérapeutique de la paracentèse. — Dans le cas de fortes douleurs, au cours d'une otite moyenne aiguë, même sans épanchement, la myringotomie produit un soulagement immédiat en diminuant l'hypérémie de la membrane. Pendant une épidémie d'otite moyenne aiguë, accompagnée d'état fébrile, nous avons vu la température revenir à l'état normal au bout de très peu de temps après l'opération.

Lorsque la paracentèse est pratiquée pour évacuer un épanchement siégeant dans la cavité tympanique, l'opération fait cesser immédiatement les douleurs, la fièvre tombe et l'audition est améliorée d'une façon frappante.

La perforation de la membrane produite par la myringotomie se cicatrise quelquefois au bout de quelques heures, d'après Schwartze ; après vingt-quatre heures en général, rarement au bout de trois jours. Pendant les premiers jours qui suivent l'opération, l'incision est marquée par une ligne noirâtre sanguinolente qui disparaît petit à petit sans laisser de traces. Il est rare d'observer du tissu cicatriciel à la place de la paracentèse.

Myringodectomie.

Historique. — Il faut remonter au xviie siècle pour trouver les premières tentatives de guérison de la surdité par l'ouverture artificielle de la membrane du tympan.

L'attention des chirurgiens avait été attirée par l'observation d'un sourd, qui s'étant perforé le tympan par accident (avec un cure-oreille), avait vu par la suite son audition très améliorée. En 1649, Riolan souleva cette question et tenta de faire entrer cette opération dans la thérapeutique de la surdité. Son contemporain Cheselden sollicita l'autorisation de pratiquer cette opération à titre d'expérience sur un condamné à mort qui devait, pour cette raison, être gracié ; mais il dut y renoncer, ce projet ayant soulevé l'indignation générale. C'est Eli de Paris qui, en 1760, pratiqua pour la première fois la myringodectomie, mais elle n'acquiert réellement le droit de cité qu'au commencement de ce siècle. Astley Cooper fait en 1800 l'excision d'un morceau de la membrane du tympan et publie son observation. Depuis lors tous les auristes tentent cette opération pour guérir même la surdi-mutité.

Indications. — La myringodectomie a pour but de permettre aux ondes sonores de venir frapper directement l'étrier ou les membranes des fenêtres, toutes les fois qu'il y a obstacle à la transmission des sons de la membrane tympanique à la chaîne des osselets. La perforation artificielle permanente du tympan serait donc indiquée :

1° Quand il y a épaississement anormal de la membrane ;

2° Quand celle-ci est calcifiée sur presque toute son étendue ;

3° Quand le marteau et l'enclume sont enkylosés ;

4° Quand chacun de ces deux osselets, séparément ou les deux à la fois, sont fixés par des adhérences sur les parois de la caisse et sont immobiles ;

5° Quand il y a un rétrécissement très marqué de la trompe d'Eustache rebelle à tout traitement et enfin

6° En dernier lieu, on peut encore tenter cette opération quand des bruits subjectifs excessifs n'ont pu être diminués par d'autres moyens.

Etant donné que par la myringodectomie on a en vue de remédier à des lésions de certaines parties de l'appareil de transmission, il faut s'assurer, avant d'entreprendre cette opération :

1° Que l'appareil percepteur est intact ;

2° Que l'étrier est mobile ;

3° Que la membrane de la fenêtre ronde n'est ni épaissie ni calcifiée.

Déjà Astley Cooper avait fait remarquer que l'ouverture artificielle de la membrane du tympan ne doit être faite que si le tic tac d'une montre est nettement perçu par les os de la tête.

Donc, dans les cas indiqués plus haut, on ne proposera l'opération que lorsque la perception osseuse est normale ou qu'elle n'est diminuée que d'une façon insignifiante.

MÉTHODES OPÉRATOIRES

1° *Excision d'un morceau de la membrane du tympan.* — Pour cette opération, un grand nombre d'instruments a été imaginé ayant tous pour but la possibilité de créer en quelque sorte une fenêtre dans la membrane du tympan. Le professeur Tillaux a fait construire un emporte-pièce qui est peut-être encore le meilleur instrument du genre et avec lequel il procède absolument comme s'il avait à pratiquer la paracentèse. Le lieu d'élection est toute la partie sous-ombilicale de la membrane, de façon à ne pouvoir léser aucun des organes sous-jacents de la cavité tympanique. Disons tout de suite que l'inventeur lui-même n'a pas tardé à s'apercevoir que son instrument « qui enlève très bien une rondelle de papier, enlève beaucoup moins bien une rondelle du tympan ».

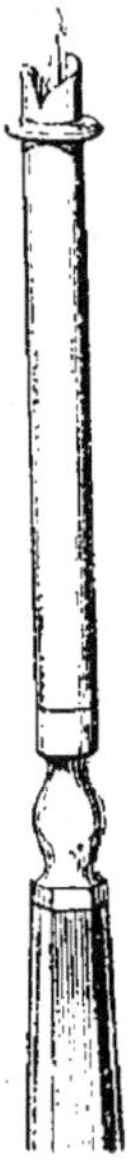

On a également proposé de tailler sur le tympan un lambeau triangulaire dont le sommet est dirigé en bas, vers la paroi inférieure du conduit auditif externe ; cette opération est très laborieuse et n'atteint pas toujours le but poursuivi.

D'une façon générale, ce procédé est abandonné actuellement.

On a recours à la myringodectomie lorsqu'il y a des adhérences circonscrites ; dans ce cas on fait sur la membrane du tympan une série d'incisions tout autour de la partie adhérente et on sectionne ensuite l'insertion profonde (la figure 23 facilite l'intelligence de ce procédé).]

Fig. 22.
(d'après Tillaux).

2° *Sphirotomie de Wreden.* — Ce chirurgien avait conseillé de sectionner l'extrémité inférieure du manche du marteau. Ce procédé n'est pas employé.

3° *Galvanocaustie.* — C'est à elle que l'on a recours de préférence lorsqu'il y a nécessité de pratiquer une ouverture artificielle dans la membrane du tympan. Le lieu d'élection est, comme dans le premier procédé, la moitié inférieure, sous-ombilicale, point de la membrane le plus éloigné de la paroi interne de la cavité tympanique.

Pour pratiquer l'opération, on se sert d'une anse pointue et il est nécessaire que celle-ci puisse entrer en incandescence au moment même de la fermeture du circuit. L'opération par elle-même est excessivement simple : l'oreille du malade étant bien éclairée, un aide fait une insufflation d'air par le procédé de Politzer, et à forte pression, de façon à faire bomber la membrane du tympan en dehors. A ce moment l'opérateur introduit l'anse galvanique à travers le spéculum le plus large possible jusqu'au contact de la membrane du tympan et ferme le circuit d'un coup sec. Il faut bien se garder de presser sur la membrane sous peine de pénétrer avec l'anse dans la caisse et d'amener une réaction inflammatoire de toute la muqueuse. De même il ne faut pas maintenir trop longtemps l'anse à l'état d'incandescence dans le conduit ; on risquerait d'y développer une brûlure dont la cicatrisation peut se compliquer d'une atrésie cicatricielle du conduit auditif externe, complication fort grave. Aussi, pour parer

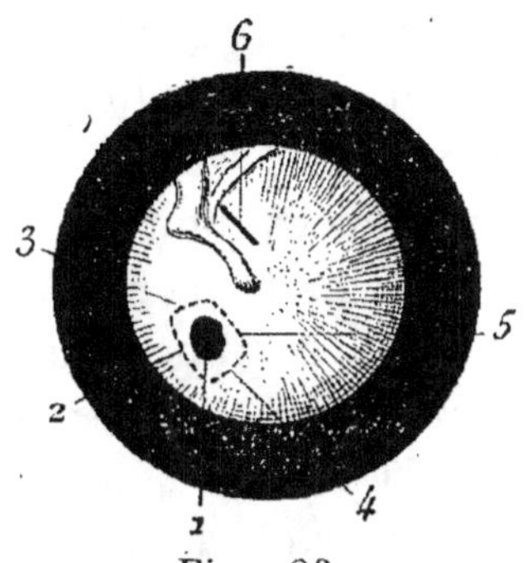

Fig. 23.

Excision d'une synéchie de la membrane du tympan. 1, insertion de l'adhérence à la membrane du tympan ; — 2, 3, 4, 5, incisions ; — 6, incisions pour la section de l'insertion profonde de l'adhérence.

à ce dernier accident, est-il bien préférable de se servir du spéculum en caoutchouc durci, plutôt que du spéculum métallique.

3º *Perforation de la membrane du tympan par les substances caustiques.* — Ce procédé offre divers avantages : il met à l'abri des accidents chez les malades nerveux dont on peut craindre les mouvements inconsidérés à l'approche d'un instrument ; il est à la portée de tout praticien qui, bien que non spécialiste, se trouve dans la nécessité de pratiquer cette intervention ; il est enfin d'une application plus commode pour tout malade ne pouvant se déplacer : il est moins embarrassant pour l'opérateur d'apporter avec lui une petite quantité de substance caustique, que de faire transporter une batterie électrique, des accumulateurs, ou un galvanocautère. Francis Simrock, qui préconisa le premier ce procédé, conseillait l'emploi de l'acide sulfurique concentré. Nous employons l'acide chromique en cristaux, car, avec celui-ci, l'irritation de la membrane du tympan est bien plus rare et moins vive qu'avec l'autre. Une gouttelette de l'une de ces deux substances étant fixée à l'extrémité d'une sonde coudée, on touche la membrane au lieu d'élection, et, si on a soin de tamponner aussitôt la place cautérisée avec du coton hydrophile sec, les douleurs sont absolument nulles. Le lieu d'élection dans ce procédé est le segment postéro-supérieur, juste en face de l'étrier, de manière à ce que, la perforation établie, les ondes sonores puissent venir sans difficulté frapper la plaque de l'étrier.

Toutefois nous tenons à signaler que par ce procédé on n'obtient pas toujours la perforation de la membrane du premier coup et l'on est parfois obligé de s'y reprendre à deux et même à trois reprises.

MOYENS DE MAINTENIR LA PERFORATION PERMANENTE

Quel que soit le procédé que l'on emploie pour pratiquer la myringodectomie, l'opération est loin d'être terminée avec l'établissement d'une perforation ; il s'agit de maintenir cette dernière permanente. Malheureusement on ne connaît pas encore de moyens certains, et tous les procédés qu'on a proposés jusqu'à présent, et ils sont nombreux, ne peuvent être considérés que comme des palliatifs dont l'action cesse plus ou moins rapidement. Cependant Politzer espère que, tôt ou tard, on arrivera à provoquer un de ces processus pathologiques qui laissent comme conséquences des perforations permanentes, comme par exemple au cours de certaines otites. Pour maintenir la perforation béante, Saissy plaçait à demeure entre les bords de l'ouverture une corde de boyau ; Yearsley, un bourdonnet de coton ; Itard et Philipeaux pratiquaient la dilatation progressive de l'ouverture à l'aide de bougies ou de tiges de laminaire ; Bonnafont mettait une canule métallique ; Voltolini fixait au manche du marteau un fil d'or replié en fer à cheval. Les moyens les plus usités actuellement sont les cautérisations des bords de la plaie avec des substances caustiques et le procédé de Politzer.

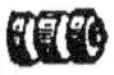

Fig. 24.
OEillet en caoutchouc durci (d'après Politzer).

Le premier procédé consiste à faire, sur la membrane du tympan, une double incision en forme de croix, et de cautériser les lambeaux avec une substance caustique quelconque, la pierre infernale de préférence.

Politzer introduit dans la plaie un œillet en caouchouc durci : c'est un petit tube de deux à trois millimètres de long et d'un millimètre de diamètre ; sur la surface extérieure de ce petit tube se trouvent une ou deux rainures où se fixent les bords de la perforation (fig. 24). L'introduction de l'œillet dans la perforation est excessivement simple. Si toutefois l'incision de la membrane du tympan est trop petite pour laisser passer le tube, on l'agrandit avec la lancette à paracentèse; si, par contre, l'ouverture est plus grande que le diamètre du tube, on attend, pour introduire celui-ci, que la perforation soit suffisamment réduite. D'une façon générale, pour que l'œillet soit bien soutenu, il faut que l'incision ne dépasse pas deux millimètres.

Valeur thérapeutique de la myringodectomie. — Lorsque cette opération est indiquée, les résultats obtenus sont très satisfaisants. On obtient non seulement un accroissement considérable de l'ouïe, mais aussi une diminution notable et quelquefois la disparition complète des bruits subjectifs. Malheureusement ces bienfaits ne peuvent être que temporaires, car la perforation ne tarde pas à se cicatriser et tout revient à l'état primitif. Une dame, chez laquelle nous avons pratiqué le curettage de la caisse avec extraction du marteau, nous a fait la surprise de nous montrer au bout d'un an toute sa membrane tympanique régénérée, bien que nous eussions cru l'avoir entièrement enlevée. Il faudra donc garder toutes réserves au point de vue pronostique, lorsqu'on proposera cette opération.

Tympan artificiel.

Historique. — Les premières indications relatives au tympan artificiel remontent au xviie siècle et sont dues à Marius Banzer (Disputatio de auditione læsa, 1640). Jusqu'au siècle dernier ce côté de la thérapeutique otologique demeure dans l'oubli. La question est reprise en 1815 par Autenrieth, plus tard par Itard,

Deleau, Tod, Linke, mais elle ne devient réellement sujet d'études sérieuses qu'avec Yearsley en 1848 et Erhard en 1849. En 1852 Toynbee construit son tympan artificiel, fait une série de communications à ce sujet et attire l'attention de tous les auristes. En 1872, Tangemann et Berthold proposent de greffer sur les bords des perforations de la membrane du tympan de la peau prise sur le bras du malade ; mais les indications et le procédé opératoire de la myringoplastie ne datent que de 1886 quand Berthold se sert pour la première fois de la membrane testacée de l'œuf.

Action thérapeutique et physiologique du tympan artificiel. — En parlant plus haut du rôle physiologique de la membrane du tympan, nous avons vu qu'elle sert avant tout d'organe protecteur pour la cavité tympanique. En effet c'est cette membrane qui protège la muqueuse de la caisse contre l'action des changements thermométriques extérieurs ; c'est elle qui empêche les impuretés qui se trouvent dans l'air ambiant de pénétrer dans la cavité tympanale. Donc, lorsqu'il y a une perforation du tympan, l'oreille moyenne se trouve plus ou moins privée de protection, et tant que la perforation existe, la caisse n'est jamais garantie contre une infection. Une suppuration de la caisse, même tarie, ne peut être considérée comme définitivement guérie, tant qu'il existe sur la membrane du tympan une solution de continuité, de si petite dimension soit-elle.

Un autre inconvénient de la perforation du tympan est la diminution de l'ouïe. Nous savons que les ondes sonores, avant de faire entrer la membrane du tympan en vibration, produisent sur elle une pression égale et uniforme. L'action physiologique des ondes sonores sur une membrane intacte ne peut plus être la même, c'est-à-dire dans des conditions normales, dès qu'il se trouve en un point quelconque de cette membrane une perte de substance. Les vibrations d'un tympan perforé sont moindres que celles d'un tympan sain, et il en découle tout une série de phénomènes physiques dont la résultante est une diminution de l'ouïe. Or l'observation clinique prouve que l'audition s'améliore immédiatement après la disparition de l'ouverture de la membrane tympanique. Quelle en est l'explication physiologique? Les auteurs ont émis un grand nombre d'hypothèses à ce sujet et elles sont toutes plus ou moins plausibles.

Avec Erhard nous devons admettre que le processus pathologique, cause de la perforation de la membrane du tympan, s'étend dans la majorité des cas plus loin et attaque consécutivement les articulations des osselets de l'ouïe, en les relâchant.

La membrane tympanique artificielle agit donc, d'après cet auteur, par pression sur les osselets, en rétablissant leurs rapports articulaires. Evidemment cette pression se transmet jusqu'au labyrinthe et c'est par l'augmentation de la pression intra-labyrinthique que Lucæ explique l'accroissement de l'audition produit par un tympan artificiel.

Gellé attribue au tympan artificiel une action réflexe par excitation des muscles atrophiés ou parésiés de la caisse.

Avec Politzer nous citerons l'opinion de Knapp qui attribue au tympan artificiel une action mécanique. « La pression sur la courte apophyse du marteau, qui se trouve au-dessus de l'axe de rotation du marteau, pousse en dehors le manche du marteau, et avec lui l'enclume et l'étrier. La chaîne des osselets, retirée en dedans, serait ramenée en dehors dans une position plus rapprochée de la position normale », ce qui amènerait en même temps l'amélioration de l'ouïe.

C'est l'opinion de Toynbee qui est la plus simple et qui nous paraît la plus acceptable. Cet auteur voit dans le tympan artificiel un simple obturateur de la perforation, ce qui permet aux ondes sonores de se confiner dans la caisse et de concentrer leur pression sur les fenêtres.

Indications et contre-indications. — De ce que nous avons dit sur l'action thérapeutique du tympan artificiel, il est aisé de conclure que toute perte de substance de la membrane du tympan doit être oblitérée. Mais comme les pertes de substances de la membrane se divisent en perforations et destructions, nous dirons que l'on doit avoir recours au tympan artificiel :

1º Quand tout travail ulcératif de la membrane a pris fin, que l'ouverture est bien définitive ;

2º Quand il y a destruction centrale avec conservation de la périphérie de la membrane du tympan.

Dans l'un et l'autre cas il faut que la suppuration de l'oreille moyenne soit insignifiante, ou plutôt complètement tarie, et que les lésions de la cavité tympanique et des organes qui s'y trouvent ne soient pas trop étendues.

De l'opinion de Knapp, précédemment citée, il ressort que l'emploi du tympan artificiel est indiqué :

3º Quand il y a luxation ou disjonction des articulations des osselets ;

4° Quand il y a conservation de la courte apophyse du marteau, même quand son manche est carié.

Lucæ et Erhard, invoquant la pression sur la plaque de l'étrier et l'augmentation de la pression intra-laby-rinthique, comme causes de l'amélioration de l'ouïe, il est à noter que l'on ne doit recourir à l'oblitération de la membrane du tympan que quand il y a conservation de l'étrier.

L'emploi de la membrane tympanique artificielle est contre-indiqué ou plutôt impossible :

1° Quand il y a destruction complète du tympan ; et encore, dans ce cas, c'est la myringoplastie qui est impra-ticable; la plaque en caoutchouc peut rendre des services ;

2° Quand il y a suppuration abondante de la cavité tympanique ;

3° Quand il y a carie considérable s'étendant à toute l'oreille moyenne ;

4° Quand il y a formation de masses cholestéatoma-teuses ;

5° Quand il y a des adhérences immobilisant le tym-pan et la chaîne des osselets ;

6° Quand le malade ne peut introduire lui-même dans son oreille le tympan artificiel, chez les jeunes enfants particulièrement.

Politzer en effet fait remarquer avec raison que le malade trouve bien plus facilement que qui que ce soit ce que cet auteur appelle *le point juste*. « Il suffit, ajoute-t-il, d'une pression un peu trop forte vers l'inté-rieur, ou inversement d'une pression trop faible sur le reste de la membrane du tympan pour rendre illusoire l'action de la membrane tympanique artificielle. Si, après un premier essai de différentes formes de la membrane tympanique artificielle, il ne se produit pas d'amélioration dans l'audition, on ne doit pas renoncer à faire des essais subséquents ; souvent, après plusieurs essais infructueux, on est surpris, en renouvelant l'essai quelques jours plus tard, d'obtenir un résultat éclatant.»

La paralysie du nerf acoustique, contrairement à l'opinion du Dr Baratoux, n'est pas une contre-indication à l'oblitération de la membrane tympanique, car nous avons vu plus haut que le tympan artificiel a encore pour but de protéger la cavité tympanique contre une infection possible venant du dehors et de mettre la muqueuse de la caisse à l'abri des inflammations produites par les changements aussi bien barométriques que thermométriques.

Mode d'emploi. —Divers procédés ont été proposés ; nous ne nous arrêterons actuellement que sur les trois types principaux : le tympan de Toynbee, le procédé de Yearsley et la myringoplastie.

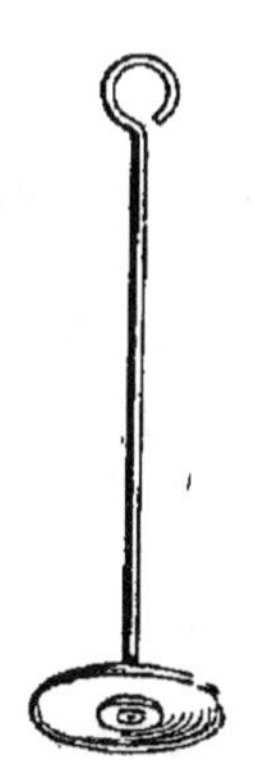

Fig. 25.
Membrane artificielle de Toynbee (Politzer).

1° *Le tympan artificiel de Toynbee* consiste en une plaque ronde de caoutchouc de 6 à 7 millimètres de diamètre ; à son centre est fixé un fil d'argent ayant la longueur du conduit auditif. L'introduction de cet appareil prothétique est des plus simples. On humecte la plaque de caoutchouc, puis la tenant par l'extrémité du fil métallique on l'introduit dans le conduit en lui donnant une direction parallèle à la membrane du tympan sur laquelle elle vient s'appliquer. Il faut autant que possible que la plaque forme avec la paroi supérieure du conduit auditif un angle de 130° à 140°.

Procédé de Yearsley. — C'est le procédé le plus simple et le mieux approprié au but. L'attention de cet auriste avait été attirée par le fait clinique que les malades chez qui la membrane du tympan est perforée, constatent subitement un accroissement notable de l'audition, au cours d'une injection ; mais cette amélioration est de très courte durée. Les observations et les recherches lui ayant démontré que l'amélioration se produit lorsque la perforation du tympan est comblée par une goutte de liquide, il eut l'idée d'oblitérer la perforation par un corps étranger pour combattre la surdité.

Le procédé de Yearsley consiste à introduire dans l'oreille, à l'aide d'une pince courbée, un petit bourdonnet de coton aseptique et d'en oblitérer l'ouverture tympanique.

On emploie d'habitude de l'ouate salicylée, boriquée, thymolée, ou bien encore de l'ouate hydrophile simple ; on l'enroule et on la presse assez pour en former une boulette bien compacte ; on la trempe dans l'huile phéniquée à 2 0/0. Lorsque le bourdonnet est bien fixé dans la perforation, on s'assure de la façon dont le malade le supporte ; s'il ne le gêne pas, et si l'audition a acquis l'amélioration qu'on est en droit d'attendre, pour immobiliser le tympan artificiel ainsi confectionné, on peut ajouter une légère couche de collodion appliquée sur les bords de la perforation et comprenant la boulette d'ouate.

Valeur pratique de ces deux procédés. On a apporté bien des modifications au tympan artificiel de Toynbee ; il n'en résulte pas moins que son emploi est presque entièrement abandonné actuellement, et ce n'est que dans des cas exceptionnels, lorsque tout autre procédé a échoué, qu'on a recours à lui. Son premier inconvénient est la sensation désagréable que provoque le séjour d'un corps étranger dans le conduit auditif; puis il faut dire que l'introduction de cet appareil prothétique est quelquefois très douloureuse.

Un deuxième inconvénient, et il est très grand, est le craquement qui se produit pendant le parler ou la mastication. Cette sensation, extrêmement pénible, est due aux mouvements de la mâchoire inférieure qui se transmettent au conduit auditif, et de là à la plaque de caoutchouc.

Enfin il faut encore signaler la nécessité de retirer et de nettoyer l'appareil très souvent. Or les malades se soumettent difficilement à ces manœuvres répétées.

Ces objections s'adressent non seulement au tympan artificiel type de Toynbee, mais aussi à tous ceux qui ont été proposés par la suite et qui ne sont que des modifications du même principe.

On peut encore recourir au modèle de Hassenstein (fig. 26); il sert d'intermédaire entre le principe de Toynbee et celui de Yearsley. Nous empruntons à Politzer la description de cet appareil.

« Le porte-ouate de Hassenstein consiste en une petite pince métallique, longue de trois centimètres, destinée à tenir une petite boulette de coton allongée, fortement serrée. Les branches du petit instrument sont maintenues par un anneau mobile, de façon que le morceau de coton ne puisse s'échapper. Plus est grande l'ouverture de la membrane du tympan, plus on fait grosse l'extrémité antérieure de la boule de coton. »

Cet appareil est, pour les malades, encore plus pénible à supporter que la boulette de coton de Yearsley ; c'est encore à celle-ci que doit être donnée la préférence.

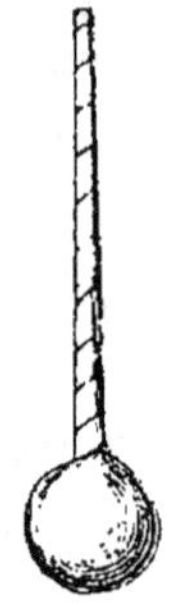

En ce qui concerne le procédé de Yearsley, nous nous plaisons à lui reconnaître une très grande importance pratique, surtout une très grande simplicité opératoire, ce qui n'est pas à dédaigner, mais nous lui trouvons les désavantages suivants :

Il n'est pas rare de voir, au cours d'une suppuration si peu abondante soit-elle, le petit bourdonnet de coton chassé par l'exsudat, et, au lieu d'oblitérer la perforation, encombrer le fond du conduit auditif, et empêcher l'écoulement de s'effectuer librement au dehors.

Fig. 26
(d'après Hartmann)

Nous avons constaté la possibilité de voir pénétrer la boulette de coton dans la cavité tympanique, soit qu'on l'ait poussée trop loin avec la pince, soit que la pénétration ait lieu spontanément, après un temps plus ou moins long dè la mise en place de l'appareil. Signalons aussi les anomalies gustatives que les malades éprouvent par la compression de la corde du tympan. Politzer affirme cependant que c'est une complication excessivement rare.

En dernier lieu on doit adresser à ce procédé le même reproche qu'à celui de Toynbee, c'est-à-dire la nécessité de retirer de l'oreille le petit tympan artificiel pour la nuit, sous peine de le voir tomber en dehors ou en dedans de la caisse, suivant la position du malade. Inutile d'insister sur les difficultés qu'on peut rencontrer pour extraire le petit tympan de la caisse ;

quelquefois cela nécessite une intervention fort pénible.

Pour éviter tous ces inconvénients, et pour obtenir toutes les bonnes conditions d'un tympan artificiel, c'est-à-dire l'oblitération complète d'une perforation tympanique, on peut recourir au dernier procédé, bien plus difficile au point de vue opératoire, mais plus riche en conséquences ; nous voulons parler de la myringoplastie. Nous nous proposons de la décrire avec quelques détails.

Myringoplastie.

Historique. — Les avantages que l'on peut retirer de l'oblitération des perforations du tympan d'une part, et les difficultés d'arriver-à ce but de l'autre, ont depuis longtemps exercé la sagacité des auristes. Gruber propose la scarification au bistouri, d'autres avec la curette tranchante, ou le galvano-cautère, des bords de la perforation. Politzer préconise la cautérisation au nitrate d'argent fondu et fixé à l'extrémité de la sonde.

Blacke arriva le plus près du principe actuel de la myringoplastie, en recommandant de recouvrir la perforation d'un disque de papier humide ; l'irritation légère que développe ce dernier sur les bords de la perforation, donne lieu à un développement progressif de couches de plasma qui diminuent le diamètre de l'ouverture.

Tous ces auteurs sont arrivés à réduire de beaucoup,

à un millimètre même, des ouvertures de trois et quatre millimètres ; aucun n'a réussi à obtenir l'oblitération complète d'une perforation.

Enfin Berthold eut recours à une greffe véritable. Après avoir avivé les bords de la perforation par l'application d'un morceau de sparadrap anglais sur l'ouverture de la perforation pendant trois jours, il porta jusqu'à la membrane du tympan un morceau de peau pris sur le bras, en appuyant la surface vive sur la perforation.

Puis viennent les expériences de Kang et de Berthold sur la membrane testacée de l'œuf. Elles montrent que les modifications que subit la membrane transplantée sont différentes suivant la face accolée. Si c'est la face interne de la membrane testacée de l'œuf qu'on applique sur le pourtour du tympan perforé, il se produit une simple agglutination, et l'obstruction n'est maintenue qu'autant que la matière agglutinante n'est pas desséchée. Aussitôt après, le petit disque commence à se décoller et finalement tombe, laissant entrevoir la perforation préexistante qui, cependant, a quelquefois le temps de se cicatriser avant le décollement complet de la membrane transplantée. Les choses se passent tout autrement lorsque c'est la face externe ou calcaire de la membrane testacée de l'œuf qui est appliquée sur les bords de la perforation tympanique. Nous empruntons la description à Berthold qui a pu suivre pas à pas le développement des cellules migratrices au début, des cellules de tissu connectif ensuite, et finalement des vaisseaux sanguins. A l'époque de la migration des leucocytes et de la prolifération des tissus, les parties de la membrane testacée qui adhèrent au reste du tympan

Chirurgie de l'oreille.   6

acquièrent la couleur de celui-ci ; tandis que la partie centrale ou correspondante à là perforation s'épaissit considérablement et devient gris foncé. Plus tard la membrane transplantée change de couleur et prend une teinte gris-rougeâtre, ce qui correspond au stade de formation vasculaire. Petit à petit elle pâlit, devient plus mince et finit par prendre absolument le même aspect que le tissu cicatriciel spontané.

Indications et choix des greffes. — Les indications de la myringoplastie sont celles du tympan artificiel. Il faut cependant être plus sévère sur l'état de la caisse et ne pratiquer la myringoplastie que lorsque toute suppuration de la cavité tympanique aura cessé.

Disons de suite que la myringoplastie n'est praticable que lorsque la perforation ne dépasse pas trois millimètres de diamètre.

Si les bords de la perforation sont dégénérés, calcifiés, on ne peut songer à rétablir l'intégrité de la membrane tympanique.

S'ils sont déchiquetés, hypertrophiés, il coexiste très souvent un état granuleux, ou une muqueuse hypertrophiée, de la caisse tympanique. Dans ces cas, il sera indiqué de pratiquer la transplantation épidermique, pour garantir l'oreille moyenne d'une infection venant du dehors. Hors ces cas, on tentera d'obtenir l'oblitération de la perforation en transplantant à sa surface un morceau de membrane testacée de l'œuf.

Technique opératoire. — Après avoir bien nettoyé le conduit auditif et dégagé la membrane du tympan de tout dépôt, on commence par oblitérer la perforation avec un morceau de sparadrap anglais, qu'on maintient en place pendant trois jours, à l'aide d'ouate introduite dans le conduit. Au bout de ce laps de temps on décolle brutalement le sparadrap par arrachement, afin d'obtenir par ce procédé l'avivement des bords de la perforation. On procède à la transplantation de la membrane testacée d'un œuf frais.

Toute cette opération doit être conduite avec une grande légèreté de main et en réalisant toutes les précautions antiseptiques possibles. Dans une soucoupe où on a mis préalablement du blanc d'œuf, on dépose la rondelle de la membrane testacée qu'on s'apprête à mettre en place, la face externe ou calcaire de cette membrane reposant sur le blanc d'œuf. Le tout est recouvert d'un verre de montre pour empêcher les poussières de se déposer dans la soucoupe. Nous passons alors à une toilette sévère du conduit auditif à l'aide de tampons d'ouate hydrophile imbibés de solution de sublimé ; outre les parois du conduit, nous frottons la membrane tympanique pour la débarrasser des restes de sparadrap qui peuvent y demeurer adhérents. On sèche bien le conduit, puis on porte la rondelle de membrane testacée à la face externe du tympan. Comment saisir ce petit disque si frêle, si fragile, pour le porter jusqu'à la perforation ? On a proposé de se servir d'une pince, mais la manœuvre est bien délicate. Plus commode est l'usage d'un petit tube de verre coudé à une extrémité duquel on applique par aspiration la petite rondelle ; avec un doigt appliqué à l'autre extrémité du tube, on maintient dans son intérieur la raréfaction de l'air. Le petit disque étant ainsi solidement fixé, on le porte très facilement à travers le conduit jusqu'à la perforation qu'il doit oblitérer. Quand on le juge bien placé, on n'a qu'à retirer le doigt qui maintient le vide dans le tube ; la petite rondelle n'étant plus soumise à l'aspiration reste accolée à la surface tympanique. Cela fait on remplit complètement le conduit avec des boulettes de coton hydrophile recouvertes de poudre iodoformée, ou avec de petits bourdonnets de gaze iodoformée. On ne touche pas à ce pansement pendant douze à quinze jours.

On aura grand soin de défendre expressément au malade de se moucher, de pratiquer le moindre effort susceptible d'augmenter la pression de l'air dans la cavité tympanique.

Après cette période, on enlève avec les plus grandes précautions le pansement primitif, on s'assure que la greffe est restée à sa place, et on le renouvelle en procédant de la même façon. Si au bout de quatre à cinq semaines la membrane greffé n'est pas déplacée, on peut être certain du succès.

Lorsqu'on prend pour greffe de la peau de grenouille, elle est prise généralement sur le ventre de l'animal, et il faut la maintenir pendant quelques heures dans une solution de sublimé à 1 pour 1000 avant de procéder à la transplantation.

Valeur thérapeutique de l'opération. — Si nous nous reportons à ce que nous avons dit au début de ce chapitre sur l'importance du tympan sain, envisagé comme organe protecteur de l'oreille moyenne, et comme organe de transmission des ondes sonores, nous comprenons aisément les efforts qui ont été tentés pour arriver à supprimer les perforations de cette membrane. Toute caisse tympanique qui a suppuré, et dont on n'est arrivé à supprimer la suppuration qu'au prix de traitements opiniâtres et souvent fort longs, est toujours menacée d'une réinfection par l'introduction d'une matière septique quelconque qui peut y pénétrer par la perforation de la membrane tympanique. Il faut donc, par tous les moyens possibles, chercher à obtenir une cicatrisation qui protégera l'oreille moyenne et qui améliorera l'audition la plupart du temps. Les tympans artificiels d'après le procédé de Yearsley, ou celui de Toynbee avec toutes les modifications qu'on lui fait subir ne favorisent la cicatrisation du tympan que dans des cas extrêmement rares et présentent de plus tous les inconvénients que nous avons signalés. Les autres procédés, tels que les incisions multiples des bords de la perforation, leur avivement avec la curette, les cautérisations ont plus de chances de succès, mais les succès sont en infime minorité ; plus fréquents sont les accidents tels que l'agrandissement de la solution de continuité, l'inflammation et la suppuration de la caisse. La myringoplastie ne présente pas ces dangers et est, en réalité, une opération de choix. Certes elle ne réussit pas chaque fois, mais les nombreuses observations que Berthold publie et les succès qu'il a obtenus doivent être un précieux encouragement à l'imiter.

Agrandissement des perforations spontanées de la membrane du tympan. — Il ne s'agit pas, dans le cas présent, d'une opération spéciale ; nous croyons cependant devoir signaler les indications où le chirurgien devra intervenir et pratiquer une perforation chirurgicale sur un tympan où se sera déjà produite une perforation spontanée. Cette indication existe :

1° Quand la perforation spontanée est trop petite et que l'évacuation de l'épanchement liquide ne se fait que difficilement ;

2° Quand la suppuration est profuse ; même de

grandeur moyenne l'ouverture du tympan ne livre pas un passage suffisant à l'exsudat ; le trop plein seul est évacué, et la caisse reste constamment remplie d'un liquide parfois septique.

Dans ces deux cas la pression de l'épanchement dans la caisse peut occasionner des complications graves du côté des cellules de la mastoïde.

3° Quand la perforation est linéaire ; dès que l'écoulement de l'exsudat se ralentit, les bords de la plaie tympanique s'accolent avant que l'épanchement se soit tari.

4° Quand la sécrétion est trop épaisse pour pouvoir franchir une perforation relativement petite.

5° Quand la perforation s'est établie dans la portion supérieure du tympan et que l'épanchement persiste dans la partie inférieure de la caisse.

6° Quand il y a des débris épithéliaux couvrant d'une couche épaisse la face externe de la membrane du tympan et obstruant l'ouverture de la perforation.

7° Quand il y a de grosses masses caséeuses ou cholestéatomateuses flottant dans le liquide de la cavité tympanique et ayant des tendances à boucher la perforation.

8° Quand une perforation de la membrane tympanique est obstruée par un polype ou une granulation venant de la caisse.

Tels sont les cas où la perforation spontanée ne suffit pas, où elle doit être agrandie. Souvent, notamment en cas de perforation de la portion supérieure, il ne suffit pas d'agrandir l'ouverture ; il est plus rationnel d'en établir une autre, de créer une ouverture chirurgicale.

Le procédé opératoire est fort simple ; il ne diffère

pas de la paracentèse. La lancette, ou mieux encore le petit bistouri, est introduit dans la perforation déjà existante et on pratique une incision de deux à trois millimètres de long, et, toujours comme pour la paracentèse typique, au niveau du point le plus saillant de la membrane tympanique.

Pour que le résultat soit plus certain, nous pratiquons toujours une double incision perpendiculaire l'une à l'autre à angle droit, de façon à rendre la cicatrisation

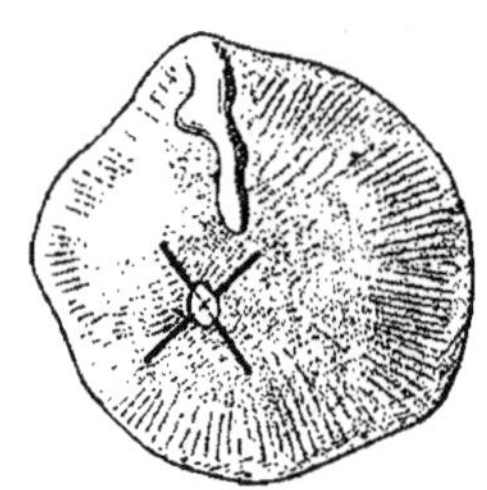

Fig. 27.

plus lente (voir fig. 27). Par cette méthode les lambeaux de la membrane tympanique céderont plus facilement à la pression des liquides ou des masses caséeuses.

Abcès du tympan.

Ils sont constitués par une petite collection purulente siégeant dans les couches profondes du derme de la membrane tympanique. On les voit se développer habituellement dans la partie postéro-supérieure du tympan qu'ils envahissent souvent jusqu'au niveau du manche du marteau. Ils forment une tumeur de la grosseur d'un grain de chenevis à un petit pois : c'est une bulle opaque, d'une couleur jaune-verdâtre, quelquefois d'aspect hémorrhagique ; avec le stylet on peut constater leur dépressibilité centrale, leur fluctuation.

On les observe au cours d'une otite moyenne aiguë, exceptionnellement d'une myringite chronique. Leur développement s'accompagne toujours de douleurs vio-

lentes, lancinantes, plus fortes que celles de la myringite aiguë simple.

Il y a rarement sensation de plénitude dans la tête ;
parfois on observe de l'exagération de sensibilité, de
l'hypéresthésie pour les bruits ; le plus souvent l'ouïe
est touchée d'une façon inappréciable et plutôt par la
maladie au cours de laquelle se forme l'abcès que par
l'abcès lui-même.

Il peut y avoir confusion avec les vésicules qui se
forment sur la membrane du tympan au cours de la
myringite aiguë (myringite bulleuse), qui sont constituées par un épanchement séreux dans les couches superficielles de la membrane du tympan, sous l'épiderme;
ces vésicules ont un éclat, une translucidité qui les font
ressembler à des perles : elles n'ont pas l'aspect opaque des abcès. La durée de ces vésicules est de quelques
heures, puis elles crèvent, laissent échapper quelques
gouttes de sérosité, et bientôt on ne retrouve à leur
place qu'un amas de cellules épidermiques d'un aspect
grisâtre. L'abcès met au moins vingt-quatre heures à
se former, dure deux à trois jours, et, en s'ouvrant,
laisse échapper une goutte de pus. Après son ouverture, on trouve à la surface du tympan une ulcération
rougeâtre ou bleuâtre.

On peut aussi confondre les abcès avec les *ampoules*
ou *sacs d'exsudat* en communication avec la caisse,
qu'on observe au cours de l'otite moyenne aiguë.

Politzer s'exprime ainsi en traitant la question de ces
ampoules : leur siège est aussi la portion postéro-supérieure de la membrane tympanique ; mais ils ont un
aspect flasque, sont en forme de bourse, d'une couleur
verdâtre ou gris-jaune suivant leur contenu. On recon-

naît que la cavité de ces sacs communique avec la caisse
à ce que la douche d'air gonfle fortement le sac et modifie sa forme, l'air, ou l'exsudat, ou les deux, étant
poussés de la caisse dans le sac. On observe en même
temps dans la tumeur un changement prononcé de couleur : dans les parties inférieures de l'ampoule on aperçoit par transparence l'exsudat jaune-vert séparé par une ligne nette
de la partie supérieure grise et transpa-
rente, contenant de l'air.

Nous nous sommes un peu étendus sur
le diagnostic différentiel des abcès du tympan parce que cette question est importante
au point de vue de l'intervention opératoire. Si on a affaire à un exsudat de la
caisse, la paracentèse du tympan pourra
être discutée ; s'il s'agit d'un abcès ne dépassant pas l'épaisseur même de la membrane tympanique, il faudra l'évacuer en
prenant toutes les précautions nécessaires
pour ne pas ouvrir la caisse, le pus de

Fig. 28.

l'abcès en y pénétrant pouvant déterminer une otite purulente.

La plupart du temps les abcès du tympan s'ouvrent
spontanément dans le conduit auditif ; exceptionnellement leur ouverture se fait du côté de la cavité tympanique. Il est cependant préférable d'intervenir et de donner issue à la petite quantité de pus qu'ils contiennent.

Dans ce but on se sert d'un petit bistouri pointu et
droit ; l'extrémité tranchante présente une double courbure dans le sens vertical et le sens horizontal (fig. 28).
L'aiguille s'articule avec le manche de façon à ce qu'on

puisse donner à la pointe la direction voulue. Après avoir pris toutes les précautions antiseptiques, on introduit l'instrument tranchant dans le conduit auditif à travers le spéculum, et, avec la pointe, on pique le petit abcès à sa base. On communique alors au manche qu'on tient de la main droite un mouvement de rotation qui fait décrire à la pointe de l'instrument un arc de cercle de haut en bas ou vice versa, et de dedans en dehors. De cette façon le petit abcès est ouvert sans que toute l'épaisseur de la membrane du tympan soit intéressée.

L'ouverture faite, il faut évacuer le contenu de l'abcès par pression ; dans ce but on se sert d'une petite boulette de coton hydrophile enroulée autour de l'extrémité d'une sonde coudée. En comprimant l'abcès on fait sourdre une gouttelette de pus et un peu de sang ; le tampon d'ouate absorbe la sécrétion. On lave ensuite le conduit auditif avec une solution phéniquée à 10 pour 1.000 ou une solution au sublimé à 1 pour 2000 de préférence, on instille quelques gouttes de glycérine phéniquée à 1 pour 20, et on remplit le conduit avec une mèche de gaze iodoformée. Le pansement est changé au bout de vingt-quatre ou même de quarante-huit heures. La plaie se referme très vite, et il n'est pas rare d'observer une récidive d'abcès au bout de deux ou trois semaines.

Résection des synéchies de la membrane du tympan.

Historique. — La formation de brides cicatricielles unissant la membrane tympanique à une partie quelconque des parois de la caisse a été signalée depuis fort longtemps. Cette forme d'affection rentrant dans le domaine de l'otite scléreuse, était considérée comme inguérissable. Pour tout traitement on pratiquait des insufflations d'air.

Vers 1863, Gruber, le premier, constata la possibilité de rompre les synéchies par les douches d'air et remarqua la formation d'ecchymoses à la suite de ces ruptures. Le même fait fut confirmé par Schwartze en 1866. L'amélioration considérable de l'ouïe obtenue par ce moyen engagea à tenter la section chirurgicale de ces brides. Plusieurs procédés opératoires furent donnés depuis lors, entre autres ceux de Schwartze et de Prout.

Indications. — Toutes les fois qu'on peut nettement diagnostiquer un processus adhésif, il y a lieu d'intervenir. Nous nous voyons dans l'obligation de dire un mot de la symptomatologie de cet état pathologique ; nous le ferons aussi brièvement que possible.

Symptomatologie. — Citons tout d'abord la formule de Schwartze : « La section chirurgicale des synéchies n'est indiquée que lorsque la perte sensible de l'ouïe et les forts bourdonnements ne reconnaissent pas pour cause une affection nerveuse. Si cette dernière ne peut pas être exclue d'une façon sûre et certaine, l'opération ne doit pas être tentée. »

Lorsque, après une otite, la surdité et les bourdonnements persistent même après la disparition de l'état inflammatoire aigu, il y a lieu de supposer que des adhérences se sont produites. Si, à l'inspection, on constate
du tissu cicatriciel déprimé, et qui reste immobile à
l'exploration avec le spéculum pneumatique de Siegle,
on peut affirmer la présence de synéchies. Le diagnostic est confirmé encore plus, si, en présence de ces
symptômes objectifs, on obtient avec la douche d'air
une amélioration de l'ouïe, même momentanée. Par
l'expérience de Weber le diapason est mieux perçu par
l'oreille malade.

Les parties adhérentes de la membrane tympanique
affectent plusieurs formes : ovalaires, arrondies ou tail-
lées à pic. Le tissu cicatriciel, qui peut occuper n'importe
quelle partie de la membrane du tympan, présente
d'habitude une couleur blanchâtre ou jaune pâle. Il est
déprimé de telle sorte que le tympan forme à ce niveau
un petit entonnoir.

Procédés opératoires. — Le procédé le plus simple
consiste à faire une incision à l'aide de la lancette à
paracentèse au voisinage du tissu adhérent ; par cette
ouverture on pénètre dans la caisse avec le ténotome
de Schwartze, dont nous donnerons plus bas la description, et en faisant tourner la pointe de l'instrument on
heurte un obstacle qui est la bride cicatricielle.

On la coupe d'un coup sec. L'opération peut être considérée comme terminée, la fonction auditive se rétablit
aussitôt, mais malheureusement pas pour longtemps :
les deux bouts de la synéchie incisée ne tardent pas à
se souder de nouveau et tout revient à l'état primitif.
Pour y remédier, Schwartze propose de rechercher sur

la paroi interne de la caisse le lieu de l'implantation de la bride cicatricielle et de le gratter avec la curette tranchante (fig. 29). La petite curette dont on se sert dans ce but s'articule avec le manche coudé de façon qu'on puisse lui donner la direction voulue.

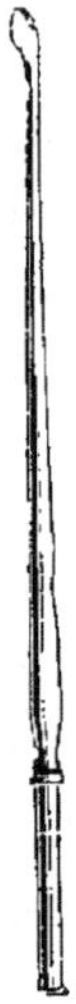

Procédé de Prout. — Ce chirurgien propose de faire l'excision de toute la partie de la membrane du tympan adhérente.

La figure que nous avons empruntée à Baratoux (v. fig. 23) indique le mécanisme de cette intervention ; nous ne ferons qu'indiquer les traits principaux de l'opération. Au voisinage du tissu cicatriciel on pratique une série d'incisions comme dans la myringodectomie par excision. On fixe l'extrémité de la bride cicatricielle sur une érigne ou mieux encore sur un crochet coudé à angle droit ; on va à la recherche de l'insertion postérieure de la synéchie et on la coupe avec le bistouri pointu. Les fibres qui unissaient la membrane du tympan à la paroi de la caisse se trouvent ainsi isolées de toute attache et peuvent être extraites par le conduit auditif. Le dernier temps de l'opération consiste à s'assurer si le reste de la membrane du tympan est suffisamment mobile.

Fig. 29.

Valeur thérapeutique de la synechtomie. — Les observations publiées jusqu'à présent à ce sujet prouvent que, sauf quelques rares exceptions, l'opération n'amène guère de résultat. Est-ce parce que souvent la chaîne des osselets ne reste pas étrangère au processus adhésif ? il est difficile de se prononcer. L'école de Ber-

lin préfère l'extraction du marteau à cette opération.
Nous en discuterons la valeur plus tard ; disons maintenant que la synechtomie n'est pas à dédaigner lorsque
le tissu cicatriciel est bien limité, que la membrane du
tympan présente à son niveau une dépression en forme
d'entonnoir et surtout lorsque la bride cicatricielle s'attache au manche du marteau. Dans ce cas-là, le malade
tire un bénéfice indéniable de l'intervention chirurgicale,
l'amélioration de l'ouïe est considérable, les bourdonnements disparaissent complètement ou diminuent sensiblement. Du choix du procédé dépend la durée de
l'amélioration ; Prout prétend qu'un an après l'opération
par son procédé, la membrane du tympan reste encore
libre, et, par conséquent, le malade jouit pleinement de
l'intervention chirurgicale.

Section du pli postérieur de la membrane du tympan.

Cette opération, qui complète en quelque sorte la précédente, a été pratiquée pour la première fois par Politzer en 1871 et adoptée ensuite par Lucæ en 1872. Elle
a pour but de rétablir la tension normale de la membrane tympanique.

Indication. — Il n'y a qu'un seul cas où la section
du pli postérieur de la membrane tympanique doive
être tentée. Lorsqu'à l'examen otoscopique le manche
du marteau semble raccourci et rejeté en arrière, la
courte apophyse est proéminente et le pli postérieur fait
une forte saillie ; la section de celle-ci est indiquée, si

toutefois cet aspect du tympan n'est pas dû à un manque d'aération de la caisse résultant d'un rétrécissement de la trompe d'Eustache ou de l'existence de végétations adénoïdes dans le pharynx.

Manuel opératoire. — Pour pratiquer cette opération, Politzer se sert d'un petit bistouri à pointe arrondie (fig. 30), qui s'articule avec un manche de façon à former un angle obtus. Le lieu d'élection de la section est le milieu du pli, entre la courte apophyse du marteau et l'extrémité périphérique du pli.

Après avoir bien lavé avec une solution antiseptique le conduit auditif et la membrane du tympan, on introduit l'instrument à travers le spéculum auris et on le porte jusqu'au lieu d'élection. Le côté tranchant du bistouri étant dirigé en bas, on pratique une incision verticale, de haut en bas, perpendiculaire au pli postérieur de la membrane du tympan. L'hémorrhagie qui s'ensuit est d'habitude légère; mais si toutefois de gros vaisseaux sont coupés, on obtient l'hémostase par compression à l'aide de petits tampons d'ouate hydrophile. Aussitôt après l'incision le malade entend un bruit de craquement, les bords de la plaie s'écartent et le manche du marteau reprend une position verticale (fig. 31).

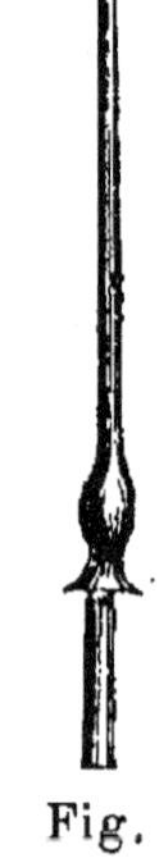
Fig. 30.

Résultat de l'opération. — Pour que cette opération soit suivie d'une amélioration auditive, il faut que la chaîne des osselets soit exempte de tout processus pathologique. Dans ce cas, le résultat est immédiat, et l'ouïe

s'améliore considérablement. Politzer se déclare partisan de cette opération bien qu'il reconnaisse que le résultat en soit temporaire. Tou-
tefois, fait remarquer le savant
otologiste, les bourdonnements ne reparaissent plus,
même lorsque la surdité revient à l'état primitif. Pour
notre compte, nous préférons
à cette opération la ténotomie
du muscle tenseur tympanique lorsque la rétraction de
la membrane du tympan avec
proéminence de la courte apo-
physe du marteau et du pli postérieur de la membrane
sont d'origine mécanique.

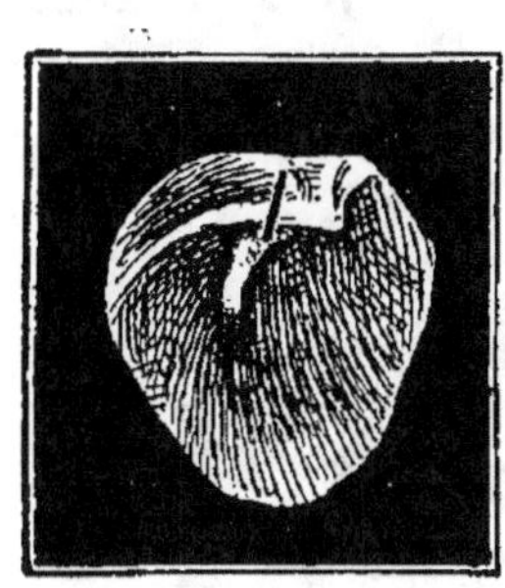

Fig. 31.
(D'après Politzer).

Ténotomie du muscle tenseur du tympan.

Anatomie. — La portion charnue du muscle tenseur
de la membrane du tympan s'insère sur le rocher au
niveau de l'orifice antérieur du canal carotidien et à
la voûte du cartilage de la trompe d'Eustache, tout près
de l'isthme (fig. 32). Ce muscle est séparé de la portion osseuse de la trompe par une mince lamelle
osseuse jusqu'à l'embouchure de la caisse ; là le tenseur
tympanique se transforme en tendon, se replie brusquement au niveau du *bec de cuiller*, traverse la caisse et
vient s'insérer sur le manche du marteau, le plus souvent dans une direction inclinée sur l'axe du manche.

Nous renvoyons le lecteur à des traités spéciaux d'anatomie pour étudier avec plus de détails les rapports
anatomiques que ce muscle affecte avec divers organes.
Disons maintenant que le tenseur tympanique est en
relation avec les muscles palato-tubaires et surtout avec

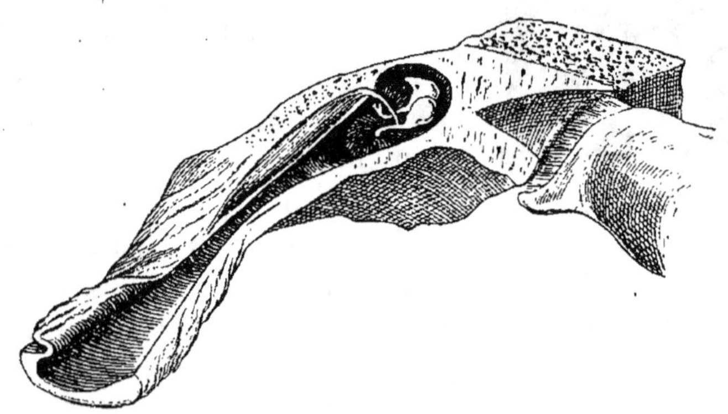

Fig. 32. — (D'après Urbantschitsch).

le tenseur du voile du palais, rapports dont nous allons
voir l'importance fonctionnelle.

Physiologie. — Lorsque ce muscle entre en jeu, le
manche du marteau se porte de dehors en dedans et
d'avant en arrière; la petite apophyse s'incline en bas
et en avant et subit un mouvement de rotation en
arrière. Ce muscle a pour fonction de tendre la membrane du tympan, mais par sa contraction il entraîne
non seulement la membrane, mais communique tout
un mouvement de bascule à la chaîne des osselets, et,
par là même, enfonce la base de l'étrier dans la fenêtre
ovale. Toynbee formule la fonction physiologique du
tenseur du tympan dans les termes suivants : « Dimi-

nution de la conductibilité pour les ondes sonores, atténuation des ébranlements qu'elles impriment au liquide labyrinthique, tels sont les effets produits par les contractions du muscle tenseur tympanique que l'on peut considérer comme protecteur du nerf auditif contre les bruits intenses. » D'après le même auteur les contractions se produisent involontairement sous l'influence des bruits dont il faut redouter l'intensité.

Les rapports qui existent entre les muscles tenseur tympanique et tenseur du voile du palais avaient permis à Politzer d'expliquer la surdité accompagnée de bourdonnements qui se produit pendant le bâillement : « à ce moment, en effet, le tenseur du voile se contracte, et cette contraction entraîne celle du tenseur de la membrane et le déplacement en dedans de l'appareil de transmission des ondes sonores. »

Urbantschitsch a démontré expérimentalement que le même jeu musculaire est provoqué par de simples mouvements de la tête. Nous devons à Urbantschitsch l'étude la plus complète sur les rapports qui existent entre la tension du muscle en question et la perception auditive. Ces recherches ont établi qu'avec l'augmentation de tension du muscle du marteau le son fondamental s'affaiblit et l'on entend plus distinctement les harmoniques.

« La plupart des individus sur lesquels on expérimente prétendent qu'en inclinant fortement la tête ou en contractrant volontairement les muscles palato-tubaires, c'est-à-dire, en somme, pendant la contraction du muscle du marteau, le sifflement aigu compris dans le bruit produit par l'appareil d'induction est très affaibli ou même n'est plus perceptible, tandis qu'aussitôt après les sons élevés reparaissaient tout d'un coup très nettement. »

Ces données physiologiques sont d'une très grande importance pour nous, car elles établissent le degré de trouble qu'entraîne la contraction pathologique du muscle et peuvent nous servir d'indications pour la ténotomie.

Indications. — Jusqu'à présent on ne possède pas encore d'indications bien précises pour la ténotomie du tenseur du tympan ; la symptomatologie de la contracture de ce muscle n'est pas encore bien établie. Les symptômes objectifs provoqués par la contraction spasmodique du muscle, pour employer l'expression de Hyrtl, sont les suivants : la membrane du tympan est déprimée en dedans, le manche du marteau est refoulé en arrière, et semble raccourci et épaissi ; la courte apophyse est abaissée et proéminente en dehors. Mais les mêmes symptômes accompagnent une foule d'autres états pathologiques.

L'amélioration momentanée de l'ouïe que provoque la douche d'air, ou la raréfaction de l'air dans le conduit auditif ne peut non plus servir d'indications, car les mêmes phénomènes s'observent dans la sténose de la trompe d'Eustache, dans le processus adhésif de la cavité tympanique et dans d'autres cas. Une indication plus précise ressort des études physiologiques que nous avons précédemment rapportées, à savoir que la ténotomie du tenseur du tympan doit être pratiquée quand les symptômes objectifs précédents coïncident avec de la surdité et des bourdonnements absolument identiques à ceux qui accompagnent le bâillement. Récemment Kessel donnait les indications suivantes de la ténotomie :

1° Lorsqu'il y a compression du muscle stapédius par la dépression de la membrane du tympan ;

2° Lorsqu'il y a contraction spasmodique ancienne du tenseur tympanique;

3° Lorsqu'il y a perforation du tympan au niveau du triangle lumineux, ou bien lorsqu'il y a perforation affectant la forme d'un rein ou d'un cœur;

4° En cas de catarrhe de l'oreille moyenne, tant que l'étrier est encore mobile;

Ajoutons à ces indications, sans toutefois les discuter, celles qui sont fournies par Baratoux :

5° Lorsque la perception osseuse pour les notes graves se fait encore pendant plusieurs secondes;

6° Lorsque la lésion du tympan consiste en brides cicatricielles sans sclérose étendue de la muqueuse de la caisse, les fenêtres et le tympan n'ayant pas subi de modifications pathologiques bien appréciables ;

7° Lorsqu'il faut pratiquer l'extraction du marteau.

Manuel opératoire. — Cette opération peut se faire avec anesthésie locale par la cocaïne, mais il est bien préférable d'avoir recours à la chloroformisation. Les mesures antiseptiques doivent être prises de la façon la plus minutieuse.

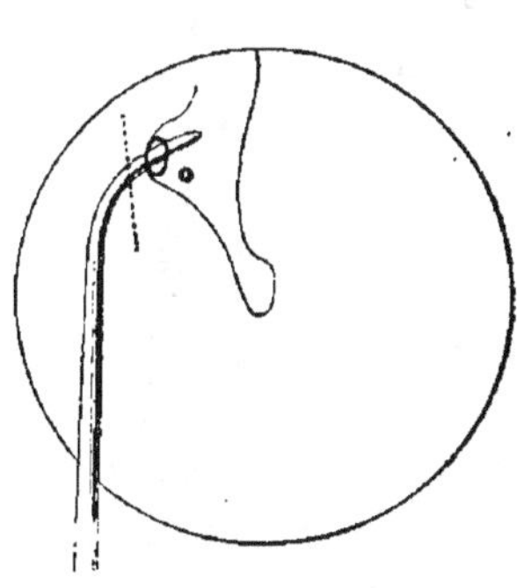

Fig. 33.

Comme premier temps de l'opération on pratique la paracentèse de la membrane du tympan. Les auteurs sont en désaccord sur le lieu d'élection : Schwartze et Politzer font l'incision en arrière du manche du marteau;

Gruber la fait en avant. Pour notre part, nous commençons par pratiquer sur la membrane du tympan une incision longitudinale de haut en bas, au niveau de la courte apophyse en arrière et parallèlement au manche du marteau. L'incision, longue de trois millimètres, est faite avec la lancette à paracentèse (voir fig. 33).

Ensuite on introduit dans la cavité tympanique le ténotome de Schwartze, la pointe dirigée en haut, et l'on tourne ensuite l'instrument de façon à ce que celle-ci soit dirigée en arrière. A un moment donné on est arrêté par un obstacle, qui est le tendon ; on le coupe alors en imprimant à l'instrument de petits mouvements de va et vient, jusqu'à ce qu'on ait la sensation d'une résistance vaincue.

Pour s'assurer que toute l'épaisseur du tendon a été sectionnée, on fait une aspiration avec le siègle dans le conduit et la membrane du tympan se met facilement en mouvement, si la ténotomie a été bien complète.

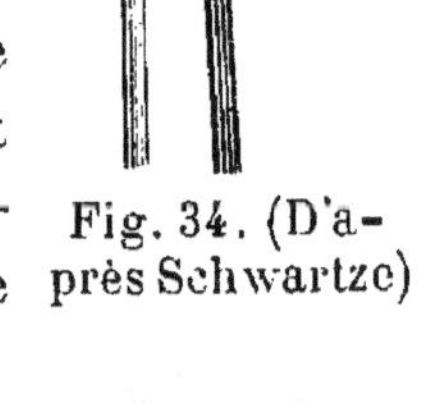

Fig. 34. (D'après Schwartze)

Cependant on peut avoir la certitude d'avoir entièrement coupé le tendon et on constate malgré cela que la membrane du tympan reste immobile.

Il faut alors conclure à la présence de brides cicatrielles qu'il faut également sectionner pour que l'opération soit complète.

Le ténotome de Schwartze est un petit bistouri coudé à pointe arrondie non tranchante (fig. 34). Nous nous

servons du même instrument, mais légèrement modifié :
la portion effilée n'est pas soudée au manche, mais
s'articule avec le manche coudé, de telle sorte qu'on
peut donner à la pointe une direction voulue. C'est

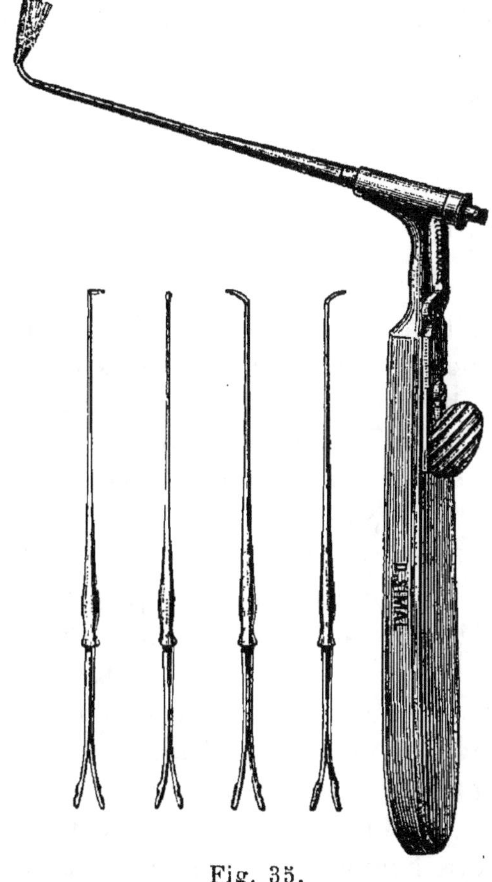

Fig. 35.

du reste le même principe que celui du ténotome de
Wéber-Liel qui est muni d'un bouton que l'on peut
faire glisser de haut en bas dans la rainure du manche

et qui communique à la lame des mouvements de rotation (fig. 35).

La section du tendon étant faite, on pratique une insufflation d'air, de manière à projeter la membrane du tympan en dehors et écarter ainsi les surfaces sectionnées. On fait un pansement antiseptique dans le conduit auditif et le malade doit conserver le repos au lit pendant quelque temps.

ACCIDENTS POUVANT SE PRODUIRE PENDANT L'OPÉRATION

Gruber a signalé la possibilité de léser la membrane de la fenêtre ovale lors de la section de la membrane tympanique derrière le manche du marteau.

Schwartze met en doute la possibilité de cette complication ainsi que celle que signale le même auteur : la section de la carotide. Par contre, c'est la corde du tympan qui court le risque d'être sectionnée avec le tendon, et, bien que cela ne provoque pas d'accidents bien graves, il y a néanmoins tout intérêt à ménager ce filet nerveux.

La paracentèse du tympan dans la moité supérieure peut donner lieu à une hémorrhagie assez abondante ; on l'arrête facilement par la compression à l'aide d'un petit tampon de coton aseptique. Il peut se produire aussi une forte hémorrhagie par la section de l'artère du tendon, hémorrhagie qui s'épanche dans la caisse et qui est parfois tellement considérable qu'elle remplit toute la cavité tympanique. Il faut se garder de faire des injections pour chasser le sang ; une certaine partie de celui-ci s'écoulera par la trompe et la gorge ou le nez, particularité dont il faut prévenir le malade afin qu'il ne soit pas épouvanté en voyant du sang dans ses crachats ; le reste de l'épanchement sanguin ne tardera pas à se résorber.

Il arrive parfois de provoquer par les manœuvres chirurgicales un processus inflammatoire pouvant aller jusqu'à l'otite moyenne aiguë ; on instituera alors le traitement convenable.

Traitement consécutif. — Il doit consister à empêcher la cicatrisation vicieuse du tendon et à faire vibrer le plus possible la chaîne des osselets. Kessel pratique pour cela la raréfaction de l'air dans le conduit auditif et provoque la contraction galvanique du tendon du muscle de l'étrier. Gruber se contente tout simplement de pratiquer des insufflations d'air et nous croyons que cette manière d'agir est bien suffisante.

Valeur thérapeutique de la ténotomie. — L'opération a été préconisée par de Trœlstch comme moyen thérapeutique à employer contre la surdité et les bruits subjectifs qui accompagnent l'otite catarrhale. Mais les espérances de cet auteur ne se sont pas réalisées et la ténotomie est loin de donner de bons résultats. Il est vrai qu'après l'opération les bourdonnements disparaissent ou tout au moins diminuent considérablement, mais ils ne tardent pas à revenir à l'état primitif avec la cicatrisation du tendon. Quant à l'acuité auditive, elle est améliorée d'une façon très peu sensible et surtout passagère.

Divers auteurs ont reproché à la section du tenseur tympanique une action fâcheuse sur la fonction auditive en ce sens qu'avec la cicatrisation la surdité reprend et suit une marche plus active. Les observations de Politzer l'ont amené à la conclusion suivante : « La ténotomie du tenseur tympanique est une de ces opérations qui non seulement n'ont qu'une utilité restreinte, mais ont souvent aussi une influence déplorable sur l'audition. »

Schwartze ne paraît pas si hostile à cette opération, mais il reconnaît que ses résultats ont toujours été médiocres. C'est Gruber qui se déclare partisan de la ténotomie et il prétend avoir obtenu par elle la disparition ou la diminution notable des bourdonnements ou des vertiges.

Weber-Liel prétend que la section du tendon produit une heureuse influence même sur l'oreille saine. Sexton est allé encore plus loin et il indique la ténotomie du tenseur tympanique comme moyen de traiter radicalement l'otorrhée chronique. Pour nous il est certain que la section du tenseur amende les symptômes de surdité et de bruits subjectifs, mais ce résultat peut s'obtenir par une intervention bien moins sérieuse, comme par exemple par la section du pli postérieur de la membrane du tympan. Enfin nous ferons remarquer que dans la grande majorité des cas, la surdité et les bourdonnements coïncident avec des lésions pathologiques que la ténotomie n'est pas suffisante à faire disparaître. Nous disons même qu'à cette opération il faut ajouter l'extraction du marteau, ne la pratiquer que d'une manière accessoire et être toujours prêt à la compléter par une intervention plus radicale.

Localisations schématiques des interventions chirurgicales sur la membrane du tympan

Admettons que le tympan ait une forme parfaitement circulaire et que ce cercle ait un centre se trouvant sur le bord postérieur et au milieu du manche du marteau. Ce n'est

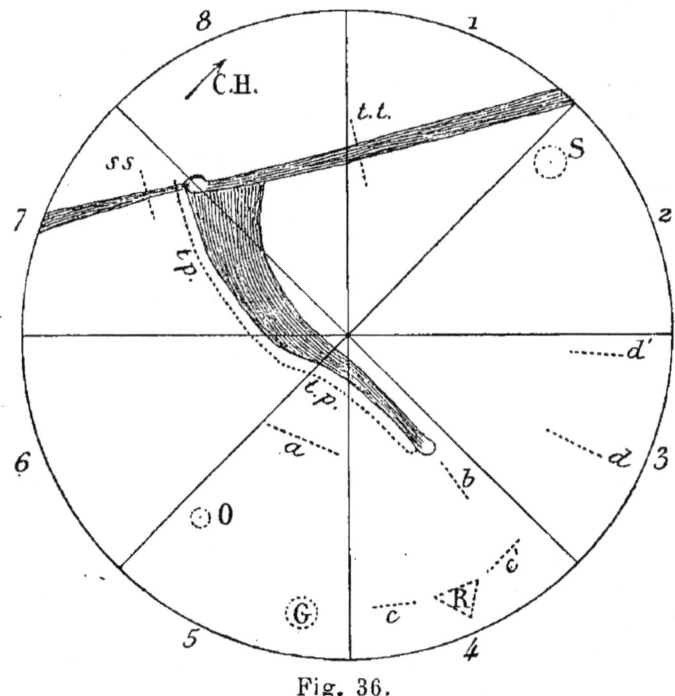

Fig. 36.

pas, du reste, nous éloigner beaucoup de la vérité. Par ce centre faisons passer quatre diamètres se coupant à angle droit; ils formeront huit triangles que nous désignerons par les chiffres 1, 2 jusqu'à 8. Notons maintenant dans l'aire de chaque triangle les points précis où se pratiquent les diverses interventions ; nous aurons ainsi un tableau sur lequel il suffira de jeter un coup d'œil pour passer instantanément en revue le résumé de la chirurgie de la membrane du tympan.

I

La *paracentèse* se fait le plus souvent suivant les pointillés *a* et *b* dans les triangles 4 et 5. En cas d'épanchement c'est à ce niveau que le tympan fait le plus souvent saillie : ce sont les points d'élection pour son incision. Si l'épanchement ne forme point de voussure on doit pratiquer l'incision en *c* et *c'* dans le triangle 4 ; elle doit être parallèle au cadre osseux. Quand, au cours d'une maladie infectieuse, se déclare une otite, typhique, scarlatineuse, grippale, rubéolique, on fera l'incision dans le triangle 3 en *d* ou *d'*, de façon à favoriser l'écoulement de l'exsudat, le malade devant garder le lit dans le décubitus dorsal.

II

La *myringodectomie* à l'aide de l'instrument tranchant se fait dans la partie supérieure du triangle 5 en 0 ; par la galvano-caustie en G, point le plus éloigné de la paroi interne de la caisse du tympan ; par une substance caustique en S, point situé vis-à-vis la fenêtre ovale. La situation de ce dernier point est facile à trouver sur le vivant : il est situé immédiatement au-dessous d'une ligne fictive qu'on tirerait du milieu du manche du marteau à l'extrémité du pli postérieur.

III

Lorsqu'on veut *réséquer un lambeau* de la membrane tympanique, on fera l'incision suivant le pointillé triangulaire marqué R dans le triangle 4.

IV

Pour pratiquer la *ténotomie du muscle tenseur du tympan*, on dirige le bistouri suivant la ligne *t. p.*, partant du voisinage de la courte apophyse pour aboutir à l'ombilic en suivant une direction parallèle au manche du marteau.

V

La *section des plis antérieur et postérieur* se fait en *s. s.* et *t. t.* dans les triangles 7 et 1.

VI

Dans le triangle 8 on remarque une flèche C. H. qui indique la direction que l'on doit donner à la canule de Hartmann pour introduire celle-ci dans la perforation de la membrane de Schrapnell lorsqu'on veut faire des lavages dans l'attique.

CHAPITRE IV

OSSELETS DE L'OUÏE

Les osselets de l'ouïe, au nombre de trois, reliés par des articulations, forment une chaîne qui traverse la cavité tympanique. Le *marteau* est en connexion intime avec la membrane du tympan, l'*étrier* est relié au labyrinthe, tandis que l'*enclume* n'a pas de connexions organiques et sert en quelque sorte à réunir les deux autres osselets. Il est comme suspendu dans la cavité. La chaîne des osselets est le véritable organe transmetteur des ondes sonores de la membrane du tympan au labyrinthe.

En raison de leur rôle physiologique et de leurs rapports avec les diverses parois de la caisse, les osselets prennent une large part aux divers troubles fonctionnels qui accompagnent les maladies de l'appareil auditif. Il est donc très important d'avoir des notions anatomo-physiologiques assez précises sur ces organes avant de nous occuper de leur pathologie, à plus forte raison de la thérapeutique qui les concerne.

Anatomie.

Marteau. — La forme du marteau (malleus) peut être comparée à celle du fémur : comme ce dernier il présente une *tête* ovale, avec sa surface articulaire, un *col* étranglé d'où part la *courte apophyse*, correspon-

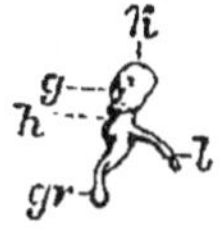

Fig. 37. — Marteau.

K, tête ; — *g*, surface articulaire ; — *h*, col ; *gr*, manche ; — *l*, longue apophyse (Politzer).

dant au petit trochanter du fémur, et enfin le corps de l'osselet désigné sous le nom de *manche du marteau*, qui forme avec la tête et le col un angle obtus. Les auteurs décrivent encore la *longue apophyse* du marteau s'étendant de l'angle antérieur à la limite du col et du manche. Elle se présente sous forme d'une lame osseuse chez le nouveau-né. Chez l'adulte cette lame osseuse disparaît et est remplacée par un ligament rigide qui va de la scissure de Glaser au marteau.

La tête du marteau est logée dans la partie supérieure de la cavité tympanique et touche presque sa paroi supérieure. Elle présente à sa partie postérieure une surface articulaire limitée par un bourrelet qui sert à l'insertion de la capsule articulaire.

Le col présente sur son côté externe une rainure où s'insère le *ligament antérieur* du marteau pour se rendre à la paroi externe de la caisse. Cette partie du marteau est en rapport intime avec l'échancrure qui se trouve à la limite supérieure de l'anneau tympanal ; elle y est logée.

La courte apophyse se perçoit à l'examen otoscopique dans le segment antéro-supérieur de la membrane du tympan sous forme d'une nodosité blanche. C'est sa plus ou moins grande proéminence vers le conduit auditif qui a une très grande importance au point de vue diagnostique.

Le manche du marteau est dirigé en arrière et en bas et est intimement lié à la membrane du tympan par des fibres dépendant de cette dernière. Nous étudierons les divers ligaments des osselets dans le chapitre physiologie ; poursuivons actuellement notre description anatomique qui sera fort succincte. Pour plus de détails nous renvoyons le lecteur aux traités spéciaux.

Enclume (incus). — Cet osselet, comparé à juste raison à une dent molaire, présente un *corps* sur la

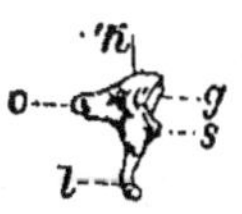

Fig. 38. — Enclume.

k, tête ; — *o*, courte apophyse ; = *l*, longue apophyse ; = *s*, dent d'arrêt inférieure ; — *g*, surface articulaire.

partie antéro-supérieure duquel se trouve une surface articulaire ; cette dernière peut franchement être désignée sous le nom de *cavité glénoïde* et sert à recevoir la tête du marteau. A la partie opposée, c'est-à-dire en arrière, se trouve une large échancrure circulaire qui sépare la *courte* et la *longue apophyse* de l'enclume.

La courte apophyse est dirigée en arrière vers l'antre mastoïdien, et se termine par une extrémité mousse où l'on trouve parfois un petit ligament lâche qui s'insère à l'autre extrémité de la paroi postérieure de la caisse. Dans les inflammations adhésives, ce petit ligament participe au processus pathologique d'où résulte une soudure de la courte apophyse de l'enclume à la paroi de la cavité tympanique.

La longue apophyse est dirigée en bas et en arrière parallèlement au manche du marteau, ce que l'on peut constater à l'examen otoscopique. La pointe de cette apophyse s'articule avec l'étrier à l'aide d'un petit disque interarticulaire, que nous comparons au disque intervertébral et que Silvius décrit sous le nom *d'os lenticulaire.*

Etrier (stapes). — Ce dernier osselet de l'ouïe présente une *tête* ou *cupule,* sur laquelle se trouve une pe-

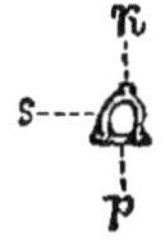

Fig. 39. — Etrier.

k, tête ; —s, branche ; — p, base (Politzer).

tite dépression articulaire destinée à recevoir l'os lenticulaire, un *col,* qui fait souvent défaut et est remplacé par une lamelle osseuse plus ou moins large ; deux *branches,* antérieure et postérieure, et enfin une *base,* complètement cachée dans la niche de la fenêtre ovale.

Articulation incudo-malléale. — Nous avons tout à l'heure indiqué à la face postérieure de la tête du marteau une surface articulaire qui s'adapte à la cavité glénoïde de l'enclume. Ces deux surfaces sont divisées en deux parties : supérieure et inférieure, ce qui permet à Helmholtz de comparer l'articulation au point de vue fonctionnel au système d'arrêt de l'intérieur d'une clef de montre.

« Dans le mouvement en dedans du manche du marteau, la dent d'arrêt inférieure du manche atteint la dent d'arrêt inférieure de l'enclume, et la longue apophyse de l'enclume est obligée de suivre en dedans le mouvement du manche du marteau. Au contraire, dans le mouvement en dehors du manche du marteau, il y a un grand déplacement des surfaces articulaires ; la dent d'arrêt inférieure du marteau s'éloigne de la dent d'arrêt inférieure de l'enclume, et l'enclume ne suivra que faiblement le mouvement en dehors du marteau. »

Les deux osselets sont réunis par une capsule articulaire, de consistance ligamenteuse. En 1840 Pappenheim le premier, plus tard Rudinger et finalement Politzer décrivirent un dédoublement de la face interne de la capsule articulaire « qui pénètre dans la cavité articulaire sous forme d'un ménisque articulaire ». Sur une préparation anatomique nous avons pu observer un dédoublement pareil de la face externe de la capsule articulaire qui allait s'insérer sur la paroi supérieure de la caisse, tout près de l'angle supéro-externe de la cavité tympanique. Faute d'autres observations, nous ne faisons que signaler ce fait.

Articulation incudo-stapédale. — La réunion de la longue apophyse de l'enclume avec la tête de l'étrier se fait à l'aide du système lenticulaire que nous avons décrit plus haut. Les écarts des surfaces articulaires ne peuvent se faire que dans le sens latéral ; ce qui fait que la luxation s'observe encore relativement assez fréquemment.

Chez une de nos malades, jeune fille de vingt-quatre

ans, la luxation incudo-stapédale est consécutive à l'extraction d'un polype de la caisse.

Articulation stapédo-vestibulaire. — C'est cette articulation qui offre le plus d'intérêt au point de vue clinique. On doit des études arthrologiques intéressantes sur ce sujet à Buck et Brunner ; il ressort de leurs recherches approfondies que les bords de la base de l'étrier sont unis aux bords de la fenêtre ovale par un ligament à fibres élastiques. Ces fibres couvrent la base de l'étrier, et de l'autre côté elles envoient des prolongements jusqu'aux branches de l'osselet.

Si on consulte la figure 40 qui explique mieux que

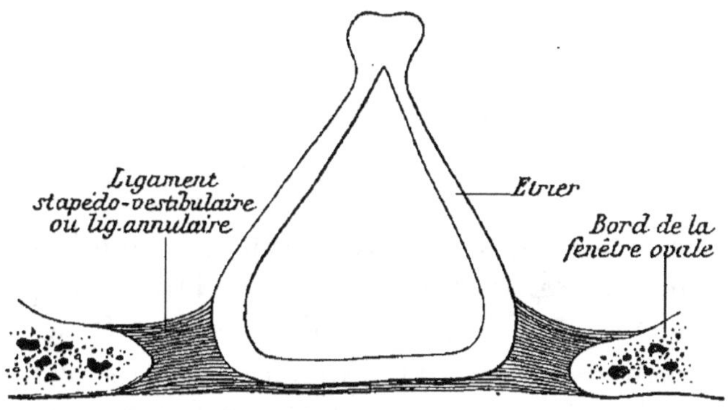

Fig. 40.

oute description ce genre d'articulation, on comprendra aisément que l'étrier ne peut exécuter que des mouvements d'oscillation qui permettent à sa base de frapper la membrane de la fenêtre ovale à chaque mouvement de va et vient.

Les attaches ligamenteuses sont très larges et suffisamment résistantes pour rendre la luxation stapédo-vestibulaire impossible.

Tout récemment Politzer a entrepris des recherches anatomo-pathologiques concernant cette articulation. Il a démontré, avec de brillantes préparations à l'appui, que les troubles fonctionnels, mis sur le compte de la sclérose ou de l'ankylose vulgaire, sont dus bien souvent à la prolifération osseuse d'un ou des deux bords de la fenêtre ovale. Cette prolifération déprime ou englobe le ligament stapédo-vestibulaire, arrive jusqu'au bord de la base de l'étrier, et, si le processus anatomo-pathologique poursuit son chemin, une des branches, si ce n'est pas tout l'osselet, peut se trouver englobée dans la masse osseuse de nouvelle formation.

Physiologie

Les ondes sonores qui viennent frapper la membrane du tympan sont transmises au système labyrinthique par l'intermédiaire de la chaîne des osselets. Il serait fort intéressant d'étudier le mécanisme des mouvements des osselets, mais cela nous entraînerait trop loin et nous conseillons au lecteur de consulter à ce sujet les recherches du savant professeur Helmholtz dans son travail: « Le Mécanisme des osselets de l'oreille et de la membrane du tympan. » Toutefois nous ferons observer que Politzer fut le premier à faire remarquer que les ondes sonores communiquent des oscillations à tout l'appareil de transmission des sons, mais que ces oscillations s'affaiblissent progressivement pendant leur transmission de la membrane tympanique au marteau, à l'enclume, à l'étrier et finalement à la membrane de la fenêtre ovale.

Helmholtz a établi un rapport mathématique entre les oscillations du manche du marteau et de l'étrier ; nous lui empruntons les démontrations ci-dessous : « Si nous supposons le marteau et l'enclume si unis que leurs dents s'appuient l'une contre l'autre et que tous deux se meuvent comme un corps compact exerçant une pression sur la pointe du manche du marteau, pression qui est transmise de l'enclume à l'étrier, le système des deux osselets pourra être considéré comme un levier à un bras dont le point d'appui se trouve là où la pointe de la courte apophyse de l'enclume s'appuie en dehors contre la paroi de la cavité du tympan. L'extrémité du manche du marteau représente le point de préssion et l'extrémité du manche de l'enclume l'autre point qui résiste à cette pression.

Ces points se trouvent, de fait, très rapprochés sur une ligne droite, de sorte que les pointes de l'enclume et de l'étrier ne s'écartent que très légèrement de la ligne droite allant de l'extrémité du manche du marteau au côté extérieur de l'articulation de l'enclume avec le tympan. Ce fait est facilement visible sur les préparations où le rapport normal des os est conservé.

La figure n° 41 représente les deux os dans la position où les dents sont attachées l'une à l'autre, aa est la ligne droite qui passe par les trois points mentionnés ci-dessus ; PF. le tronçon de l'apophyse grêle ; Tt. le tendon du tenseur du tympan; en b nous avons la dent de l'enclume. Dans cette préparation j'ai trouvé, pour la longueur entière du levier, 9, 2 millimètres ; pour le petit bras entre les deux pointes de l'enclume

6 millimètres 1/3, de sorte que ce dernier est équivalent aux 2/3 de la longueur du grand bras. Donc, quand le marteau et l'enclume se trouvent l'un contre l'autre, la course de l'extrémité inférieure du manche de l'enclume

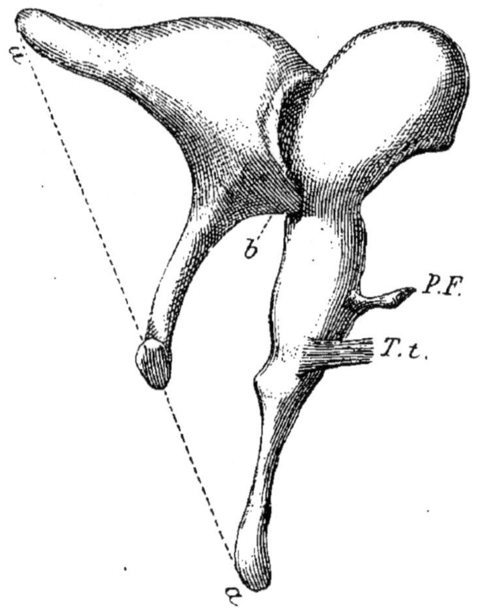

Fig. 41.

atteindra seulement les 2/3 de celle du manche du marteau, mais la force de pression que le premier exerce sur l'étrier sera une fois et demie aussi grande que la force exercée sur le manche du marteau. Puisque les trois points du levier se trouvent sur une ligne droite, la pression est donc tout à fait indépendante de la position des parties restantes des osselets, pourvu, toutefois, que ces derniers gardent une position telle que les surfaces articulaires adhèrent fortement l'une à l'autre. Ce résultat sera obtenu de la manière suivante : tandis que la membrane du tympan est poussée en dedans, le marteau tourne autour d'un axe incliné obliquement (36°) vers le plan d'insertion de la membrane du tympan, et sa tête s'éloignera de la jointure du tympan et de l'étrier, en tendant le ligament capsulaire du marteau et de l'étrier. »

Lésions des Osselets.

Les lésions des osselets de nature à exiger une intervention chirurgicale sont : l'immobilisation, la carie et la nécrose. Mais ces dernières ne sont jamais ou presque jamais isolées ; elles accompagnent des désordres graves de la cavité tympanique et de ses annexes et le chirurgien ne se bornera pas dans ces cas à enlever les osselets ; il est plus que probable que l'opération devra être plus radicale.

Quant à l'immobilisation, elle peut être d'origine articulaire, il y a alors ankylose ; ou bien elle peut être due à la formation d'un processus adhésif. Lorsque les adhérences ne peuvent être rompues par le cathétérisme, on est obligé d'en venir à la section. Mais ces adhérences, ces ankyloses, peuvent être si nombreuses ou résistantes qu'il est plus simple et plus radical en même temps de pratiquer la désarticulation et l'extirpation de l'un de ces osselets ou même des deux plutôt que de chercher à leur rendre leur mobilité.

Excision des osselets de l'ouïe.

Historique. — Le premier pas dans ce sens fut fait par Wreden. En cherchant, comme tant d'autres, la possibilité de maintenir béante la perforation artificielle de la membrane du tympan, il proposa de réséquer le manche du marteau ; il associa à la myringodectomie simple une deuxième opération qu'il appela « sphyrotomie. »

Mais en réalité l'idée d'enlever chirurgicalement les osselets revient à Schwartze, qui s'est basé sur ce fait, à savoir, que dans le cours d'une suppuration de l'oreille le marteau et l'enclume sont quelquefois perdus sans que la fonction auditive en soit sérieusement compromise. Le savant otologiste de Haale, doublé d'un habile chirurgien, extirpa pour la première fois le marteau dans un cas de sclérose en 1873.

Très peu de temps après, Viessel fit l'excision du marteau et de l'enclume dans un cas d'obstruction complète de la trompe d'Eustache et le résultat en fut assez satisfaisant. La même opération fut pratiquée par lui dans un cas d'otorrhée chronique et, non seulement la suppuration fut arrêtée au bout de huit jours, mais l'audition fut considérablement améliorée.

Le même auteur avait entrepris dès 1871 sur des chiens et des pigeons des expériences d'excision de l'étrier. Il pratiqua cette opération pour la première fois sur l'homme en 1878 dans un cas d'ankylose de cet osselet ; ni vertiges, ni troubles d'orientation ne s'en suivirent et la surdité disparut aussitôt que la membrane de la fenêtre ovale fut reformée.

En 1881, Lucæ a publié sur ce sujet de nombreuses observations et, sur un nombre d'opérations dépassant quarante, il n'a jamais constaté d'augmentation de la surdité, tandis que l'amélioration fonctionnelle était assez fréquente.

Indications. — L'extraction du marteau isolément, ou bien du marteau et de l'enclume réunis, est indiquée lors d'une abondante suppuration chronique de la cavité tympanique, alors que tous les autres moyens thérapeutiques ont échoué. Evidemment cette manière d'agir n'a en vue que de faciliter l'écoulement de la sécrétion purulente et la possibilité plus grande de faire une bonne antisepsie.

La deuxième indication de cette opération est la carie localisée à la chaîne des osselets, l'étrier restant sain.

Schwartze considère également la présence de masses cholestéatomateuses dans la cavité du tympan, comme une indication très importante pour pratiquer l'extraction des osselets. Actuellement, dans ce dernier cas, l'intervention chirurgicale est plus sérieuse et l'opération plus radicale. Pour nous, l'indication la plus précise pour l'excision des osselets est une suppuration localisée dans l'attique et accompagnée d'une perforation de la membrane de Schrapnell.

L'opération est également indiquée dans le cas de surdité consécutive à l'obstruction cicatricielle de la trompe d'Eustache, quand, toutefois, la paracentèse exploratrice a produit une amélioration de l'ouïe. La même conduite est applicable aux synéchies difficiles à reséquer ou allant jusqu'au promontoire.

En dernier lieu cette opération peut être regardée comme susceptible de donner parfois de bons résultats dans le cas de sclérose de la cavité tympanique, lorsque l'ouïe se trouve considérablement améliorée et les bruits subjectifs plus ou moins diminués immédiatement après le cathétérisme, bien que ces phénomènes soient de courte durée. En tous cas, il faut préalablement s'assurer que les troubles fonctionnels ne sont pas d'origine nerveuse.

Pour terminer l'énumération des indications, disons que la transformation calcaire de la membrane du tympan entraînant une plus ou moins grande dureté de l'ouïe est également passible de l'extraction du marteau et de l'enclume.

Enfin les osselets doivent être enlevés toutes les fois que les troubles auditifs sont dus à l'ankylose des articulations incudo-malléale et incudo-stapédale.

Manuel opératoire. — Divers auteurs décrivent comme premier temps de cette opération l'excision totale de la membrane du tympan ; telle n'est pas notre opinion, car, lorsqu'on entreprend l'extraction d'un seul ou des deux premiers osselets de l'ouïe, presque toujours le tympan fait déjà défaut dans la plus grande partie de son étendue, et ne peut gêner pour arriver dans la caisse. Ensuite, pour faire l'excision du marteau, nous enlevons simplement, en même temps que l'osselet, une étendue limitée de la membrane. L'intervention sur le tympan ne constitue donc pas le premier temps obligatoire de l'opération. Si, toutefois, ce qui persiste de la membrane tympanique peut entraver l'introduction des instruments, on en pratiquera l'ablation avec la lancette à paracentèse ou le bistouri pointu. L'incision doit être circulaire et suivre le pourtour de l'anneau tympanal.

Ceci dit, passons à l'opération de la désarticulation des osselets.

Lorsque la membrane du tympan est sclérosée, au point que sa sensibilité soit émoussée, l'opération peut être pratiquée sans narcose ; mais, d'une façon générale, il faut avoir recours à celle-ci et la chloroformisation est préférable.

L'antisepsie préalable de la caisse à l'aide d'une injection par la trompe d'Eustache est à abandonner, car, selon Schwartze, il se produit alors une hyperhémie considérable de toute la muqueuse de la cavité tympanale, s'étendant jusqu'à la membrane du tympan et l'hémorrhagie, qui entrave toujours la marche de l'opération, devient encore plus abondante. Par contre, si la membrane n'est pas tout à fait adhérente à la paroi interne de la caisse, on pratiquera le cathétérisme de la trompe d'Eustache avec une douche d'air à forte pression pour faire bomber en dehors la membrane du tympan, autant que possible.

Le premier temps de l'opération ne diffère en rien de la ténotomie du tendon du muscle tenseur tympanique : comme dans ce cas l'incision est faite de haut en bas et parallèlement au manche du marteau et l'on pratique la section dudit tendon. Vient ensuite un temps propre à l'opération qui nous intéresse : avec la lancette à paracentèse, ou le bistouri pointu, on fait une deuxième incision de haut en bas, en suivant le bord opposé du manche du marteau. Avec l'anse du serre-nœud, on saisit le manche du marteau, ayant soin de remonter avec cet instrument le plus haut possible, et, par de légers mouvements de rotation et de va-et-vient, on arrive facilement à extraire le marteau. Toutefois la traction ne doit pas être trop brusque, ni trop forte et si l'osselet ne cède pas, il faut s'assurer s'il n'y a pas d'autres adhérences indépendantes de la capsule articulaire. S'il en existe la section des adhérences devient nécessaire.

Si on tire trop fortement sur l'anneau du serre-nœud, on risque de briser le manche du marteau et de laisser sa tête en place ; aussi ne faut-il jamais employer trop de force.

Lucæ a proposé un petit instrument, un stylet à griffes (fig. 42) pour extraire le marteau sans courir le risque de le briser ; nous avons l'habitude de nous servir du serre-nœud.

Il est rare que l'enclume reste en place après ces manœuvres. Sur le vivant nous avons rarement pratiqué cette opération (nous démontrerons plus loin que nous aimons mieux avoir recours à des interventions plus radicales). Notre expérience n'est donc pas très grande, mais sur le cadavre nous n'avons jamais pu arriver à extraire le marteau seul : l'enclume était également arrachée, et, s'il n'était pas extrait adhérent au marteau, il était tombé dans le fond de la caisse. La raison en est fort simple : c'est que cet osselet est plus intimement lié au marteau qu'à l'étrier, et, en exécutant les efforts de traction pour enlever le marteau,

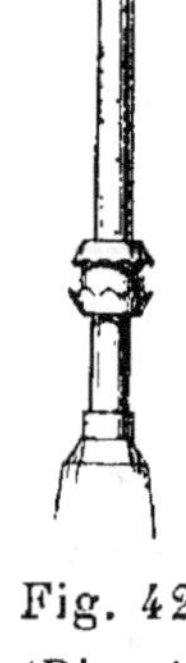

Fig. 42.
(D'après Scharwtze)

c'est plutôt l'articulation incudo-stapédale que l'articulation incudo-malléale qui cède. Schwartze trouve également l'explication de ce phénomène dans le fait que l'enclume est bien plus souvent cariée que le marteau, et, par conséquent, ses attaches se trouvent affaiblies.

Quoi qu'il en soit, après l'extraction du marteau, il faut toujours s'assurer, avant de poursuivre l'opération, si l'enclume est restée en place; l'exploration avec le stylet rendra ici les plus grands services. Il n'est pas rare, comme nous le disions tout à l'heure, de ne plus retrouver l'enclume à sa place, elle est quelque part dans la caisse et une simple injection l'entraîne comme un corps étranger.

Cependant le deuxième osselet de l'ouïe peut rester suspendu dans la cavité tympanique ; pour notre compte personnel, nous ne voyons pas d'inconvénient à l'y laisser.

Mais certains auteurs ont proposé divers procédés pour séparer l'enclume de l'étrier et pouvoir n'enlever que l'enclume. Krestschmann fut le premier à inventer dans ce but un petit sécateur.

Des essais furent faits dans le service du professeur Schwartze et il a été démontré que cet instrument produit toujours une plus ou moins grande lésion de la muqueuse de la caisse. Ferrer et plus tard Ludwig ont apporté chacun des modifications à cet instrument (fig. 43). Après avoir extrait le marteau, avoir bien nettoyé la caisse par des injections, et pratiqué le tamponnement avec du coton hydrophile, on dirige le sécateur en haut et en avant, le long de la paroi externe de la cavité tympanique, vers l'antre mastoïdien.

On ne saurait trop insister sur la nécessité de bien éclairer le champ opératoire, de contrôler souvent le degré de mobilité de l'enclume, et de ne pas trop insister si l'on heurte contre la paroi de la caisse, sous peine

de léser des organes voisins (canal du nerf facial, labyrinthe). Lorsque l'enclume se trouve située de façon à
ce qu'elle puisse être saisie par l'anse du serre-nœud,
l'opération devient très fa-
cile. Stacke proposa plus
tard de réséquer la paroi
supérieure de la portion osseuse du conduit auditif externe, pour élargir en quelque sorte le champ opéra-
toire et rendre l'enclume
plus accessible à l'opérateur;
nous donnerons plus loin
une description plus détail-
lée de ce genre d'intervention en traitant l'opération
qui porte le nom de cet otologiste.

*Accidents pendant et
après l'opération.* — Lors
de la section de la membrane du tympan il survient
toujours une hémorrhagie,
qui, comme nous l'avons dit

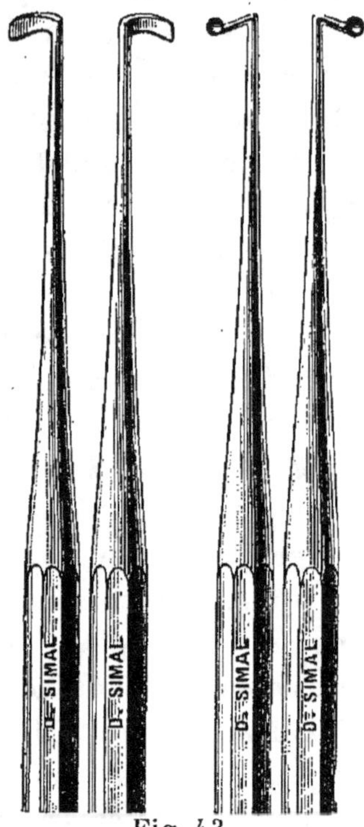

Fig. 43.
Crochets de Ludwig.

plus haut, entrave l'opération. Cette perte sanguine peut
être plus ou moins abondante, suivant l'état de la membrane. Si celle-ci a été le siège de fréquentes inflammations, si elle est épaissie, l'hémorrhagie sera abondante;
si, par contre, la membrane est atrophiée, l'hémorrhagie
sera insignifiante. En tout cas le pansement avec des
bourdonnets de coton hydrophile suffit toujours pour
l'arrêter. Dans des cas plus rebelles, on se sert de coton

imbibé d'une faible solution de perchlorure de fer ou d'alun, ou plutôt d'hammameline.

Une deuxième complication, que Schwartze considère comme fréquente, est la section de la corde du tympan.

Nous ne voyons pas en cela un accident bien grave, et les troubles subjectifs qui en résultent sont tellement insignifiants qu'il faut attirer sur eux l'attention du malade pour qu'il s'en aperçoive. En tous cas, ces troubles fonctionnels sont unilatéraux et de courte durée ; il faut admettre qu'il y a régénérescence nerveuse et que les deux bouts de la corde se réunissent. Nous n'avons jamais observé de troubles salivaires à la suite de la section de ce filet nerveux.

Une complication plus redoutable et bien plus fâcheuse est la paralysie faciale, accident qui est à craindre, comme nous le verrons plus loin, dans toutes les opérations qui s'effectuent dans la caisse. Notre expérience personnelle à ce sujet est très limitée, parce que, avec les derniers progrès de la chirurgie auriculaire, ce genre d'opération est devenu d'une rareté extrême, mais nous admettons théoriquement avec Schwartze que la paralysie faciale survient plus fréquemment à la suite de l'extraction de l'enclume que de celle du marteau. Cette paralysie reconnaît pour cause la compression du nerf facial par un caillot sanguin. Toute la série des phénomènes paralytiques disparaît au bout de quelques jours dans les cas légers, dans des cas plus graves, au bout de quelques mois, et la raison de ce rétablissement relativement prompt des fonctions nerveuses est que la paralysie faciale n'est pas due à la section du nerf. Dans les deux cas de paralysie faciale post-opératoire que nous avons eus, il s'agissait d'une compression : dans le premier cas, nous avions pratiqué au galvano-cautère la cautérisation de la muqueuse de la caisse ; le surlendemain la croûte en tombant donna lieu à une forte hémorrhagie, et il se produisit une paralysie faciale unilatérale. Tout revint à l'état normal au bout de quatre semaines. Dans le deuxième cas, nous faisions le curettage de la cavité tympanique ; cette fois, la paralysie faciale, également unilatérale, a été plus rebelle et ne commençait à disparaître qu'au bout d'un an. Schwartze rapporte un cas où la compression nerveuse s'observait encore en toute sa force six mois après l'opération.

Ainsi donc si cette complication post-opératoire n'est pas irrémédiable, elle n'en est pas moins fâcheuse, et il faut toujours songer à sa production possible quand on pratique l'opération qui nous intéresse actuellement ; il faut redoubler d'attention lorsqu'on a recours au sécateur pour désarticuler l'enclume.

En dernier lieu, il nous reste encore à signaler la rupture possible de la membrane de la fenêtre ovale. En effet il arrive quelquefois d'arracher l'étrier de ses attaches au cours des tractions opérées pour l'extirpation des deux premiers osselets. Les phénomènes qui en résultent sont des vertiges, plus rarement de la perte d'équilibre, plus rarement encore des nausées accompagnées ou non de vomissements. Autrefois on considérait cet accident comme une complication terrible ; il y avait exagération. Kessel a démontré expérimentalement, et dans un cas nous avons pu nous en convaincre personnellement, que le liquide labyrinthique se rétablit très rapidement et qu'il se forme très vite une nouvelle membrane. Nous pratiquions une fois l'opération de Stacke, telle que nous la décrirons plus loin ; en faisant des mouvements de va-et-vient pour extraire les deux premiers osselets cariés, l'étrier fut arraché. La malade, il s'agissait d'une jeune femme habitant les environs de Paris, éprouva des vertiges et des nausées ; l'audition était considérablement atténuée. Tout revint à l'état normal au bout de très peu de temps. Cependant Schwartze cite le cas d'une femme qui, à la suite de ces vertiges, fut alitée pendant trois semaines, et lorsqu'elle quitta le lit sa marche était tellement incertaine et chancelante qu'on fut forcé pendant longtemps de la soutenir pour la faire marcher.

Soins consécutifs. — L'opération terminée, faut-il faire une injection dans la caisse. Grosse question sur laquelle on a beaucoup insisté et discuté. Schwartze proscrit toute injection à moins de l'existence d'une otorrhée antérieure à l'opération ; il base sa conduite sur la crainte de luxer l'étrier, ce qu'on peut, nous semble-t-il, éviter en faisant une injection à pression très modérée.

Quand l'opération a été pratiquée sur une oreille qui n'était pas atteinte de suppuration, on peut considérer les lésions qu'on a faites au tympan comme un simple traumatisme. Or il est en effet d'observation journalière que les injections, faites pour nettoyer un tympan atteint de traumatisme, provoquent une otorrhée. Mais dans ce cas est-ce bien le fait de l'injection elle-même qui amène la production du pus ? Nous ne le pensons pas. Nous croyons plutôt que cet accident dépend de fautes commises contre les règles de l'antisepsie par le malade ou son entourage : l'eau de l'injection n'est pas aseptique, ou l'instrument dont on se sert pour l'injection est mal stérilisé.

Schwartze rapporte dans son traité des maladies de l'oreille une observation d'extraction d'osselets de l'ouïe pour un cas de sclérose. Après l'opération on pratiqua un lavage de la caisse en se conformant à toutes les règles de l'antisepsie. Néanmoins il se produisit une suppuration très abondante, compliquée par la suite d'une mastoïdite qu'il dut opérer.

Loin de nous la pensée de vouloir combattre une idée émise par Schwartze, mais, dans notre pratique personnelle, nous avons et gardons l'habitude de terminer toute opération auriculaire par de larges injections antiseptiques.

Donc, après une bonne injection, on nettoie avec des tampons d'ouate sèche la cavité tympanique et le conduit auditif externe, puis on les bourre avec une mèche de gaze iodoformée. L'introduction de la gaze a une très grande importance et plus loin nous aurons à y insister avec tous les détails voulus. Disons en ce moment que le nettoyage de la caisse à l'aide du porte-tampon et le tamponnement avec la mèche de gaze iodoformée doivent être l'objet de très grandes précautions, car on risque de luxer l'étrier.

Les pansements doivent être occlusifs et le premier pansement restera en place de vingt-quatre à quarante-huit heures ; puis on les changera tous les jours. S'il y a suppuration on les continuera jusqu'à guérison complète en les espaçant de plus en plus selon la marche de la suppuration. On ne devra cesser que lorsque plusieurs jours de suite la mèche retirée de l'oreille sera absolument sèche, et ne portera aucune trace de sécrétion quelconque.

Dans le cas de suppuration profuse, on peut avancer

Chirurgie de l'oreille.   9

la guérison en faisant des pulvérisations avec une poudre antiseptique quelconque, poudre d'iodoforme ou de salol, associée à des pansements occlusifs. Lorsque l'otorrhée est accompagnée de douleurs, les lavages par le conduit auditif ne suffisent pas, et les injections par la trompe d'Eustache sont nécessaires ; la solution qui convient le mieux en ce cas est celle de 10 grammes de chlorure de sodium pour un litre d'eau distillée.

Valeur thérapeutique. — Cette question doit être envisagée sous un double point de vue : s'agit-il d'une otorrhée chronique accompagnée d'une carie des osselets ? Nous ne croyons pas que cette opération soit suffisante. Elle est absolument incomplète à notre avis, car le processus anatomo-pathologique a fait des ravages qu'elle ne peut atteindre : la cavité tympanique est parsemée de granulations, la partie supérieure de la caisse est le siège d'une abondante suppuration ; des masses cholestéatomateuses menacent de provoquer des symptômes de compression et dès lors la simple extraction des osselets n'est réellement pas suffisante.

Par contre, lorsqu'il s'agit de simples troubles fonctionnels, l'opération peut donner de bons résultats. Dans ces derniers temps on est revenu à l'étude plus approfondie de l'otite scléreuse, et l'on tend à reconnaître que l'extraction des osselets est un moyen d'y porter remède. Lucæ a pratiqué cinquante-trois fois cette opération dans la sclérose de la caisse et les résultats obtenus peuvent se résumer ainsi : neuf fois une grande amélioration de l'ouïe ; dix-neuf fois l'audition a été légèrement améliorée ; dix-huit fois, il n'y a eu aucun changement, et sept fois on constata une diminution de l'audition. Ces résultats ne semblèrent pas très heureux au savant otologiste de Berlin, mais il estime néanmoins que l'on peut tenter l'opération avec chance de succès quand la sclérose n'a pas encore amené de trop grands troubles auditifs.

Schwartze croit l'extraction des osselets plus efficace et affirme avoir obtenu des résultats vraiment remarquables même lorsque la membrane du tympan commençait à s'atrophier. Dans un cas la parole à voix chuchotée put être entendue à six mètres, alors qu'avant l'opération le malade entendait à peine même quand on lui parlait tout près de l'oreille. Quoi qu'il en soit, l'opération doit être précédée de ponction exploratrice de la membrane du tympan et c'est par elle qu'on se guidera sur le pronostic de l'intervention chirurgicale. Malheureusement le malade ne peut jouir que momentanément des profits de l'opération : avec la régénérescence du tympan tout revient à l'état antérieur.

Il est aussi évident que l'on peut espérer un résultat satisfaisant de l'extraction des osselets lorsque ceux-ci sont immobilisés par un mécanisme quelconque, ankylose ou adhérences nombreuses s'étendant dans diverses directions et dont la résection est difficile. En tout cas, avant de proposer l'opération, il faudra s'assurer que l'étrier est resté mobile.

Ainsi, pour résumer notre revue critique, disons que dans le cas de suppuration d'ancienne date, où les deux premiers osselets de l'ouïe sont cariés, il y a plutôt lieu de proposer une opération plus radicale pour pouvoir agir sur toutes les parties malades. Toutefois, si par une raison ou une autre, on n'intervient pas plus radicalement, l'extraction du marteau et surtout du marteau et de l'enclume à la fois, offre ce grand avantage de mettre la caisse dans un état tel que les moyens antiseptiques sont plus aisés à employer. Dans bien des cas alors la suppuration diminue sensiblement au bout de peu de temps.

Certains troubles fonctionnels, dus à la sténose complète de la trompe d'Eustache, à de multiples synéchies, ou à l'ankylose des osselets, sont combattus avec plus ou moins de succès par l'extirpation des deux premiers osselets. Il va sans dire que cette opération ne peut amener aucun résultat quand l'étrier est immobile.

La ténotomie du muscle de l'étrier.

Anatomie. — La gaine du muscle stapédius s'insère sur l'éminence pyramidale de la cavité tympanique, se transforme aussitôt en un mince tendon qui parcourt un canal commun avec le nerf facial et vient s'attacher à la cupule située entre la tête et la branche postérieure de l'étrier.

C'est dans le canal commun avec le nerf de la septième paire que le muscle de l'étrier reçoit son innervation d'un petit filet grêle qui naît du facial.

Physiologie. — Le rôle physiologique du plus petit muscle de l'économie, le muscle stapédius, ne peut pas être étudié séparément, car sa fonction n'est pas indépendante ; elle est, au contraire, intimement liée à celle du muscle interne du marteau. Nous ne pouvons pas entrer ici dans l'étude approfondie de la fonction physiologique des muscles de la caisse, malgré le grand intérêt de la question et nous renverrons pour cela le lecteur à la savante étude sur l'ouïe que le professeur Mathias Duval a publiée dans le Dictionnaire de méde-

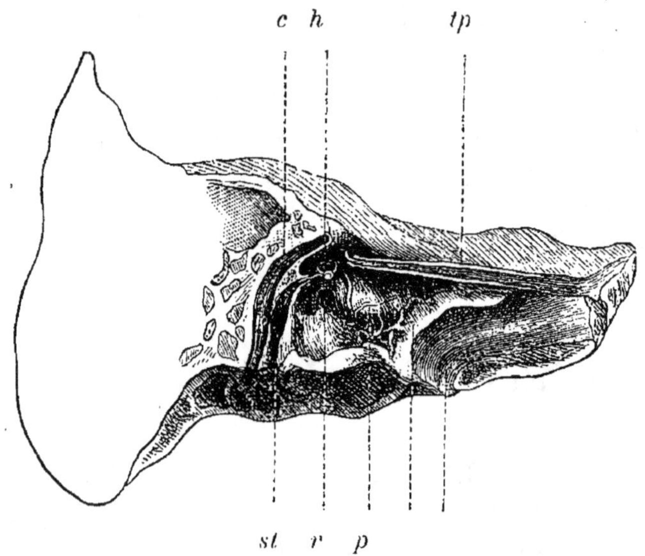

Fig. 44. — Paroi interne de la caisse (d'après Politzer).

cf. canal de Fallope — h, fenétre ovale avec l'étrier — tp, canal pour le muscle tenseur du tympan — st, muscle stapédius — r, fenétre ronde — p, promontoire.

cine et de chirurgie pratique. Disons toutefois que le muscle de l'étrier a pour mission de modérer l'action du tenseur tympanique. En se contractant, ce petit muscle attire en haut et en arrière la tête de l'étrier, et par cela même la moitié postérieure de la base de l'osselet s'enfonce dans le vestibule en faisant sortir sa moitié extérieure. Dans ce mouvement de bascule, l'étrier entraîne la longue apophyse de l'enclume, dont le corps subit un mouvement en avant. Ce déplacement est communiqué à la tête du marteau et pendant que cette partie de l'osselet est poussée en avant, le manche se porte en arrière. «La membrane du tympan, dit Mathias Duval, subit la conséquence de ce mouvement, elle est tirée d'avant en arrière et un peu de haut en bas ; toute la partie qui se trouve en avant de son articulation avec le manche du marteau est tendue, et la partie postérieure relâchée; d'où il résulte qu'elle se tend à la partie antérieure et se relâche à la partie postérieure. »

Ainsi donc, au point de vue de l'action physiologique, le muscle de l'étrier peut être dénommé relâcheur du tympan, par opposition au muscle interne du marteau qui est le tenseur de la membrane ; il sera dès lors plus facile de comprendre pourquoi la ténotomie du muscle en question ne peut jamais être isolée, et qu'on doit lui associer la section du tendon du tenseur tympanique.

Etat pathologique. — Le muscle de l'étrier est quelquefois le siège de lésions pathologiques, telles que la dégénérescence graisseuse ou conjonctive, et les contractures spasmodiques. A part ces lésions directes le muscle en question peut être intéressé par des lésions de voisinage. Au mois d'octobre 1896, un de nous a publié une observation où il est question de l'inflammation chronique de la membrane du tympan et il fait remarquer entre autres choses : « Dans les anciens processus adhésifs, les modifications anatomo-pathologiques n'épargnent pas le muscle stapédius, si ce n'est dans sa totalité, du moins dans sa partie tendineuse... Il n'est pas rare d'observer dans les otites adhésives l'impossibilité de rétablir la fonction auditive, même après avoir débridé toutes les adhérences, et les recherches les plus minutieuses avec le miroir de Botey sont restées sans résultat ; il suffit quelquefois de couper le tendon susdit et le malade entend aussitôt. »

La symptomatologie d'un état pathologique dû à des lésions directes ou indirectes du muscle de l'étrier se traduit par une surdité très prononcée, par de forts bourdonnements et des vertiges ; mais ce sont là des phénomènes qui s'observent dans tant d'autres lésions auriculaires qu'il est excessivement difficile, nous dirons même impossible, de faire la part qui revient à l'une ou à l'autre de ces lésions. Nous ne pouvons donc préciser les indications qui doivent guider le chirurgien ; nous dirons simplement que l'opération peut être entreprise lorsqu'on est en face des symptômes que nous venons de mentionner et que l'on présume ou suppose que ces phénomènes sont provoqués par une altération du muscle de l'étrier.

Manuel opératoire. — Lorsque la membrane du tympan fait défaut en totalité, ou du moins dans sa moitié postérieure, lorsque le marteau et l'enclume ne se trouvent plus dans la cavité tympanique, l'opération est d'une très grande simplicité, car, dans la plupart des cas, la tête de l'étrier et le tendon grêle du muscle sont accessibles à la vue.

Et d'abord disons quelques mots sur l'instrumentation.

D'après Schwartze l'opération peut être effectuée avec l'aiguille à paracentèse aussi bien qu'avec un petit bistouri droit ou légèrement courbé sur le plat. Nous aimons mieux nous servir de la petite lancette, préconisée par Politzer, qui est en quelque sorte une simple lancette à paracentèse à laquelle est ajoutée perpendiculairement une petite lame d'arrêt à trois ou quatre millimètres de la pointe tranchante. Cet instrument offre l'avantage de protéger la membrane de la fenêtre ovale contre une piqûre : la lame d'arrêt heurte contre la niche de la fenêtre ovale et empêche la lancette de pénétrer plus profondément.

Lorsque la membrane du tympan est intacte, il faut commencer l'opération par une large incision de la membrane, incision qui commence immédiatement au-dessous du pli postérieur et doit être continuée jusqu'en bas tout le long de l'anneau tympanal. La cavité tympanique étant ainsi ouverte, on l'éclaire bien, et on y pénètre avec le petit instrument jusqu'au tendon ; si celui-ci n'est pas bien accessible à la vue, on se servira de l'articulation incudo-stapédale comme d'un point de repère. L'instrument tranchant est alors introduit dans la cavité tympanale, au ras de la paroi postérieure de l'anneau tympanique, la pointe dirigée en dedans et un peu au-dessous de ladite articulation ; tout doucement on soulève ensuite le bistouri jusqu'à ce qu'on rencontre un obstacle : c'est le muscle de l'étrier ; par de légers mouvements de va et vient celui-ci est vite coupé.

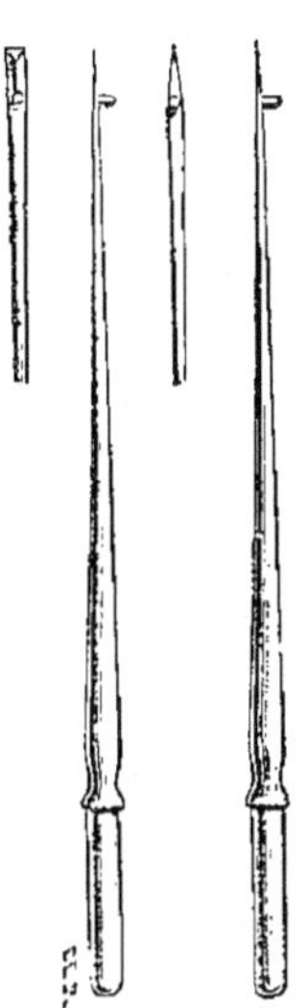

Fig. 45.

L'opération ne peut pas être considérée comme terminée. Nous avons vu plus haut que la section du muscle de l'étrier exagérera anormalement l'action de son antagoniste, le muscle interne du marteau, et nous aurions combattu un mal pour en créer un autre. Il faut donc associer à la ténotomie du muscle de l'étrier soit la désarticulation de cet osselet avec l'enclume, soit la section du tenseur tympanique, pour que le résultat obtenu puisse être complet.

Valeur thérapeutique. — La section du muscle de l'étrier a été pratiquée pour la première fois par Kessel, et avec beaucoup de succès. Plus tard Urbantschitsch pratiqua la même opération sur deux malades et chacun d'eux en tira les plus grands bénéfices ; les bruits subjectifs disparurent et une amélioration notable de l'ouïe s'ensuivit. Mais à côté de ces cas, où les résultats sont si favorables, Pollak en cite d'autres où l'opération, non seulement ne donna aucune amélioration, mais où, aux phénomènes. initiaux s'ajoutèrent des vertiges et une sensibilité exagérée pour les sons élevés.

Il est donc difficile de se prononcer d'une façon définitive et de donner une appréciation pour ou contre la ténotomie. Ces indications sont vagues, pour ne pas dire nulles, et la seule précise est celle donnée par Politzer qui juge l'opération justifiée lorsque la niche de la fenêtre ovale est remplie de tissu cicatriciel dans lequel se trouve engagé le tendon du stapédius.

Il est évident que cette question n'est pas encore assez étudiée, qu'elle exige encore beaucoup de recherches. Cependant, pour résumer les résultats obtenus jusqu'à présent par cette opération, il faut dire que, lorsque les indications sont précises, les résultats sont immédiats et très heureux.

Ainsi Habermann a guéri par la ténotomie un cas de bruits subjectifs, intermittents, accompagnés de vertige, de sensation de compression dans la tête : il s'agissait d'un spasme clonique du muscle de l'étrier.

Combien de temps se maintiennent les résultats obtenus par la ténotomie ? Urbantschitsch a revu ses deux malades trois ans après l'opération ; tandis que chez l'un d'eux les bénéfices, tirés de l'intervention chirurgicale, persistaient, chez l'autre, les bruits subjectifs étaient revenus, mais sous forme intermittente, avec des intervalles de plusieurs semaines.

Mobilisation et excision de l'étrier.

Historique. — Agir directement sur la chaîne des osselets c'était faire faire un grand pas à la chirurgie de l'oreille, mais jusqu'à nos jours on se gardait bien de toucher à l'étrier. Schwartze, même après les expériences, cependant encourageantes, de Kessel, déconseille toute intervention sur l'étrier, vu les grands dangers que l'on court de léser le labyrinthe et d'amener l'atrophie de l'appareil nerveux, ou de provoquer une méningite ou un abcès cérébral. Avec les progrès de la méthode antiseptique, le savant otologiste se montre moins craintif, et admet qu'il y a là un sujet digne d'étude.

Théoriquement la question a été étudiée depuis fort longtemps. La fréquence excessive de l'ankylose de l'étrier avait poussé les spécialistes à chercher les moyens d'y porter remède. En 1824, Flourens a démontré que l'on peut enlever l'étrier sans aucun préjudice pour la vie de l'animal. Les chirurgiens firent peu d'attention à ses travaux, et un demi-siècle avait passé quand Kessel y revint pour démontrer que les essais de Flourens ont une haute portée thérapeutique.

En 1876, Kessel pratique l'excision de l'étrier sur des animaux (pigeons et chiens), et fait remarquer que la déchirure de la membrane de la fenêtre ovale, et l'écoulement de la périlymphe qui en est la conséquence, n'entraînent pas de bien graves accidents ; les animaux guérissent promptement.

En 1879, le même otologiste applique ce procédé à l'homme pour combattre certaines surdités ; il obtient d'assez bons résultats.

En 1889, le docteur Pottier, dans sa thèse inaugurale sur le traitement de la surdité consécutive à l'otite moyenne purulente, fait connaître qu'un certain nombre de bons résultats a été obtenu par la mobilisation de l'étrier. La même année, au congrès d'otologie et de laryngologie de Paris, le docteur E.-J. Moure et le docteur Miot font chacun une communication sur ce sujet.

Au congrès de Berlin, en 1890, le docteur Stacke se déclare franchement contre l'ablation des osselets, en général, dans la surdité à marche progressive et en particulier il rejette toute tentative d'excision de l'étrier dans la sclérose de la muqueuse de la caisse.

En 1892, au congrès de Rome, Cl. J. Blake rapporte vingt-deux observations d'ablation de l'étrier et il en tire des conclusions contraires à l'opération.

« Sur ces vingt-deux cas, dit Baratoux, il n'obtint d'amélioration qu'une seule fois ; plusieurs fois il y eut aggravation de l'audition et production de bourdonnements ; dans cinq cas, il se manifesta du vertige, et

dans deux cas ce vertige persista même assez longtemps.»
Il ne faut cependant pas croire que partout les
chirurgiens obtenaient des résultats aussi peu encourageants.

Schwartze, qui hésitait jusqu'en 1892, pratique alors
cette opération sur six malades, dont trois ont eu l'ouïe
améliorée.

En 1893, le docteur F.-L. Jack se prononce pour
l'opération, basant sa manière d'agir sur quarante-
huit observations personnelles.

En 1894, le docteur Burnett publie trois observations
d'après lesquelles il fit disparaître des bourdonnements
et des vertiges par l'ablation de l'étrier.

Le docteur Leroy, dans sa thèse sur le « traitement chirurgical de l'otite moyenne sèche », s'attache principalement à la mobilisation de l'étrier, comme étant le
traitement le plus rationnel de cette affection.

Stacke, qui combattait au congrès de Berlin l'ablation
de l'étrier, ayant enlevé par mégarde cet osselet, son
malade en tira les plus grands bénéfices.

A côté de ces opinions contradictoires, il se produisit
une divergence de procédés. Pendant que chez nous on
était pour la mobilisation, les Allemands conseillaient
plutôt l'excision de l'étrier. Les Américains, qui ont
pris une part très sérieuse dans l'étude de la question,
sont venus mettre d'accord les deux écoles et conseillent
de commencer par la mobilisation de l'étrier, quitte à
terminer par l'excision, le cas échéant. En nous plaçant
sur ce dernier terrain, nous avons jugé utile d'unir les
deux questions dans un même chapitre, d'autant plus
que les indications et toutes les études préliminaires
sont les mêmes.

Anatomie pathologique. — La rigidité, ou pour mieux dire, l'ankylose de l'étrier avec la fenêtre ovale, est la plus fréquente des affections qui amènent des troubles fonctionnels de l'ouïe et qui exigent une intervention chirurgicale. En rechercher l'étiologie, serait faire la pathologie entière de l'oreille moyenne. L'ankylose de l'étrier a attiré l'attention des savants depuis fort longtemps ; Morgagni en donna le premier la description et depuis lors les noms les plus célèbres sont attachés à ces études : Rinton, Toynbec, Kessel, Politzer, Moos et tant d'autres. Toynbec, sur onze cent quarante-neuf autopsies qu'il a pratiquées, a trouvé cent quatre-vingt-neuf cas de rigidité plus ou moins prononcée de l'étrier, qu'il divise en six catégories et que Miot résume comme il suit :

1re catégorie. — L'étrier est maintenu dans la fenêtre ovale plus fortement qu'à l'état normal par suite de la rigidité de ses moyens d'union (muqueuse, ligament annulaire) . . . . 53 fois.

2e catégorie. — Il y a une simple expansion des surfaces articulaires sans que la structure osseuse soit altérée. On distingue cette lésion des précédentes en ce que l'étrier adhère plus fortement à la fenêtre ovale et en ce qu'il y a une tuméfaction de l'une ou l'autre surface articulaire, mais généralement de la surface stapédale . . . . 49 fois.

3e catégorie. — Il existe une hypertrophie de toute la base de l'étrier qui a une blancheur calcaire. Le bord de la base est tuméfié au point d'être serré dans la fenêtre ovale avec tant de solidité que l'on briserait les branches de cet osselet dans la plupart des cas, plutôt que de retirer celui-ci de la fenêtre ovale.

Chez quelques sujets cette expansion de la base de l'étrier s'accompagne de projection de cette partie dans la cavité du vestibule. Là encore il n'y a probablement qu'une hypertrophie et une condensation du tissu osseux normal . . . . 29 fois.

4e catégorie. — Expansion considérable de la base de l'étrier avec projection de tissu osseux de nouvelle formation au delà des limites naturelles de l'osselet, de manière à unir l'étrier avec les parties adjacentes de la fenêtre ovale . . . . 25 fois.

5e catégorie. — Base de l'étrier peu oblitérée. Formation de substance osseuse se projetant à la circonférence de l'étrier et déterminant une ankylose particlle ou totale de la base de la fenêtre ovale. Dans huit cas, le bord inférieur seul de la base est ankylosé; dans treize, tout le pourtour de la base . . . . . 21 fois.

6e catégorie. — Accumulation de tissu osseux autour de la fenêtre ovale, l'étrier n'ayant subi aucune modification . . . . 12 fois.

189 fois.

A vrai dire, toute l'étude anatomo-pathologique de l'ankylose de l'étrier se trouve dans le passage ci-dessus que nous avons emprunté à Miot et qui prouve, qu'au point de vue du pourcentage, les troubles fonctionnels de l'articulation stapédio-vestibulaire peuvent être chiffrés par 16,5. Il serait néanmoins fort intéressant de suivre étape par étape l'évolution de ces troubles. A ce point de vue, des études fort intéressantes ont été faites par Politzer. Selon cet auteur, l'ankylose de l'étrier peut résulter d'une phlegmasie diffuse de la muqueuse de l'oreille moyenne, ou bien d'une phlegmasie interstitielle circonscrite, limitée au voisinage de la fenêtre ovale sans frapper les autres parties de l'oreille moyenne, contrairement à ce qui a lieu dans le premier cas. Tantôt la soudure est localisée au bord de la base de l'étrier avec le pourtour de la fenêtre ovale, tantôt, au contraire, ce sont les branches de l'étrier qui s'ankylosent avec la paroi inférieure de la niche de la fenêtre ovale. Ce dernier cas se conçoit facilement, si on prend en considération l'étroitesse de la niche de la fenêtre ovale et que l'on songe que le moindre processus inflammatoire suffit pour frapper simultanément celle-ci et les branches de l'étrier et les souder finalement ensemble. Dans deux cas semblables, Politzer a pratiqué des coupes microscopiques et il n'a pu constater « aucune augmentation de masse du stratum connectif des surfaces muqueuses adhérentes, et il m'a paru vraisemblable, dit-il, que l'ankylose des branches de l'étrier était due à une phlegmasie, accompagnée seulement d'un dépouillement épithélial. »

En ce qui touche l'ankylose de la base de l'étrier avec le bord de la fenêtre ovale, Toynbee, et Tröltsch ont pu observer qu'elle est amenée par la dégénérescence calcaire du ligament annulaire de l'étrier. En d'autres cas, Wendt a vu se produire une prolifération cartilagineuse du bord de la fenêtre ovale. Tout récemment le professeur Politzer dans une étude très approfondie a pu démontrer qu'il se produit dans l'otite scléreuse une prolifération osseuse de la niche de la fenêtre ovale, qui commence par déprimer le ligament annulaire, comprime fortement les branches de l'étrier au point qu'elle peut en amener la dégénérescence, et finit par enclaver l'osselet, ou au moins par rendre impossible toute mobilité de l'étrier. Il est évident que, dans ce dernier cas, il serait oiseux d'attendre de l'opération un résultat quelconque ; elle serait même d'une exécution impossible. Tous les autres cas justifient l'intervention chirurgicale, quand toutefois les traitements antérieurs ont échoué.

Cependant la symptomatologie manque de données scientifiques pour pouvoir établir le diagnostic de tel ou tel genre d'ankylose ; c'est une des raisons pour lesquelles nous sommes d'avis qu'il ne faut jamais entreprendre d'emblée l'excision de l'étrier ; sa mobilisation, telle que nous la décrirons plus loin, peut suffire parfois comme traitement, et nous aidera toujours à établir notre diagnostic.

Indications et contre-indications. — Les troubles fonctionnels, dus à l'ankylose de l'étrier, ont si peu de caractères propres, se confondent tellement avec ceux qui accompagnent les lésions de tous les organes de la caisse, voire même du tympan et de la trompe d'Eustache, que nous avouons que, pour nous, nous ne saurions préciser nettement les indications et les contre-indications de la mobilisation et de l'énucléation de l'étrier.

Si l'on veut, comme Schwartze, proposer d'enlever l'étrier au même titre que les autres osselets pour combattre une otorrhée putride chronique, nous nous élevons catégoriquement contre cette conduite; nous n'admettons qu'une intervention dans ce cas : l'opération radicale

Le Dr C. Miot s'est efforcé de présenter les indications et les contre-indications de la mobilisation de l'étrier dans un tableau des plus ingénieux ; nous le rapportons sans y rien changer. Pour le bien comprendre il faut expliquer ce qu'on entend par *la surdité paradoxale*. Il n'est pas rare d'observer des malades qui perçoivent mieux les sons quand ils sont soumis à un ébranlement général, comme en chemin de fer, en voiture, au milieu du bruit, que lorsqu'ils se trouvent dans un endroit tranquille et calme. Ce symptôme a été désigné sous le nom de *paracousie de Willis* ou *surdité paradoxale*. Plusieurs explications ont été données de ce phénomène; nous nous rangeons à l'avis de Politzer qui croit que la paracousie de Willis dénote une rigidité des osselets : « l'ébranlement les écarte de leur position d'équilibre et les rend plus aptes à la transmission du son ». Dès lors, acceptant cette explication, nous devons considérer la surdité paradoxale comme une des grandes indications de la mobilisation de l'étrier.

La deuxième indication est la surdité progressive de l'otite sèche ou de la sclérose, lorsque cette surdité n'a pu être enrayée par aucun autre moyen thérapeutique.

Enfin, la transformation calcaire du ligament annulaire ne peut être combattue que par l'excision de l'étrier. Encore faut-il observer qu'ici le pronostic doit être des plus réservés, car il est difficile d'admettre que la transformation calcaire se localise au ligament sans atteindre la membrane de la fenêtre ovale et les parties environnantes.

En somme la question qui nous occupe doit encore être le sujet d'études sérieuses. Pour ne pas être entraînés trop loin, donnons le tableau ci-dessous qui peut, jusqu'à un certain point, guider le chirurgien dans la conduite à tenir.

INDICATIONS ET CONTRE-INDICATIONS D'APRÈS C. MIOT

A. — Indications.

Perforations tympaniques avec ou sans synéchies.

1er genre. — Surdités non paradoxales.

- **1re ESPÈCE** — Intégrité de la perception crânienne à la montre.
  - 1re variété : Bourdonnements.
  - 2e variété : Bourdonnements et étourdissements.
  - 3e variété : Sans bourdonnements.
- **2e ESPÈCE** — Diminution de la perception crânienne à la montre.
  - 1re variété Bourdonnements.
  - 2e variété : Bourdonnements et étourdissements
  - 3e variété : Sans bourdonnements.

2e genre. — Surdités paradoxales.

- **1re ESPÈCE** — Intégrité de la perception crânienne à la montre.
  - 1re variété : Bourdonnements.
  - 2e variété : Bourdonnements et étourdissements.
  - 3e variété : Sans bourdonnements.
- **2e ESPÈCE** — Diminution de la perception crânienne à la montre.
  - 1re variété : Bourdonnements.
  - 2e variété : Bourdonnements et étourdissements.
  - 2e variété : Sans bourdonnements.

> Toutes ces formes de surdité, avec leurs divisions et subdivisions, forment la 1re classe. — Elles s'observent dans les otites moyennes purulentes avec persistance de la perforation tympanique et ankylose de l'étrier comme suite ultérieure. La surdité la plus avantageuse à soigner est la non paradoxale avec intégrité de la perception crânienne.

Tympans non ou peu épaissis.

1er genre. — Surdités non paradoxales.

- **1re ESPÈCE** — Intégrité de la perception crânienne à la montre. Diapason plus fort de la mauvaise oreille.
  - 1re variété : Bourdonnements.
  - 2e variété : Bourdonnements et étourdissements.
  - 3e variété : Sans bourdonnements.
- **2e ESPÈCE** — Diminution de la perception crânienne à la montre. Diapason plus fort de la mauvaise oreille.
  - 1re variété : Bourdonnements.
  - 2e variété : Bourdonnements et étourdissements.
  - 3e variété : Sans bourdonnements.

2e genre. — Surdités paradoxales.

- **1re ESPÈCE** — Diminution de la perception crânienne à la montre. Diapason plus fort de la mauvaise oreille.
  - 1re variété : Bourdonnements.
  - 2e variété : Bourdonnements et étourdissements.
  - 3e variété : Sans bourdonnements.
- **2e ESPÈCE** — Diminution de la perception crânienne à la montre. Diapason plus fort de la meilleure oreille.
  - 1re variété : Bourdonnements.
  - 2e variété : Bourdonnements et étourdissements.
  - 3e variété : Sans bourdonnements.

> Cette 2e classe embrasse principalement la sclérose du tympan. Le cas le plus avantageux pour le chirurgien est la surdité non paradoxale, lorsque le tympan est très peu épaissi et que la perception crânienne est à peu près normale (1er genre, 1re espèce, 1re et 3e variété); le résultat, obtenu par l'opération, peut être de longue durée.

Tympans épaissis ou relâchés.

1er genre. — Surdités non paradoxales.

1re ESPÈCE

Intégrité de la perception crânienne à la montre.
Diapason plus fort de la mauvaise oreille.

- 1re variété : Bourdonnements.
- 2e variété : Bourdonnements et étourdissements.
- 3e variété : Sans bourdonnements.

2e ESPÈCE

Diminution de la perception crânienne à la montre.
Diapason plus fort de la mauvaise oreille.

- 1re variété : Bourdonnements.
- 2e variété : Bourdonnements et étourdissements.
- 3e variété : Sans bourdonnements.

2e genre. — Surdités paradoxales.

1re ESPÈCE

Intégrité de la perception crânienne à la montre.
Diapason plus fort de la mauvaise oreille.

- 1re variété : Bourdonnements.
- 2e variété : Bourdonnements et étourdissements.
- 3e variété : Sans bourdonnements.

2e ESPÈCE

Diminution de la perception crânienne à la montre.
Diapason plus fort de la mauvaise oreille.

- 1re variété : Bourdonnements.
- 2e variété . Bourdonnements et étourdissements.
- 3e variété : Sans bourdonnements.

3e classe. — Elle contient principalement les cas où la membrane du tympan présente sur une plus ou moins grande partie de son étendue du tissu cicatriciel ou atrophié. Ici l'excision est préférable à la mobilisation.

B. — Contre-indications.

Perforations du tympan.

Perception osseuse nulle à la montre.
Diapason mieux perçu de la meilleure oreille.

- Bourdonnements.
- État vertigineux ayant existé antérieurement.

Tympan non épaissi.

Paradoxales ou non paradoxales.
Avec ou sans diminution de la perception osseuse à la montre.
Diapason mieux perçu de l'oreille la meilleure ou la plus mauvaise.

- Sans bourdonnements ni état vertigineux.

Tympan épaissi.

Paradoxales ou non paradoxales.
Avec ou sans diminution de la perception osseuse à la montre.
Diapason plus fort de l'oreille la plus mauvaise.

- Sans bourdonnements ni état vertigineux.

Telle est la systématisation réellement ingénieuse des indications et contre-indications, d'après le Dr Miot.

Néanmoins nous sommes forcés de reconnaître que, malgré ce tableau, nous ne pouvons guère établir, dans un cas donné, quelle est, de la mobilisation ou de l'excision de l'étrier, l'opération de choix. Cependant l'opération est réellement indiquée dans les cas de surdité consécutive à des otites moyennes purulentes, avec perforation persistante de la membrane du tympan et quand le tympan artificiel ne donne pas de résultat. De même, l'opération se trouve suffisamment indiquée dans la sclérose de la muqueuse de la cavité tympanique à marche lente ; mais l'intervention doit être tentée dès le début de l'affection.

Manuel opératoire. — Quelques auteurs recommandent l'anesthésie locale par la cocaïne comme suffisante pour pratiquer cette opération. Tel n'est pas notre avis. D'une façon formelle nous conseillons la chloroformisation et cela pour plusieurs raisons. Il faut d'abord que le malade soit dans une immobilité absolue pour permettre au chirurgien de diriger avec assurance ses instruments dans un espace fort restreint ; tout mouvement intempestif de l'opéré peut être très préjudiciable. Puis on ne peut jamais savoir, au début de l'opération, le temps qu'elle durera ; nous l'avons parfois terminée en quelques minutes ; il nous est aussi arrivé d'y consacrer une heure par suite d'hémorrhagies venant masquer le champ opératoire, et par difficulté de bien isoler l'étrier. Un malade, aussi courageux qu'il soit, peut-il pendant une heure supporter les manœuvres de l'opération ?

Les instruments nécessaires pour enlever ou mobiliser l'étrier sont :

1° Deux manches coudés à angle obtus ; 2° un bis-

touri droit, mieux encore la lancette à paracentèse ; 3°
un crochet à fourche pour introduire entre les deux
branches de l'étrier ; 4° un stylet à palette ; 5° un ténotome.

Le conduit auditif et le tympan doivent être soigneusement lavés et nettoyés avec du coton hydrophile trempé
dans une solution de sublimé à 1 pour 1.000. On nettoie
ensuite à sec avec la gaze iodoformée. Ces préparatifs
doivent être faits vingt-quatre heures avant l'opération;
puis on bouche le conduit par un pansement occlusif.

Incision du tympan. — L'incision doit être circulaire
et parallèle au contour postérieur du cadre osseux du
tympan. On pénètre dans la membrane au point C (fig.
46), point le plus éloigné du
contour postérieur du tympan, presque au ras du cadre osseux ; parallèlement à
ce dernier, on fait une incision en bas jusqu'à D, qui
est le point le plus inférieur
de la membrane. En second
lieu, on fait une incision C
B (le point B se trouve sur
le pli postérieur), ou C B'
(le point B' se trouve immédiatement en arrière de l'a-
pophyse externe). Les deux

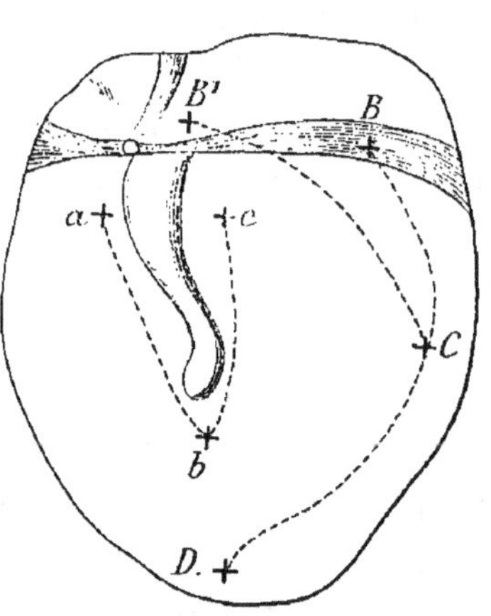

Fig. 46.

lèvres de la membrane incisée sont écartées à l'aide d'un
stylet et l'on introduit, dans la plaie, un bourdonnet
assez gros d'ouate hydrophile pour obtenir l'hémostase.

Pour surveiller la marche ultérieure du traitement,
on a intérêt à ce que la plaie tympanale reste béante le

plus longtemps possible ; aussi sommes-nous d'avis de commencer l'opération par la résection du manche du marteau : on fait une incision angulaire (*a. b. c.* de la fig. 46) parallèlement aux deux bords du manche, on glisse le serre-nœud sous l'extrémité inférieure du marteau, en faisant remonter l'anse métallique le plus haut possible.

Avant de réséquer cette portion de l'osselet, on fait bien de communiquer au marteau des mouvements de va et vient en exécutant de légères tractions de dedans en dehors et vice versa. Ce dernier temps de l'opération nous semble indispensable toutes les fois que la chaîne des osselets et leurs articulations sont intactes. Ensuite par une pression suffisante sur les anneaux du serre-nœud, on détache l'extrémité inférieure du manche. La béance de la plaie tympanique est assurée pour un certain temps.

Mobilisation. — Si l'on ne perçoit pas alors distinctement l'étrier, il faut chercher l'articulation incudostapédale que l'on apercevra facilement, surtout si on a soin de pencher la tête du malade sur le côté opposé et regarder au fond du conduit obliquement d'avant en arrière et un peu de bas en haut.

On procède alors à la mobilisation. Le procédé de Boucheron, qui est le plus simple, consiste à insinuer entre les deux branches de l'étrier un crochet à fourche, courbé à angle presque droit, et à exercer à l'aide de cet instrument de légères tractions sur l'osselet (fig. 47). A ce procédé, très engageant par sa simplicité, il est nécessaire d'ajouter celui de Miot qui consiste à communiquer à la tête de l'étrier des mouvements en diverses directions à l'aide d'un simple stylet à palette. Ce

dernier instrument, dont l'extrémité est enroulée d'une
très mince couche
d'ouate pour éviter les
glissements, est intro-
duit dans la caisse
parallèlement aux
branches de l'étrier,
la palette étant placée
sous l'articulation in-
cudo-stapédale. Puis
on appuie la tige con-
tre le spéculum de
manière à pouvoir
faire levier et à gra-
duer les efforts d'une
main plus sûre. On
change de position la
palette selon que l'é-
trier devient ou ne
devient pas mobile.

Divers autres pro-
cédés ont encore été
préconisés. Kessel
propose de sectionner
le ligament annulai-
re ; Stacke, et surtout
Schwartze, veulent
que l'opération ne soit
pas faite par le con-
duit auditif externe,
mais par la voie rétro-
auriculaire avec dé

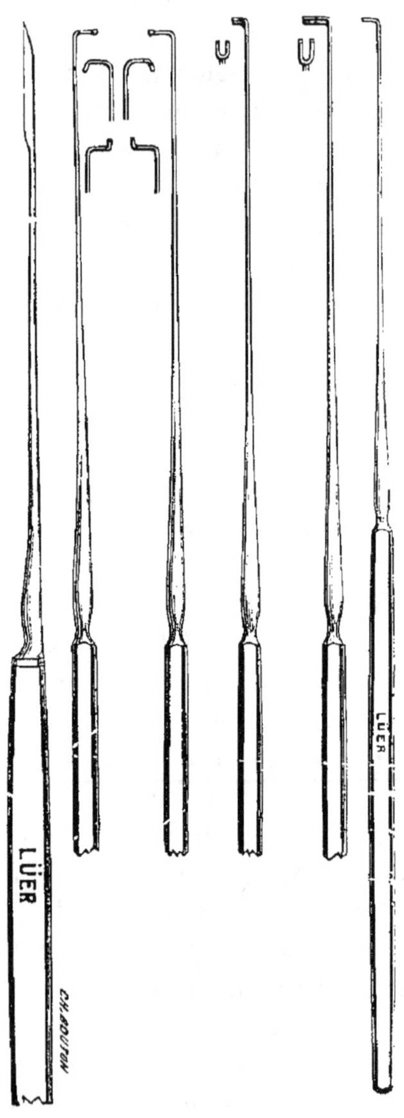

Fig. 47.
Instruments de Boucheron.

collement du pavillon, ouverture de la caisse par la partie postérieure du conduit auditif osseux pour élargir le champ opératoire.

Ajoutons que lorsque la mobilisation ne peut être obtenue par aucun des moyens décrits plus haut, il ne faut pas hésiter à luxer l'articulation incudo-stapédale ou à couper la grande branche de l'enclume.

EXCISION DE L'ÉTRIER. — Malgré tous ces efforts, l'étrier reste immobile; on se décide alors à recourir à l'excision.

Pour la pratiquer, on fait la section du tendon du muscle stapédius ainsi qu'elle a été décrite dans le chapitre précédent, puis celle du ligament annulaire, soit au bistouri droit, soit plutôt avec le ténotome dont le point d'arrêt empêche la pointe de pénétrer dans le labyrinthe. Mais, il faut bien le dire, cette section de la membrane annulaire épaissie, calcifiée, très adhérente aux rebords de la fenêtre ovale, est remplie de difficultés. Le champ opératoire, profondément situé, est très étroit, et lorsqu'on veut saisir l'étrier, pour l'extraire, les branches se brisent avec la plus grande facilité, laissant la base de l'osselet profondément enclavée dans les débris de la membrane annulaire.

Accidents pendant l'opération. — La première complication possible est l'hémorrhagie provoquée par la paracentèse ; en faisant le tamponnement avec de petits bourdonnets d'ouate hydrophile, on obtient facilement l'hémostase.

Lorsque, pour une raison ou une autre, on n'a recours qu'à l'anesthésie locale, la myringotomie, qui a besoin d'être aussi large que possible, peut donner lieu à des phénomènes réflexes, à une syncope par exemple, et on se voit parfois forcé de remettre la continuation de l'opération à une autre séance. Ne serait-ce que pour éviter la possibilité d'une pareille complication, nous préconisons l'anesthésie par le chloroforme. Pendant l'incision triangulaire de la membrane qui va nous permettre de sectionner le manche du marteau, nous courons le risque de couper la corde du tympan; ce qui n'a pour effet que d'amener quelques troubles gustatifs passagers, et sans aucune importance. Nous ne faisons que signaler ce léger accident.

Un accident plus gênant est la section possible de l'artère stapédienne provoquée par l'introduction du crochet entre les deux branches de l'étrier.

L'hémorrhagie qui en résulte peut remplir la caisse et rendre impossible la continuation de l'opération. Pour l'arrêter Miot conseille d'imbiber largement la plaie avec la solution suivante :

> Chlorhydrate de cocaïne . . 1 gr.
> Eau distillée . . . . . . 8 gr.
> Acide borique . . . . . . 0 gr. 25

Enfin la luxation de l'articulation incudo-stapédale, la fracture des deux branches de l'étrier, l'arrachement de cet osselet, la rupture de l'insertion stapédale du muscle de l'étrier, sont autant d'accidents que l'on peut éviter, si on a soin d'opérer avec beaucoup de douceur, et qui perdent une grande partie de leur importance lorsqu'on se propose de faire l'ablation de l'étrier.

Complications post-opératoires. — Les plus redoutables sont l'inflammation et l'infection du labyrinthe avec les suites fàcheuses qu'elles comportent : lésion de l'utricule, atrophie de l'appareil nerveux de l'audition, méningite ou abcès cérébral. Mais l'opération faite dans de bonnes conditions d'antisepsie a toutes les chances d'éviter ces accidents.

Une complication bien plus fréquente que la précédente est la production d'un état vertigineux. Kessel a démontré, par des expériences sur les animaux, que les vertiges n'arrivent que lorsque la membrane de la fenêtre ovale est déchirée et que la périlymphe s'écoule ; mais, d'après cet auteur, une nouvelle membrane ne tarde pas à s'établir ; la périlymphe se reconstitue, et tout revient à l'état normal. Cependant divers otologistes, et Schwartze entre autres, ont observé à la suite de l'ablation de l'étrier des vertiges tellement forts que les malades étaient forcés de garder le lit pendant de longues semaines. En dernier lieu nous devons signaler comme complication les contractions réflexes des muscles de la chaîne des osselets. A la suite de ces contractions spasmodiques le malade entend des craquements, ressent des secousses et la force auditive se trouve sensiblement réduite. Ces phénomènes disparaissent habituellement d'eux-mêmes ; le courant continu active la guérison.

Pansement. — Soins consécutifs. — L'opération finie, on enlève, autant que possible, du conduit auditif et de la caisse, toutes les matières susceptibles de favoriser la formation d'une suppuration ; on lave le champ opératoire avec une solution de sublimé à 1 p. 1.000 (les tampons d'ouate, trempés dans cette solution, sont préférables à l'injection) et l'on fait un pansement occlusif avec de la gaze iodoformée, ou bien avec de petits bourdonnets de coton antiseptiques saupoudrés d'une certaine quantité de poudre, dont la formule suivante est donnée par le docteur Miot :

Iodoforme ou iodol . 1 partie
Acide borique . . . 2 —

Un pareil pansement est fait le lendemain, ou même le soir de l'opération, si le sang a coulé en assez grande abondance ; il est ensuite répété à des intervalles de plus en plus éloignés.

A partir du lendemain de l'opération il est nécessaire que le malade pratique deux ou trois fois par jour le Valsalva avec le plus de douceur possible ; plus tard on a recours aux insufflations d'air à une très faible pression. Toutefois, l'insufflation d'air devra être faite fortement, on aura même recours au cathétérisme s'il y a du sang dans la cavité tympanique.

Lorsque la muqueuse de la caisse est fortement congestionnée, ce qui a lieu bien souvent après l'opération, on fera des insufflations dans la cavité tympanique de vapeurs d'éther.

Si par la première séance de mobilisation on n'a obtenu aucun résultat au point de vue fonctionnel, il est nécessaire de mobiliser de nouveau l'étrier, et quelquefois à deux ou trois reprises. Toute nouvelle tentative de mobilisation ne peut être justifiée que lorsque l'hyperhémie occasionnée par la première a complètement disparu.

Valeur thérapeutique. — L'excision de l'étrier, comme moyen curatif d'une suppuration ancienne, doit être, à notre avis, entièrement à rejeter ; une opération qui peut amener les complications que nous avons énoncées plus haut, ne doit pas être pratiquée pour une otorrhée, surtout maintenant où la voie rétro-auriculaire nous permet des cures radicales jadis non soupçonnées. Reste donc l'intervention chirurgicale (excision précédée de mobilisation) pour la surdité et les bourdonnements. Quoi qu'on en dise, il n'est pas encore possible de donner une appréciation catégorique sur les résultats à attendre de l'opération. Les uns s'en montrent très partisans et croient pouvoir guérir bien des surdités, combattre les bruits subjectifs les plus rebelles; les autres, au contraire, sont incrédules et n'attribuent aucune valeur thérapeutique à ce mode d'intervention.

Il ne faut pas à notre avis être aussi exclusif et, quoique les opérations de ce genre, pratiquées par nous, ne soient pas très encourageantes, nous admettons qu'en présence d'une surdité croissante, avec bruits subjectifs rendant la vie du malade intolérable, alors que tous les moyens thérapeutiques ont échoué, nous admettons, disons-nous, qu'on propose la mobilisation de l'étrier. Mais il faut prévenir le malade et son entourage de la possibilité d'un insuccès. Nous opérons parce que Kessel et d'autres chirurgiens ont obtenu quelques bons résultats, parfois même des résultats inespérés dans des cas de surdité réputés incurables.

Du reste on est en droit d'espérer soulager son malade dans la surdité survenue à la suite d'une otite moyenne purulente, avec persistance de la suppuration; ici la rigidité de l'étrier peut être due aussi bien à une ankylose vraie qu'à des brides cicatricielles.

Bien entendu il faut s'entourer de l'antisepsie la plus rigoureuse; ce n'est que grâce à ces précautions que l'opération devient inoffensive et que les complications peuvent être écartées.

Les résultats obtenus ne tardent pas à se manifester ; la perception crânienne s'améliore, l'audition peut aussi s'améliorer immédiatement après l'opération, mais bien plus fréquemment au bout de quelques jours seulement, et exceptionnellement au bout de trois à six semaines. Il arrive pourtant que le bénéfice de l'intervention chirurgicale soit de très courte durée ; tout revient rapidement à l'état antérieur à l'opération et quelquefois même l'acuité auditive diminue. En pareil cas, il n'y a pas lieu de se décourager, et, comme nous l'avons dit plus haut, il faut pratiquer la mobilisation une deuxième, une troisième fois. L'expérience a démontré que, dans certains cas, on n'obtient de résultats stables qu'après la troisième tentative opératoire. Il y a donc intérêt à ce que l'ouverture pratiquée sur la membrane du tympan reste béante le plus longtemps possible et la résection du manche du marteau est un des moyens les plus sûrs d'y parvenir. Si la mobilisation et l'excision de l'étrier peuvent rétablir la fonction auditive pour un temps indéterminé (on a vu le résultat se maintenir au bout de trois ans), telle n'est malheureusement pas l'influence de l'opération sur les bourdonnements. Ceux-ci cessent ou diminuent d'une manière sensible dans beaucoup de cas, mais ne tardent pas à revenir. Quelquefois ils changent de caractère de telle sorte que, après un certain temps, ils sont différents de ceux entendus par l'autre oreille. Plusieurs malades ont remarqué que les bruits subjectifs ont augmenté d'intensité dans l'oreille non opérée, tandis qu'ils ont cessé du côté opposé. Cette sensation tient à une action réflexe ou plutôt à l'absence de terme de comparaison.

On a également observé le fait contraire ; l'amélioration, aussi bien pour les bourdonnements que pour l'audition, s'est manifestée pour l'oreille non opérée ; celle qui a été le siège de l'opération n'a éprouvé aucune espèce de modification.

CHAPITRE V

CAISSE OU CAVITÉ TYMPANIQUE

Anatomie. — La cavité tympanique a été comparée à un tambour dont les deux bases seraient très rapprochées, ou, plus exactement par les Allemands, à une grotte (Paukenhöle). Elle présente en effet l'aspect d'une cavité à parois anfractueuses, tourmentées, communiquant par des canaux très rétrécis, d'une part avec le rhino-pharynx, d'autre part avec les cellules mastoïdiennes. Cette grotte est creusée dans l'épaisseur de l'os temporal ; elle est séparée du conduit auditif externe par la membrane du tympan (fig. 48).

Dans sa partie la plus élevée elle mesure 15 millimètres de hauteur ; sa largeur, au niveau de l'embouchure de la trompe, est de 3 à 4, 5 millimètres : du tympan au promontoire on compte 2 millimètres.

Nous lui décrirons six parois : antérieure et postérieure, supérieure et inférieure, externe et interne.

La paroi antérieure présente en haut un canal divisé en deux parties par une lamelle osseuse dont la supérieure est destinée à loger le muscle interne du marteau : l'inférieure constitue la portion osseuse de la

trompe d'Eustache. Le reste de la paroi est formé par
la paroi postérieure du canal carotidien.

La paroi postérieure présente en haut un orifice qui
met l'oreille moyenne en communication avec les cel-

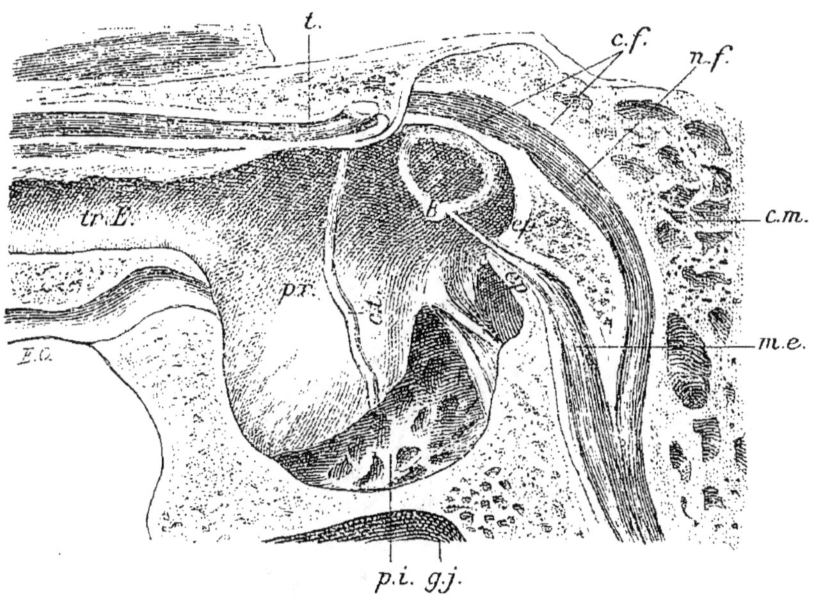

Fig. 48. — Cavité tympanique, vue par le conduit auditif externe (le tympan ayant été enlevé (d'après Politzer).

tr. E. Ouverture tympanique de la trompe d'Eustache ; — *ep. ep.*,
éminence pyramidale ; — *m. e*, muscle de l'étrier — *t*, muscle tenseur du tympan, — *c.f.*, canal du nerf facial ; — *n f.*, nerf facial ; —
c.m, cellules mastoïdiennes ; — *E*, étrier ; — *pr*, promontoire ; —
c.t., corde du tympan ; — *p.i.*, paroi inférieure de la caisse ; — *g.j.*,
golfe de la jugulaire.

lules mastoïdiennes, *l'aditus ad antrum*. Immédiatement au-dessous de cette ouverture, on trouve une petite apophyse sous forme de pyramide, *l'éminence
pyramidale*, qui présente à son sommet un orifice circulaire d'où sort le muscle de l'étrier. Presque au même

niveau et de chaque côté de la pyramide se trouvent deux fossettes : l'une en arrière est désignée sous le nom de *sinus tympanique*, l'autre est située en haut et

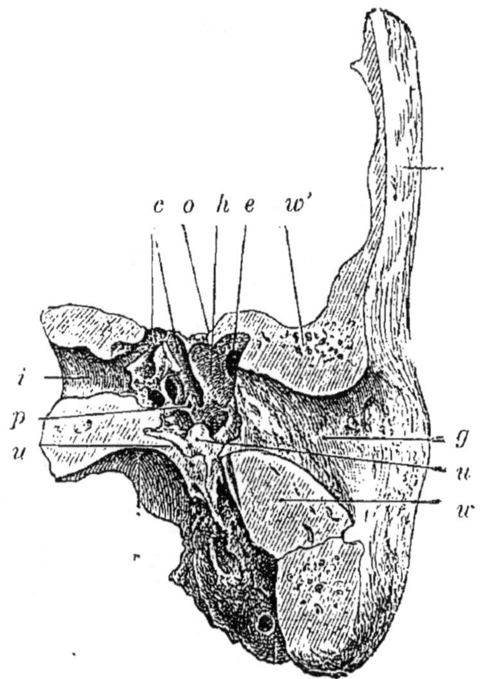

Fig. 49. — Vue de la paroi postérieure de la caisse du tympan (d'après Politzer).

w' paroi supérieure du conduit auditif — *e*, entrée dans l'apophyse mastoïde — *h*, paroi postérieure de la caisse — *o*, paroi supérieure — *c*, canal de Fallope — *i*, conduit auditif interne — *p*, eminentia stapedii — *u*, protubérance arrondie, en dessous de l'eminentia stapedii, formée par l'extrémité supérieure du processus styloïde — *w*, paroi inférieure du conduit auditif — *g*, conduit auditif.

en dedans de l'éminence pyramidale et se continue avec le bord postérieur de la fenêtre ovale.

La paroi supérieure, ou voûte de la cavité tympanique,

est formée par une lamelle osseuse divisée en deux parties par la fissure pétro-squameuse ; cette dernière est le lieu de réunion de l'os tympanique placé en dedans et de la lame horizontale de l'écaille du temporal placée à la partie externe de la voûte. Cette paroi osseuse sépare l'oreille moyenne de la fosse cérébrale moyenne. Chez le nouveau-né, elle est épaisse, formée par un tissu osseux spongieux compris entre deux lames de tissu compact ; à cet âge, au niveau de la fissure pétro-squameuse, la dure-mère envoie un prolongement dans la caisse ; quand, avec l'âge, la fissure se referme, cette expansion de la dure-mère n'est plus représentée que par du tissu fibreux. Chez l'adulte, la paroi supérieure de la caisse est beaucoup plus mince ; elle n'est plus constituée que par une mince lamelle de tissu compact. Exceptionnellement même elle peut disparaître et le toit de la cavité est formé directement par la dure-mère. La lamelle osseuse est en contact avec les branches de l'artère méningée moyenne et le sinus pétreux supérieur.

La paroi inférieure constitue une lamelle osseuse qui sépare la caisse du golfe de la veine jugulaire. Ce plancher osseux est quelquefois, par suite du développement considérable du golfe, tellement proéminent et mince qu'on peut voir la jugulaire par transparence à travers la membrane du tympan sous un aspect bleuâtre.

La paroi externe est formée en grande partie par la membrane du tympan, par le bourrelet osseux qui représente l'anneau tympanal et enfin en haut elle est formée par la paroi supérieure du conduit auditif externe.

La paroi interne présente, en allant de haut en bas, les parties suivantes à signaler :

1º Un canal, quelquefois une gouttière, destiné à loger le muscle tenseur de la membrane, et se terminant par une saillie désignée sous le nom de *bec de cuiller ;*

2º *La fenêtre ovale* occupant le fond d'une fossette connue sous la dénomination de *niche de la fenêtre ovale ;* cette fenêtre a une longueur de 3 millimètres et une largeur de 1,5 millimètre ;

3º Une saillie longitudinale, formée par le *canal de Fallope*, contenant le nerf facial ;

4º Une saillie due à la présence du premier tour de spire du limaçon et désignée sous le nom de *promontoire*. Cette partie de la caisse est parcourue par des sillons, des gouttières ou des canaux destinés à recevoir les filets nerveux du plexus tympanique ;

5º Deux proéminences situées l'une au-dessous de l'autre et au fond desquelles se trouve *la fenêtre ronde ;* ces deux proéminences formant la *niche de la fenêtre ronde* (v. fig. 44).

Dans le court exposé anatomique que nous venons de donner de la caisse tympanique, il est une région importante que nous avons passée sous silence : nous voulons parler de la partie externe de la paroi supérieure désignée sous le nom de *l'attique*. C'est cette région qui est le siège de ces suppurations rebelles, à complications si fréquentes, pour lesquelles on doit si souvent recourir aux opérations rétro-auriculaires. Nous donnerons un aperçu anatomique de l'attique dans le chapitre où seront traitées ces opérations.

La plupart des interventions qu'on est appelé à pra-

tiquer dans la caisse s'adressent aux osselets de l'ouïe ;
le sujet en a été traité dans un chapitre particulier ; il
ne nous reste plus qu'à parler de l'extraction des polypes
et du curettage de la caisse.

Extraction des polypes de la caisse.

Historique. — Celse, le premier, fait mention des polypes de l'oreille, sans parler de leur traitement. Au XIIIe
siècle on tente pour la première fois d'enlever ces néo-
plasmes et Guillaume de Saliceto propose la ligature
et la cautérisation des racines comme traitement chirurgical des polypes. Fabricius Hildanus donne la description de ce procédé opératoire.

Scultetus fut le premier à pratiquer l'ablation des
polypes par arrachement à l'aide de pinces et à brûler
la racine avec le fer rouge.

Ce procédé fut bientôt remplacé par celui de Keister
qui consiste à exciser la tumeur et à cautériser la racine
avec du sulfate de cuivre ou avec la pierre infernale. Cooper a considérablement perfectionné ce procédé opératoire en faisant construire des ciseaux et des bistouris
courbés, grâce auxquels l'excision devint bien plus
simple que la ligature. Les chirurgiens adoptèrent le
procédé de Keister-Cooper. Mais, au milieu du siècle
dernier, on revint à la ligature grâce au polypotome de
Wilde, instrument aussi simple qu'ingénieux. Presque
en même temps Oscar Wolf proposait un autre procédé
qui fut déclaré par Itard comme le plus pratique ; il
consiste à enlever le polype à l'aide de la curette tran-

chante. Pour n'avoir pas à revenir sur la valeur de chacun de ces deux procédés, disons de suite que le polypotome de Wilde est l'instrument par excellence toutes les fois que la tumeur peut être saisie par l'anse; dans le cas contraire nous nous servons de la curette de Wolf, légèrement modifiée par Politzer.

Procédés opératoires; instruments. — Comme nous l'avons dit plus haut, les seuls instruments nécessaires pour cette opération sont le polypotome de Wilde et la curette de Wolf (fig. 51).

Le premier instrument consiste en un tube métallique qui est fixé à angle obtus au moyen d'une vis sur une tige carrée; sur celle-ci glisse un étau avec deux anneaux pour l'index et le médius, et une vis pour fixer les extrémités du fil métallique. La tige se termine également par un anneau pour le pouce. Le premier tube est traversé par deux canaux par où passe un fil métallique (fil d'argent ou d'acier) et dont les deux extrémités s'adaptent à la vis ci-dessus mentionnée. Le fil

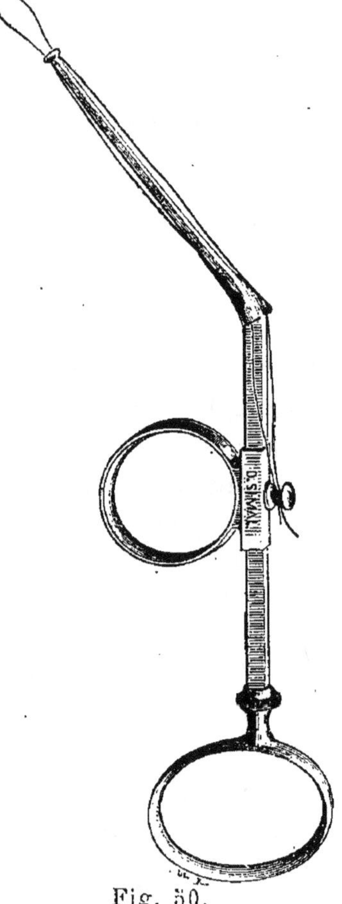

Fig. 50.

Serre-nœud de Wilde.

métallique forme ainsi une anse qui se rétrécit de plus en plus à mesure qu'en tirant on rapproche les anneaux.

L'instrument de Wolf, dont on se sert pour enlever les petites granulations polypeuses, nettement circonscrites et isolées, consiste en une tige métallique qui s'adapte au manche coudé. L'autre extrémité de la tige forme une curette fenêtrée dont les bords constituent deux cercles concentriques et dont le cercle de plus petite dimension présente des bords tranchants. Nous verrons plus loin l'application de cet instrument.

Anesthésie. — L'extraction des polypes est une opération peu douloureuse, par conséquent elle peut être pratiquée sans anesthésie sur les personnes un peu courageuses et qui s'y prêtent volontiers. Habituellement cependant nous avons recours à l'anesthésie locale que nous faisons de la manière suivante : après avoir bien nettoyé le conduit auditif et toutes les parties libres, nous remplissons la caisse, ainsi que le conduit, avec une solution de cocaïne à 2 pour 5 en ayant soin de faire incliner la tête du malade du côté opposé et de redresser le conduit de l'oreille malade par des manœuvres déjà connues. C'est un véritable bain de cocaïne que nous donnons et que nous prolongeons de dix à quinze minutes. Toutefois, si on soupçonne derrière le polype la présence de lésions pouvant nécessiter une intervention plus sérieuse, ou si on a affaire à des enfants qui se prêtent fort peu

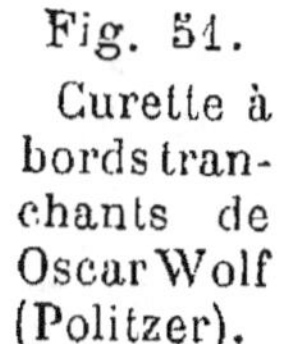

Fig. 51.
Curette à bords tranchants de Oscar Wolf (Politzer).

aux manœuvres chirurgicales, nous croyons la chloroformisation parfaitement justifiée.

Opération. — Le premier temps de l'opération consiste à s'assurer du mode et du lieu d'implantation du
polype. A l'aide d'un petit stylet recourbé, on fait
l'exploration à travers un spéculum, ayant soin de bien
éclairer le champ opératoire ; on circonscrit la tumeur
en s'avançant de plus en plus vers la profondeur jusqu'au moment où on rencontre une résistance. De cette
façon on s'assure si le polype est pédiculé ou s'il s'implante en nappe.

Ceci fait on procède à l'opération avec le polypotome
de Wilde ; on donne à l'anse métallique une forme répon-
dant au volume du polype, on l'arrondit sur un spéculum
à oreille, mais il ne faut pas oublier que la circonférence
de l'anse ne doit pas dépasser celle du conduit auditif.
On enfonce l'instrument dans le conduit aussi doucement que possible, et il faut avoir soin de rétrécir son
anse légèrement et progressivement, car son passage
par l'isthme du conduit est douloureux. On entoure
bien la petite masse formée par la tumeur avec le fil métallique. En même temps que l'on rétrécit l'anse, il faut
pousser l'instrument vers la profondeur de la caisse jusqu'à ce qu'on rencontre une résistance. On s'arrête alors
et on rapproche les anneaux du polypotome ; par une
très légère traction, on s'assure que la tumeur est prise
dans l'anse et l'on rapproche ensuite les anneaux le plus
fortement possible. Contrairement à beaucoup d'auteurs,
nous déconseillons formellement d'associer à ce temps
de l'opération des mouvements de traction, si légers
soient-ils. En effet, il ne faut pas oublier que les polypes
peuvent s'implanter au voisinage d'organes très impor-

tants, que leur point d'insertion peut se faire sur une partie cariée du rocher et, par les mouvements de traction, on risque fort d'arracher non seulement le polype mais aussi son point d'implantation. Par le simple rapprochement des anneaux du polypotome il est rare qu'on n'arrive pas à couper le néoplasme ; si cependant nous nous trouvons en présence d'une résistance telle que nous ne pouvons arriver par cette manœuvre à enlever la tumeur, nous avons pour habitude d'imprimer un mouvement de torsion au fil d'acier, de le couper, de retirer l'instrument et de laisser les choses en l'état : le polype ligaturé par le fil métallique ne tarde pas à se gangrener, et, au bout de vingt-quatre heures, il tombe ainsi que le fil.

Lorsqu'il existe au fond de la caisse un ou plusieurs petits polypes, qui ont la forme de granulations isolées, pédiculées, et s'implantant sur une des parois accessibles de la caisse (postérieure, inférieure, promontoire), nous préférons avoir recours à la curette de Wolf. Ce petit instrument est articulé avec le manche coudé, de façon à ce que la petite circonférence au pourtour tranchant soit dirigée vers le point d'insertion de la granulation. La caisse étant bien éclairée, à travers un spéculum on introduit l'instrument de telle sorte que la petite tumeur passe à travers la fenêtre de la curette ; on appuie fortement cette dernière contre la paroi où s'implante le néoplasme, et, en retirant brusquement l'instrument, le polype se trouve coupé.

Le polype peut être tellement volumineux qu'il est difficile de se rendre compte du point de la caisse où il s'implante. Le stylet le circonscrit mal, l'anse métallique ne peut être poussée jusqu'au pédicule. En pareil cas, l'usage de l'alcool à 90° rend les plus grands services. En faisant pencher la tête du malade comme pour tous les bains d'oreille, on remplit d'alcool caisse et conduit, matin et soir, ou une fois par jour si l'application est douloureuse. Sous l'influence de l'alcool le polype se rétracte, devient plus dur, friable, diminue de volume et peut être plus facilement saisi avec l'anse du serre-nœud.

A propos de l'action de l'alcool disons qu'il n'est pas rare de voir certaines productions polypiformes se détacher, disparaître par un véritable effritement sous l'influence de cet agent.

Soins consécutifs. — Il ne faut pas croire que l'opération soit terminée par la simple extraction de la tumeur ; il reste encore le point d'implantation ou racine qu'il y a tout intérêt à faire disparaître. Moos a fortement préconisé la galvanocaustie qui est d'ailleurs le moyen le plus expéditif, mais nous n'en sommes guère partisans. Nous croyons bien plus simple de recourir à l'emploi des substances caustiques, telles que l'acide chromique en cristaux ou la pierre infernale. Nous y procédons de la manière suivante : sur l'extrémité d'un stylet courbé nous déposons quelques petits cristaux d'acide chromique, et, à travers un spéculum, nous portons l'instrument sur la racine du polype ; la substance caustique est ainsi déposée sur la place voulue et l'on voit bientôt la petite granulation prendre une couleur orange pour devenir finalement blanche. Quelques malades accusent des douleurs au moment de ces attouchements ; cela tient à ce qu'un excès de caustique se répand sur la muqueuse voisine. Pour y remédier, on n'a qu'à tamponner avec un petit tampon d'ouate sèche la partie cautérisée. Il est rare qu'une seule cautérisation suffise pour détruire le point d'insertion du polype ; il faudra y revenir une deuxième et même une troisième fois.

Les auteurs conseillent de procéder à la cautérisation aussitôt le polype extrait, c'est-à-dire séance tenante ; nous ne voyons réellement pas d'inconvénient à remettre la cautérisation au lendemain de l'opération ; à la fin de celle-ci la sensibilité est peut-être exagérée et la cautérisation deviendrait bien plus douloureuse. Nous faisons donc un pansement occlusif avec une mèche de gaze iodoformée qu'on laisse en place vingt-quatre heures ; après quoi nous faisons une injection, soit avec de l'eau boriquée, soit avec une solution de sublimé à 1 p. 4.000. On se rendra alors mieux compte de l'état de la caisse ; on s'assure que tout a été enlevé ; s'il reste encore quelques petites granulations polypeuses, ce qui est le cas le plus fréquent, on les enlève avec la curette tranchante ; et alors on procède à la cautérisation du pédicule.

Accidents consécutifs à l'opération. — L'extraction des polypes est toujours suivie d'une hémorrhagie plus ou moins abondante. Elle n'est, d'ailleurs, jamais bien forte. Toutefois, il y a grand intérêt à l'arrêter le plus vite possible, et on y arrive aisément par le tamponnement précédé d'une injection. Il faut que l'hémorrhagie soit réellement bien sérieuse pour qu'on n'arrive pas à l'arrêter par ces moyens ; les auteurs, dans ce cas, conseillent l'usage du perchlorure de fer. Pour nous, nous n'avons jamais eu besoin de recourir à cet hémostatique, dont l'emploi nous répugnerait beaucoup ; nous nous servirions plutôt, le cas échéant, de l'hammaméline. Cependant la littérature spéciale possède deux observations d'hémorrhagie grave ; une, rapportée par Schwartze, relate une hémorrhagie artérielle tellement forte, qu'elle faillit amener une issue fatale ; on ne put l'arrêter que par la compression des carotides. Moos, auquel est due la deuxième observation, cite un cas d'hémorrhagie survenue sept heures après l'extraction du polype, et d'une abondance également redoutable.

En deuxième lieu, nous pouvons indiquer un genre de complication, qui ne surviendra du reste jamais, si on exécute l'opération telle que nous l'avons décrite, c'est-à-dire si on a soin de couper le polype et non de l'arracher. Nous voulons parler d'une lésion osseuse d'une des parois de la caisse où la tumeur s'insère. Il est un fait, c'est qu'on a toujours tendance à faire des tractions après avoir saisi le néoplasme dans l'anse du polypotome. On nous a rapporté un cas où la saillie du promontoire fut arrachée en même temps que le polype : le limaçon fut de la sorte mis à nu. Nous avons vu extraire les osselets de l'ouïe simultanément avec la masse polypeuse.

On conçoit facilement que l'insertion peut avoir lieu au voisinage d'organes d'une importance très grande et que leur lésion peut entraîner des complications des plus fâcheuses. Schwartze dit avoir eu connaissance d'une observation qui s'est terminée par la mort ; mais il fait observer que, tout en admettant la possibilité de complications sérieuses, il suppose que, en pareil cas, il y a toujours d'autres lésions concomitantes, telles que tumeurs malignes dans la caisse, ou bien abcès du cerveau.

Il nous reste à parler des accidents occasionnés par le galvano-cautère lorsqu'on emploie ce genre de cautérisation pour détruire la racine des polypes. Il nous a été donné d'observer des cas de parésie et de paralysie faciale, ainsi que de sténose du conduit auditif externe à la suite de l'usage du galvano-cautère. Ces accidents se produisent lorsque, avant d'introduire l'anse galvanique dans la caisse, on ne s'est pas assuré, au préalable, de la force du courant employé. Au moment où, arrivé sur le point à cautériser, on ferme le circuit, l'anse peut être portée au rouge blanc, ou même à la fusion, et l'on conçoit les dégâts qu'un tel foyer de calorique peut déterminer sur tous les organes qui l'entourent. Aussi, lorsqu'on croit devoir recourir à ce mode de cautérisation devra-t-on employer des spéculums mauvais conducteurs de la chaleur, comme ceux en caoutchouc durci ; on n'établira le courant que par intermittences, touchant rapidement la base d'implantation du polype, et retirant de l'oreille l'anse galvanique après chaque attouchement. Par crainte d'un accident toujours possible, nous préférons, ainsi que nous l'avons déjà dit, nous servir de cristaux d'acide chromique pour ces cautérisations.

Valeur thérapeutique de l'opération. — Au début de ce chapitre, nous n'avons pas soulevé la question des indications et contre-indications de l'extraction des polypes par la raison que tout polype de l'oreille doit être opéré. Sa présence peut amener par elle-même des complications sérieuses ; de plus, elle indique un état pathologique de l'oreille moyenne dont il faut s'assurer au plus tôt.

Lorsque la tumeur est assez volumineuse pour remplir la cavité tympanique, elle peut amener des phénomènes de rétention purulente : le pus, ne trouvant pas d'issue par le conduit auditif externe, peut fuser dans les cellules mastoïdiennes et amener des complications cérébrales.

Par compression le polype peut amener des troubles de la septième paire nerveuse. Nous avons pu voir une paralysie faciale disparaître complètement sitôt après l'extraction d'un polype volumineux.

Par le même mécanisme se trouvent expliqués les bruits subjectifs dus à l'augmentation de tension intra-labyrinthique amenée par la compression de la tumeur sur l'étrier et la membrane de la fenêtre ronde.

Tous ces symptômes disparaîtront avec l'ablation du polype.

Ici se pose la question de la récidivité. On admet généralement qu'un polype bien extrait, totalement enlevé, ne récidive pas. Il nous semble que cette assertion est trop affirmative. Oui, nous admettons qu'il n'y a pas récidive au lieu même d'implantation quand ce point a été cautérisé, détruit, par un caustique ou l'anse galvanique. Mais ordinairement un polype ne naît pas sur la muqueuse d'une caisse parfaitement saine ; cette muqueuse est depuis longtemps malade, et une fois un polype parfaitement détruit, il peut, à notre avis, s'en former d'autres sur une partie voisine de la cavité tympanique. Nous laissons à Schwartze la responsabilité de cette affirmation : les polypes muqueux récidivent rarement, les polypes fibreux ne récidivent jamais.

Curettage de la Caisse.

Il y a peu d'années, alors que la chirurgie otologique n'avait pas encore osé attaquer largement les lésions de l'oreille moyenne par la voie rétro-auriculaire, on avait fréquemment recours au curettage de la caisse. Nous-mêmes pratiquions très souvent cette opération ; mais, frappés des résultats presque toujours insuffisants que nous obtenions, nous nous sommes hâtés de l'abandonner.

D'une façon générale, l'opération consiste à pénétrer à travers le conduit jusqu'à la caisse avec une petite curette tranchante et à y curetter toutes les parties malades.

Comme indications nous avons l'hypertrophie de la muqueuse de la caisse, hypertrophie assez développée pour empêcher l'écoulement au dehors des sécrétions d'une otorrhée purulente ; puis la carie localisée à une paroi et accessible à la curette.

Dans ces cas, l'opération étant indiquée, on y procède de la manière suivante : Le malade est endormi au chloroforme, l'expérience nous ayant démontré maintes fois que toute anesthésie locale est insuffisante. On lave le conduit et la caisse avec une solution antiseptique (sublimé à 1 p. 1000) ; on tamponne, on sèche bien avec de l'ouate hydrophile, et, à l'aide d'un stylet, on se rend compte de toutes les parties qui doivent être grattées. A travers un spéculum, le plus large possible, mis dans le conduit, on pénètre avec la curette tranchante jusque dans la caisse dont on gratte la muqueuse et particulièrement les parties nécrosées. On s'éclaire le mieux possible, mais, disons-le de suite, ce temps de l'opération, le plus important cependant, se fait à l'aveugle, car l'hémorrhagie est immédiate, assez abondante, et la cavité tympanique, aussi bien que le conduit auditif, sont remplis de sang ; le tamponnement est le plus souvent impuissant pour sécher assez le champ opératoire et permettre de l'explorer à la vue.

On introduit fréquemment le stylet dans la caisse, on passe en revue toutes les parois, tous les coins, et, si l'on trouve un point nécrosé, on le gratte avec la curette.

Le grattage terminé, on fait une forte injection pour chasser de la caisse tous les débris de muqueuse, les granulations ; on laisse dans la caisse pendant un moment un tampon compressif pour arrêter l'hémorrhagie, afin qu'on puisse se rendre compte de l'état des parties qui ont été curettées, et lorsque, à l'inspection, on ne trouve plus de granulations ou de nécrose, on fait des attouchements avec une solution forte de chlorure de zinc à 1 p. 10, 1 p. 5. Ces attouchements sont excessivement douloureux et, si le malade n'est pas complètement endormi, il commence à se débattre énergiquement.

On bourre alors attentivement la caisse avec de la gaze iodoformée. Habituellement nous faisons ce pansement à travers le spéculum, avec une pince courbée, de façon à ce que l'instrument ne cache pas le champ opératoire. Le pansement occlusif est laissé en place trois à quatre jours ; on le renouvelle ensuite journellement, en pratiquant des irrigations, des insufflations ou injections antiseptiques.

Comme complications opératoires on peut signaler l'hémorrhagie dont nous avons parlé plus haut, et qui est ordinairement sans importance, puis la paralysie faciale qui est la complication la plus redoutable.

Nous avons eu l'occasion d'observer trois fois cette complication au cours de l'opération. Etant donné le nombre assez élevé des curettages que nous avons pratiqués, le pourcentage n'est pas très élevé. Et cependant nous trouvons parfaitement juste qu'on recule le plus possible devant ce genre d'intervention qui donne des résultats si médiocres et qui expose à un accident aussi sérieux ; même en évitant d'appuyer trop fortement sur la portion postéro-supérieure de la caisse, on peut provoquer une paralysie faciale, car n'oublions pas que derrière une muqueuse hypertrophiée, ou derrière des granulations, la curette peut tomber sur une portion osseuse où la carie a fait de profonds ravages ; dans certains cas, le canal osseux que parcourt le nerf facial est singulièrement aminci et même sa paroi peut faire défaut. N'oublions pas non plus que le grand principe de la chirurgie générale, qui veut qu'on voie toujours ce que l'on fait, est difficilement mis en pratique dans le curettage de la caisse. Remarquons surtout que la plupart du temps cette opération est pratiquée pour combattre des lésions qui sont beaucoup trop étendues, et qui surtout siègent dans des régions inaccessibles à la curette, pour qu'elle soit suffisante. Et l'on comprendra facilement que cette intervention chirurgicale, autrefois si en vogue, soit actuellement de plus en plus délaissée. Toutefois, si on se trouve en présence d'une muqueuse hypertrophiée et recouverte de granulations sans qu'il soit possible de découvrir d'autre lésion, on est encore autorisé à pratiquer le curettage, mais il faut prévenir le malade ou son entourage que cette opération n'est faite qu'à titre de tentative, pour rendre plus parfaits, plus efficaces, les lavages, pansements, cautérisations, etc.

CHAPITRE VI

TROMPE D'EUSTACHE

Anatomie. — La trompe d'Eustache est un conduit
qui établit une communication entre la cavité tympanique et la cavité naso-pharyngienne ; les deux extrémités de ce conduit ne sont pas situées sur un même
plan : l'orifice pharyngien se trouve à 7 ou 8 millimètres en avant et à 11 ou 12 millimètres au-dessous
de l'orifice tympanique, d'où il résulte que la trompe
se dirige de dehors en dedans, de haut en bas et d'arrière en avant (fig. 52).

La longueur de la trompe d'Eustache est différem-
ment estimée par les auteurs ; tandis que Politzer lui
donne 35 à 36 millimètres, Hyrtl la fait varier de 35 à
45 millimètres.

Les diamètres varient selon la partie examinée ; la
trompe comprend en effet deux portions : *une portion
osseuse*, longue de 12 à 15 millimètres, creusée dans le
rocher, qui s'ouvre en forme d'infundibulum dans le
tiers supérieur de la caisse. Cet orifice mesure, d'après
de Tröltsch, 5 millimètres de hauteur, 3 millimètres de
largeur.

La portion osseuse a un diamètre d'environ 6 millimètres. Arrivée au niveau de la scissure de Glaser, elle se continue avec la portion *fibro-cartilagineuse*; le dia-

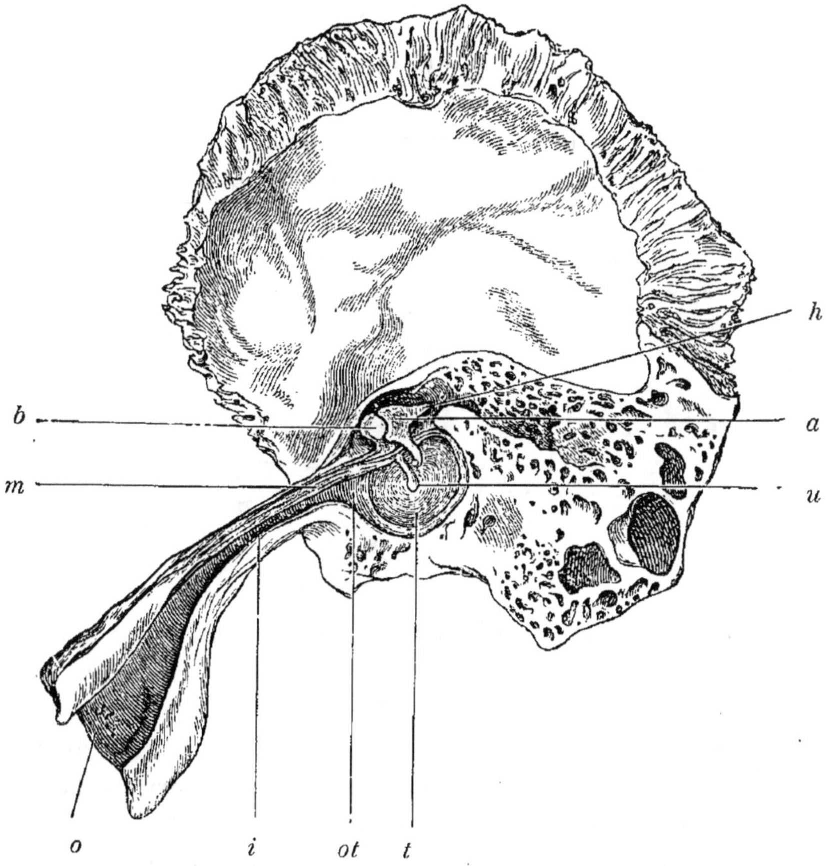

Fig. 52. — Trompe d'Eustache et caisse du tympan
(d'après Politzer).

h, tête du marteau — *m*, muscle tenseur du tympan — *o*, ouverture pharyngienne de la trompe — *i*, isthme de la trompe — *ot*, ouverture tympanique de la trompe — *t*, tympan — *u*, extrémité inférieure du manche du marteau — *a*, corps de l'enclume — *k*, courte apophyse de l'enclume.

mètre se rétrécit encore pour former alors l'*isthme*, point le plus resserré de toute la trompe et dont la hauteur est de 1 millimètre et demi à 2 millimètres et la largeur de un demi à trois quarts de millimètre. D'après de Tröltsch l'isthme tubaire serait beaucoup plus grand chez l'enfant que chez l'adulte et atteindrait 3 millimètres.

La portion fibro-cartilagineuse va en s'élargissant jusqu'à l'orifice pharyngien sur lequel nous reviendrons plus tard.

On voit que la trompe, prise dans son ensemble, peut être représentée schématiquement (fig. 53) par deux

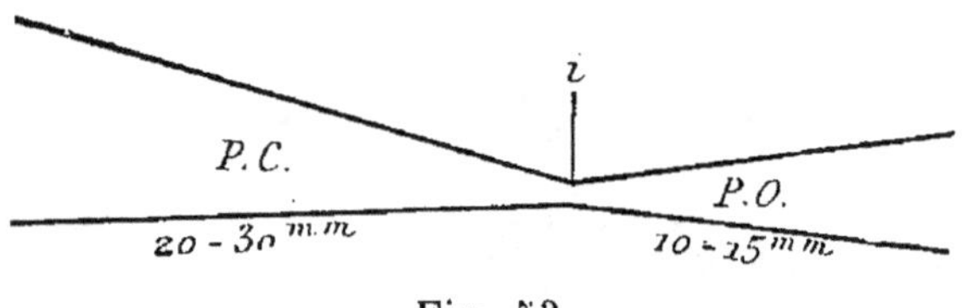

Fig. 53.

cônes d'inégale grandeur adossés par leurs sommets, et formant un angle obtus, regardant en bas, en avant et en dedans.

La portion osseuse, située dans l'angle rentrant que forment la partie écailleuse et la partie pierreuse du temporal, présente, dans l'épaisseur même de sa paroi supérieure, un canal contenant le muscle tenseur du marteau.

Sa paroi inférieure est en rapport direct avec le canal carotidien, détail très important car, d'après Friedlowsky, « la disposition partielle des parois osseuses de ce canal met la carotide en contact intime avec la

trompe, de telle sorte que, pendant certaines manœuvres, ce vaisseau peut être blessé ».

La portion fibro-cartilagineuse comprend deux parties : d'abord une lame cartilagineuse qui s'insère à
l'extrémité externe, irrégulière, de la portion osseuse et
qui se dirige en dehors en formant une gouttière qui
constitue la paroi postérieure et la paroi antéro-supérieure de la trompe ; mince, ayant 1 millimètre à son
insertion à la portion osseuse, elle s'épaissit au point
d'avoir 3 millimètres en approchant de l'orifice pharyngien. Elle ne forme pas un cartilage continu, mais est
constituée par cinq ou six pièces s'imbriquant l'une sur
l'autre. La gouttière cartilagineuse est fermée en avant
et en bas par une membrane fibreuse, mince, mais
renforcée par une expansion aponévrotique résistante,
l'aponévrose salpingo-pharyngée et les fibres du péris-
taphylin externe.

Les artères destinées à la trompe d'Eustache viennent
de l'artère pharyngienne supérieure, branche de la carotide externe et de l'artère vidienne, branche de la
maxillaire interne. Les veines sont nombreuses, forment le plexus ptérygoïdien interne qui s'anastomose
avec le sinus caverneux.

Les lymphatiques se continuent avec ceux du pharynx et du voile du palais (Miot et Baratoux).

La muqueuse de la trompe est à épithélium cylindri-
que à cils vibratiles. Lisse et mince dans la portion osseuse où elle adhère intimement au périoste, elle est
beaucoup plus épaisse et forme des plis nombreux dans
la portion fibro-cartilagineuse. Les glandes muqueuses,
en grappes, sont d'autant plus nombreuses qu'on les
observe dans la partie externe de cette dernière portion.

Gerlack décrit en outre dans la muqueuse de la trompe de l'enfant des follicules qui sont identiques à ceux des tonsilles pharyngiennes. Toutes ces glandes sont de plus en plus nombreuses quand on se rapproche de l'orifice pharyngien.

Ce dernier doit nous occuper particulièrement, et nous devons en préciser bien nettement la situation et la physionomie, étant donnée son importance pour nous.

Il est situé sur la paroi externe du pharynx, séparé de la paroi postérieure par une dépression plus ou moins profonde mais toujours très marquée, *la fossette de Rosenmüller.*

Il regarde en bas, en dedans et en arrière. Sa forme est ordinairement ovale, mais peut varier beaucoup; souvent elle est en fente chez le nouveau-né. Il est limité par deux bourrelets qui forment ce qu'on appelle les lèvres de la trompe (fig. 54). Le bourrelet postérieur, gros, rigide, fait une forte saillie qui sépare l'orifice pharyngien de la fosette de Rosenmüller. Le bourrelet antérieur est beaucoup moins prononcé (fig. 48).

Ces bourrelets sont en effet formés par l'extrémité du cartilage tubaire qui vient faire saillie dans la cavité naso-pharyngienne ; or la lame postéro-interne de ce cartilage est beaucoup plus épaisse et descend plus bas que la lame antéro-supérieure.

Les diamètres de l'orifice pharyngien sont, chez l'adulte, approximativement de 7 à 9 millimètres verticalement, de 4 à 5 millimètres horizontalement.

Cet orifice est situé sur le prolongement du cornet inférieur, à 1 cm. et demi ou 2 cm. de la paroi postérieure du pharynx, à 1 cm. au-dessus du plancher de la fosse

nasale. D'après Urbantschitsch la distance entre son extrémité antérieure et l'épine nasale antéro-supérieure
varie entre 5 cm. 3 et 7 cm. 5. Mais toutes ces mesures
ne sont qu'approximatives.

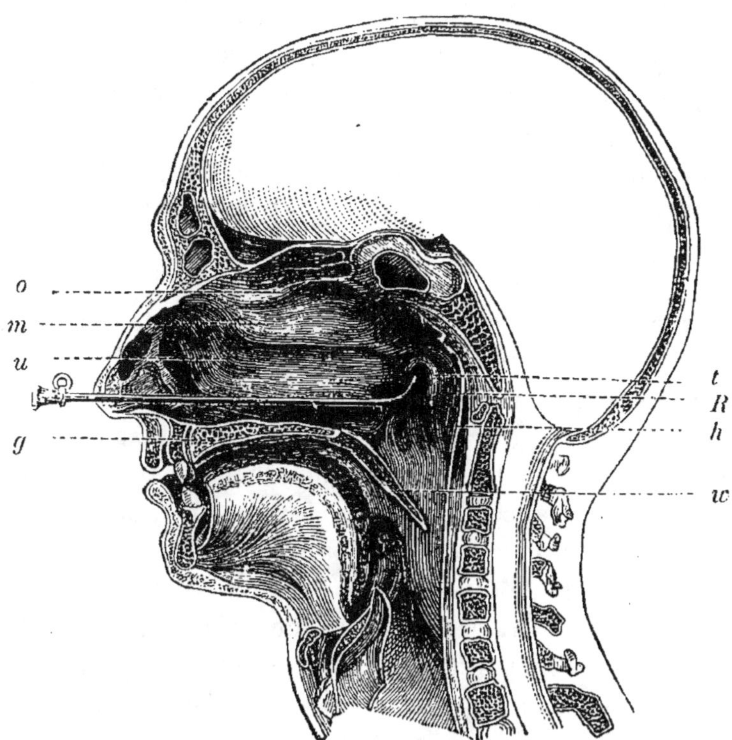

Fig. 54. — Cathéter introduit dans la trompe d'Eustache
(d'après Politzer).

o, cornet supérieur — *m*, cornet moyen — *u*, cornet inférieur —
g, voûte du palais — *t*, bourrelet postérieur de la trompe — *R*, fossette de Rosenmüller — *h*, paroi postérieure du pharynx — *w*, voile
du palais.

Physiologie. — Tout le rôle de la trompe d'Eustache
est admirablement précisé par les lignes suivantes que
nous empruntons à Politzer : « La caisse du tympan est

en relation avec la cavité pharyngienne par la trompe
d'Eustache. Ce conduit, qui permet des échanges d'air
entre l'atmosphère et la caisse, est d'une grande importance pour le fonctionnement physiologique de l'organe
auditif, car les affections pathologiques qui altèrent la
perméabilité de la trompe ont pour conséquences des
rapports anormaux de tension entre la membrane tympanique et les osselets, et des altérations plus ou moins
considérables de la fonction de l'oreille. Au point de vue
pratique, la trompe a également une grande importance ; dans les affections si fréquentes de l'oreille
moyenne, non seulement elle nous donne le moyen de
nous renseigner sur l'état pathologique de la caisse,
mais elle nous fournit aussi une voie pour l'introduction des remèdes. »

Donc le rôle principal de la trompe d'Eustache est de
permettre à l'air de pénétrer dans la cavité tympanique
pour contrebalancer la pression atmosphérique qui agit
sur le tympan par le conduit auditif externe. Toynbee
a démontré, qu'à l'état de repos, les lèvres et les parois de
la trompe restent accolées et que la lumière de cette
dernière est ainsi effacée. Il faut donc à l'air une certaine pression pour pénétrer dans la caisse du tympan.

D'après les recherches manométriques de Hartmann,
l'air pénètre dans la caisse sous une pression de 10 à
40 mm. Hg ; il passe au contraire de l'oreille dans le
pharynx par une diminution de pression de 40, 20, 15
et même 6 mm. Hg. La portion oblique de la trompe
favorise également l'écoulement en dehors des sécrétions occupant la caisse ; par contre, elle empêche les
sécrétions siégeant dans le rhino-pharynx de pénétrer
dans la cavité tympanique.

Plusieurs auteurs considèrent la trompe comme un « tuyau acoustique ». Urbantschitsch s'élève contre ce te manière de voir, faisant remarquer qu'un tuyau normalement fermé ne peut servir à la transmission aérienne des sons. La trompe ne peut conduire les sons que dans les courts instants où elle s'ouvre, comme pendant l'expérience de Valsalva ou pendant la déglutition.

Dans un but thérapeutique on peut avoir besoin de faire passer de l'air dans la trompe, soit pour s'assurer de sa perméabilité, soit pour rétablir une pression normale dans la cavité tympanique. Pour y parvenir on a recours aux procédés décrits par Toynbee, par Valsalva, par Politzer, et enfin au cathétérisme.

1º **Le procédé de Toynbee** consiste à faire un mouvement de déglutition pendant que la bouche et les narines sont fermées. Dans ce cas, par un mécanisme que nous étudierons plus tard, la trompe d'Eustache s'ouvre, la pression atmosphérique dans la cavité rhino-pharyngienne s'abaisse au point que l'air contenu dans la caisse s'échappe à travers la trompe.

Les symptômes objectifs de cette diminution de pression à l'intérieur de la caisse consistent en un enfoncement de la membrane tympanique sous l'influence de la pression atmosphérique externe, et la proéminence du manche du marteau.

2º **Le procédé de Valsalva**, comme les suivants, a pour but de faire pénétrer de l'air dans la cavité tympanique à travers la trompe.

Ce procédé, excessivement simple, consiste à faire une forte expiration, ou un effort pour se moucher, ce qui revient au même, la bouche et les narines étant hermétiquement fermées. La pression de l'air dans la cavité naso-pharyngienne augmente, et, l'air ne trouvant pas d'issue par les ouvertures naturelles, passe dans la cavité tympanique à travers la trompe d'Eustache ; l'individu en expérience entend à ce moment un craquement parfois fort désagréable.

3° **Le procédé de Politzer** est basé sur ce principe que, pendant le mouvement de déglutition l'orifice pharyngien de la trompe d'Eustache s'élargit sous l'action des muscles élévateurs du voile du palais, et en même temps, et sous la même influence, la cavité naso-pharyngienne se trouve fermée par le voile du palais qui se relève et forme soupape.

Le procédé de Politzer consiste à envoyer une douche d'air par une narine en bouchant l'autre pendant que

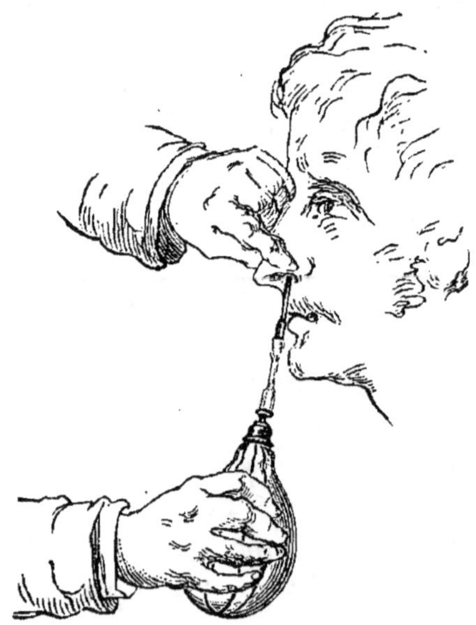

Fig. 55. — La douche d'air avec le ballon en caoutchouc.
Procédé de Politzer.

le patient exécute un mouvement de déglutition. Voici comment on procède : on fait prendre au malade une gorgée d'eau, en lui recommandant de ne l'avaler que lorsqu'on le lui commandera. Il est prudent de faire exécuter au malade ce premier temps de l'expérience avant de lui administrer la douche d'air, car, malgré la simplicité de cette manœuvre, les malades ont toujours tendance à avaler leur gorgée d'eau avant le commandement. Donc, lorsque le malade a dans la bouche une gorgée d'eau, l'opérateur comprime avec les doigts une narine pendant qu'il obstrue l'autre avec l'olive de la poire de Politzer ; il comprime le ballon juste au moment où, au commandement, le malade avale la gorgée d'eau.

Politzer se sert depuis un certain temps d'une poire à bout effilé, auquel il adapte un petit tube en caoutchouc, long à peu près de deux centimètres ; ce tube en caoutchouc est changé pour chaque malade. L'extrémité de la poire est introduite dans une narine de façon à ce que le tube en caoutchouc soit placé dans le méat inférieur.

La cavité naso-pharyngienne, se trouvant obstruée, l'air n'a qu'une issue : la trompe d'Eustache, et, comme il est envoyé sous une certaine pression, il passe dans la cavité tympanique même à travers une trompe peu perméable.

L'opérateur peut s'assurer du passage de l'air à l'aide du tube otoscopique. Souvent au moment où l'air franchit la trompe, le malade porte brusquement la main à l'oreille, signe certain de la pénétration de l'air dans la cavité tympanique.

Le procédé de Politzer est certainement bien supé-

rieur aux deux précédents et il peut rendre de grands
services, non seulement au point de vue thérapeutique,
mais aussi au point de vue diagnostique.

Le procédé de Toynbec
est infidèle et son action
thérapeutique est nulle.

Dans tous les cas où la
douche d'air doit être pratiquée comme moyen thé-
rapeutique, il y a toujours
intérêt à ce qu'elle soit
poussée de l'extérieur vers

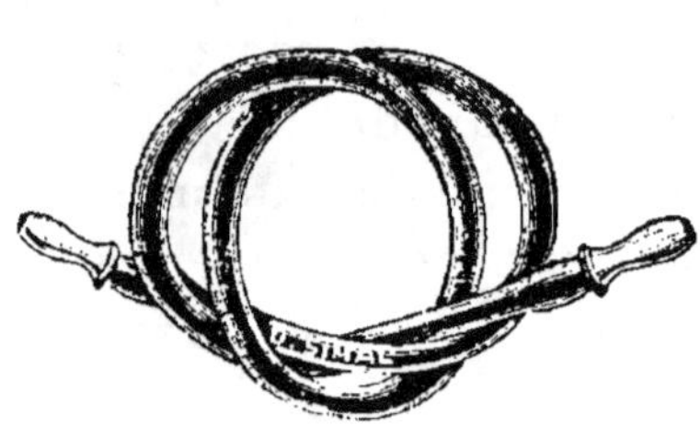

Fig. 56. — Tube acoustique.

l'intérieur. Mais il suffit du moindre obstacle à la perméabilité de la trompe d'Eustache pour qu'il soit impossible d'obtenir le passage de l'air par le procédé
de Valsalva. Ce dernier a encore un autre inconvénient:
il provoque un état congestif.

Le procédé de Politzer est exempt de tous ces repro-
ches ; c'est à lui que l'on doit avoir recours et principalement lorsqu'il faut opérer sur des enfants. Pour
eux les autres procédés sont impossibles et le cathétérisme excessivement difficile.

Toutefois la douche d'air envoyée par le procédé de
Politzer a une action simultanée sur les deux oreilles ;
ce qui, dans certains cas, peut offrir de graves inconvénients. Pour les éviter, il faut avoir recours au cathétérisme.

Cathétérisme de la trompe d'Eustache. — Cette
opération, qui peut être considérée comme une des plus
importantes et des plus fréquemment employées dans
la pratique otologique, consiste à introduire, soit par
la bouche, mais le plus souvent par une des narines,

une sonde métallique ou en caoutchouc durci jusqu'à l'orifice pharyngien de la trompe d'Eustache, et à insuffler de l'air ou des vapeurs médicamenteuses (éther, chlorhydrate d'ammoniaque) à travers cet instrument.

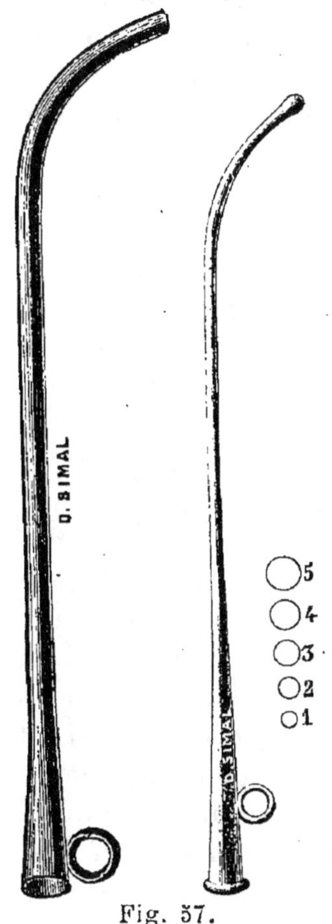

Fig. 57.

L'origine de cette opération, qui constitue actuellement l'un des plus précieux moyens de diagnostic et de traitement pour les maladies de l'organe de l'ouïe, remonte au commencement du xviiie siècle. L'idée en revient à Guyot, maître de poste à Versailles ; atteint de surdité, il étudia l'organe de l'ouïe et chercha un moyen de remédier à son infirmité. La première communication sur le cathétérisme de la trompe d'Eustache fut faite en 1724 à l'Académie des sciences, et selon les indications de Guyot ; l'opération consistait à introduire par la bouche une sonde coudée qui passait derrière le voile du palais et était dirigée vers l'orifice pharyngien de la trompe d'Eustache. Claland, en 1749, fut le premier à proposer d'introduire la sonde par les fosses nasales, et ce mode opératoire fut finalement adopté depuis Itard et Deleau.

La situation exacte de l'ouverture pharyngienne de la

trompe d'Eustache fut le sujet de longues et sérieuses recherches. Après de minutieuses mensurations Itard fit une communication dans les termes suivants :

« Je déterminais le degré de profondeur auquel se trouvait, chez chaque individu, l'orifice de la trompe, en établissant que cette distance invisible qui sépare cet orifice de celui des narines était précisément la même que la distance visible qui est comprise entre la luette et l'arcade dentaire supérieure. »

Actuellement on ne se guide plus sur ces données ; la situation de l'orifice pharyngien de la trompe d'Eustache est précisée de façon à ce qu'on puisse se passer de ces mensurations préalables ; cependant ces préceptes furent riches en conséquences et le cathétérisme de la trompe ne présente plus depuis lors de difficultés insurmontables.

Pour compléter la revue historique de cette question, nous devons encore remarquer que le choix de la sonde fut, à un moment donné, également un sujet de grandes discussions. Politzer se sert du cathéter en caoutchouc durci. Il est indiscutable que ce dernier est mieux supporté par le malade et sa flexibilité est aussi un avantage qui n'est pas à dédaigner ; nous donnons néanmoins la préférence à la sonde métallique qui est bien plus facile à stériliser, avantage d'une importance capitale. Toutefois, l'instrument en caoutchouc durci s'impose lorsqu'on a à faire des injections de médicaments susceptibles d'attaquer le métal.

Quel que soit le cathéter dont on se sert, il doit avoir de 13 à 16 centimètres de long, et de 3,5 à 4,5 millimètres de diamètre. Sous le rapport du diamètre, on divise la sonde en trois calibres différents : le plus gros de 3 millimètres et demi de diamètre, le moyen de 2 millimètres et demi, et le plus petit de 1 millimètre et demi de diamètre. La longueur et la courbure du bec présentent une très grande importance pratique. Habituellement la longueur du bec est de 20 à 25 millimètres et sa courbure de 145°. Nous avons pour habitude d'exiger que chaque malade ait une sonde à lui, ce qui nous met à l'abri de toute transmission d'infection et nous permet d'établir la courbure convenant à chaque malade.

L'extrémité opposée au bec, le pavillon, évasée en

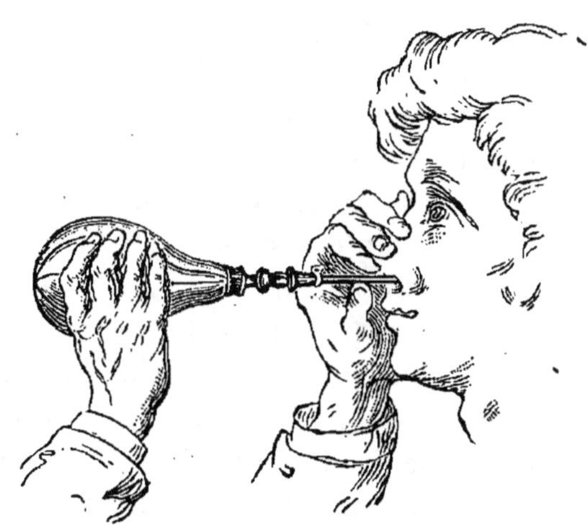

Fig. 58. — Fixation du cathéter introduit dans le canal de la trompe à l'aide de la main gauche (d'après Politzer).

forme d'entonnoir, pour recevoir le bout conique de la poire à insufflation, est munie d'un anneau qui correspond directement au bec de l'instrument et indique, par conséquent, le sens de la courbure.

Manuel opératoire. — Le malade tient la tête appuyée contre le dossier de la chaise, contre le mur ou contre la poitrine d'un aide de façon qu'elle ne puisse faire de mouvements brusques, ce qui rendrait le cathétérisme très douloureux et même dangereux. L'opérateur, assis ou debout, en face du malade (nous préférons rester debout contrairement aux préceptes du professeur Politzer), saisit le cathéter de la main droite entre le pouce d'un côté et les quatre doigts de l'autre ; l'instrument est à ce moment tenu verticalement, le bec dirigé contre le malade.

L'auriculaire de la main gauche du médecin appuie contre la racine du nez du patient, et, avec le pouce de la même main, on soulève légèrement le lobule du nez. Le bec de la sonde peut alors être introduit très aisément dans la narine ; on soulève aussitôt le cathéter de façon à lui donner petit à petit une direction horizontale, la courbure dirigée en bas, et on le pousse dans le méat inférieur. Maintenu de la main droite, comme une plume à écrire, on fait glisser, sans trop forcer, l'instrument sur le plancher de la fosse nasale entre l'index et le pouce de la main gauche qui ne doivent lui communiquer aucun mouvement et dont le rôle consiste à le maintenir fixe une fois le bec introduit dans l'orifice pharyngien de la trompe (fig. 58).

Pour trouver exactement l'ouverture de la trompe, il existe plusieurs indications et il nous faut décrire un certain nombre de procédés de cathétérisme.

Procédé de Boyer. — On fait glisser le bec de la sonde, la courbure dirigée en bas, sur le plancher de la fosse nasale, de la façon décrite plus haut ; on sent, à un moment donné, le bec arriver dans le vide ; à ce moment on fait subir à l'instrument une rotation en dehors de 90°.

Procédé de Kramer. — Cet otologiste pousse la sonde jusqu'à la paroi postérieure du pharynx, il la ramène ensuite d'arrière en avant de 1 centimètre à 1 centimètre et demi, le bec légèrement tourné en dehors, de façon à ce qu'il glisse sur la paroi latérale du pharynx jusqu'à la rencontre de l'orifice tubaire.

Procédé de Triquet. — Ce procédé peut être considéré comme l'opposé de celui de Kramer. On communique au bec du cathéter une rotation en dehors aussitôt introduit dans le méat inférieur, et, en poussant légèrement l'instrument d'avant en arrière, on le sent s'engager dans l'orifice de la trompe.

Procédé de Wolf. — Il consiste à pousser le cathéter jusqu'à la paroi postérieure du pharynx ; en soulevant son pavillon en haut, on ramène l'instrument d'arrière en avant, sans changer la direction de la courbure. A un moment donné on sent que le bec de la sonde est accroché, c'est le rebord choanal du voile du palais ; on tourne alors la sonde de manière à ce que l'anneau regarde en dehors.

Procédé de Lœvenberg. — C'est le procédé le plus simple et le plus sûr pour les mains peu exercées. Il consiste à faire subir à l'instrument, heurté contre la paroi postérieure du pharynx, une rotation de 90° du côté opposé à l'oreille visée ; on ramène d'arrière en avant le cathéter, dont le pavillon est tiré en dehors, jusqu'à ce qu'on soit arrêté par la cloison du nez ; on fait alors décrire au bec de la sonde un demi-cercle vers l'oreille malade.

Pour notre compte personnel, nous pratiquons le

cathétérisme de la trompe d'Eustache d'après le *procédé de Politzer*, qui consiste à introduire la sonde jusqu'à la paroi postérieure du pharynx, dont la sensibilité est presque nulle. En faisant subir à l'instrument une rotation en dehors, le bec se trouve logé dans la fossette de Rosenmüller. On ramène le cathéter d'arrière en avant et l'on sent aisément l'extrémité glisser sur le bourrelet tubaire et pénétrer aussitôt dans une autre ouverture qui est l'orifice de la trompe d'Eustache.

L'anneau du cathéter doit correspondre à la direction soit de la commissure externe de la paupière, soit à la pupille de l'œil correspondant à l'oreille malade. On peut s'assurer par l'auscultation ou par la rhinoscopie postérieure que le cathéter est bien introduit dans la trompe. Pour pratiquer cette dernière, on est forcé de fixer l'instrument à l'aide de pinces nasales, soit celle de Bonnafont (fig. 59) soit celle de Delstanche (fig. 60) qui ont pour

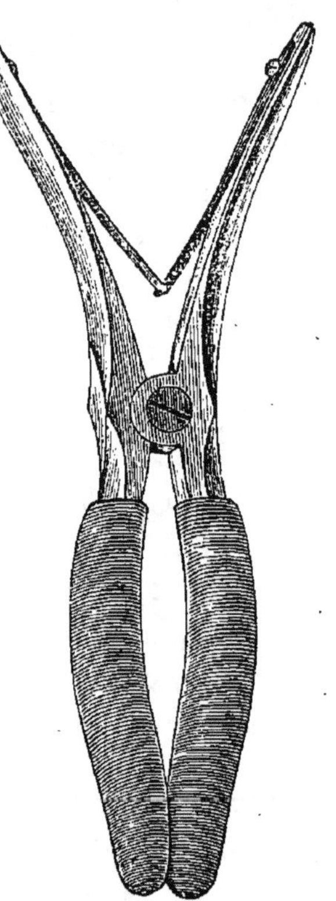

Fig. 59. — Pince nasale de Bonnafont (Politzer).

but de comprimer les ailes du nez sur la cloison et maintiennent ainsi le cathéter immobile.

D'une façon générale, c'est à l'auscultation que l'on a recours et dans ce cas l'instrument est maintenu immobile de la main gauche. La main droite, devenue libre, s'empare de la poire à insuffler, introduit son bout conique dans le pavillon du cathéter et comprime

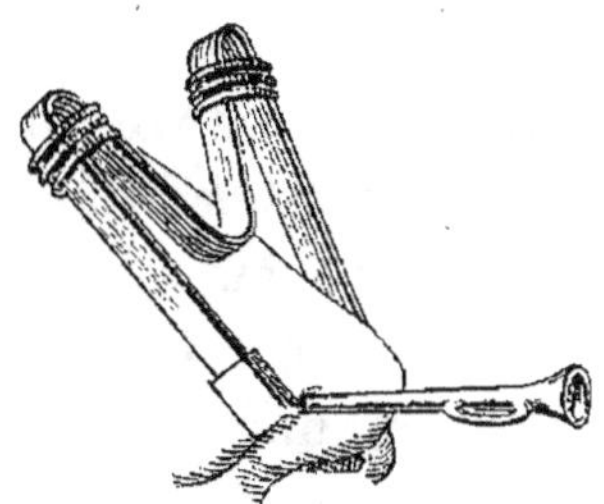

Fig. 60. — Pince nasale
de Delstanche.
D'après Urbantschitsch.

le ballon ; l'air passe par la trompe jusque dans la cavité tympanique et vient frapper la membrane du tympan par sa face interne. Le chirurgien, dont l'oreille est mise en communication avec celle du malade, à l'aide du tube otoscopique de Toynbee, peut juger l'état de la trompe d'après le bruit que provoque le passage de l'air.

Remarquons, en dernier lieu, qu'on peut admettre que le cathéter est bien introduit dans la trompe et pas ailleurs, s'il reste immobile pendant les mouvements de déglutition.

Contre-indications du cathétérisme. — Elles sont multiples et Schwartze les divise en deux catégories, dont la première comprend celles qui sont absolues, et la deuxième celles qui ne sont que relatives. Avec cet auteur nous admettrons que les contre-indications absolues sont :

« 1º L'ulcération du nez et de l'espace naso-pharyngien avec forte tendance à l'hémorrhagie. »

« 2º Une forte fièvre. »

« 3º De violentes douleurs inflammatoires dans l'oreille et la pharyngite aiguë. »

« 4º L'emphysème traumatique du pharynx. »

La deuxième catégorie de Schwartze comprend :

« 1º L'état de faiblesse chez les convalescents. »

« 2° Une grande nervosité jointe à des conditions locales défavorables. »

« 3° La vieillesse avancée. »

« 4° La première enfance. »

En 1880, Boucheron émit l'opinion qu'il ne voit pas d'inconvénient à se servir du cathéter pour les enfants; le savant auriste de Halle qualifie cette manière de voir de « tout à fait condamnable ». Pour notre part, nous avons vu un assez grand nombre d'enfants, de six à quinze ans, supporter très bien l'introduction du cathéter.

Difficultés du cathétérisme. — Elles proviennent d'obstacles siégeant soit dans les fosses nasales, soit dans le rhino-pharynx. Il arrive alors que la sonde ne peut cheminer dans le méat inférieur, ou, arrivée dans le pharynx, son extrémité antérieure, son bec, ne peut exécuter le mouvement de rotation en dehors qui doit l'amener dans l'orifice pharyngien de la trompe.

L'obstacle qui se rencontre le plus souvent dans les fosses navales sont des crêtes nasales et des déviations de la cloison. Dans ces cas, le cathéter, dont le bec vient heurter contre l'obstacle, ne doit être poussé qu'avec la plus grande douceur; bien des fois alors l'instrument est dévié et franchit l'obstacle.

Les cathéters en caoutchouc durci sont plus flexibles, et se prêtent avec plus de facilité à cette manœuvre.

Il y a des cas où ce simple changement de direction ne suffit pas et on est forcé d'employer ce qu'on appelle le *tour du maître*. Cette manœuvre consiste à tourner l'obstacle en faisant décrire au bec du cathéter un tour de cercle pendant qu'on le pousse doucement en arrière. Il est important de faire remarquer que, l'opération finie, le cathéter doit être retiré de la narine de la même façon, c'est-à-dire en faisant également décrire à son bec un tour de cercle, mais dans le sens contraire.

Lorsque l'obstacle est infranchissable, le cathétérisme doit être fait par l'autre narine. Cette manière d'agir a été indiquée pour la première fois par Deleau, en 1827, mais elle n'a pas été acceptée de tout le monde. Plus tard, en 1858, un otologiste italien, Cerutti, proposa de généraliser ce manuel opératoire pour éviter aux malades la sensation désagréable provoquée par l'introduction de l'intrument répétée deux fois : une fois dans une narine, une fois dans l'autre. D'après la méthode de Cerutti, quand on a introduit la sonde dans une narine, on cathétérise les deux trompes sans retirer l'instrument. Le procédé est fort simple. Il consiste à tourner le bec du cathéter introduit par la narine franchissable, de façon à pénétrer dans la fossette de Rosenmüller du côté opposé ; lorsque l'anneau de la sonde est dans la situation horizontale, on ramène l'instrument à soi et dès que son bec a franchi le bourrelet postérieur de l'ouverture pharyngienne de la trompe d'Eustache, le cathéter s'y engage inévitablement. Toutefois il faut remarquer que la courbure du cathéter doit être assez prononcée et que le bec doit avoir de 20 à 25 millimètres.

Si l'on ne sent pas bien le bourrelet postérieur de l'ouverture de la trompe, le cathétérisme peut être pratiqué par un autre procédé ; il consiste à ramener l'instrument jusqu'au bord postérieur de la cloison du nez, à tirer l'extrémité ampullaire du côté opposé, et en poussant légèrement l'instrument en arrière, on sent son bec pénétrer dans la trompe.

Lorsque les deux narines sont infranchissables, il

vaut mieux avoir recours aux insufflations d'air par le procédé de Politzer s'il s'agit de rendre la trompe perméable. Mais s'il faut introduire dans la trompe ou dans la cavité tympanique des liquides ou des vapeurs médicamenteuses, s'il y a lieu d'introduire des bougies, il reste le dernier moyen de pratiquer le cathétérisme : se servir de la voie buccale.

Quant à nous, nous sommes d'avis qu'il est préférable avant tout de rétablir la perméabilité de la fosse nasale obstruée ou de débarrasser le pharynx des tumeurs ou productions, végétations adénoïdes, polypes, etc... qui l'embarrassent. Le cathétérisme se trouve par cela même rendu possible et on a fait disparaître, chose principale, la cause bien probable qui rendait nécessaire le passage du cathéter.

ACCIDENTS DU CATHÉTÉRISME. — L'introduction de la sonde dans le méat moyen fait éprouver au malade de très fortes douleurs et le cathéter se trouve tellement serré que la rotation du bec vers l'ouverture pharyngienne de la trompe est impossible. Ce fait arrive assez souvent aux médecins qui n'ont pas l'expérience suffisante, qui pratiquent rarement le cathétérisme.

Il arrive également qu'on éprouve des difficultés à retirer l'instrument, son bec étant immobilisé par les mouvements de déglutition ou même de vomissements que la présence de l'instrument provoque chez quelques personnes. Pour empêcher les contractions violentes du voile du palais, il suffit de recommander au malade de respirer largement par le nez, la bouche étant fermée. Toutefois lorsque la sensibilité de la muqueuse du nez ou de la paroi postérieure du pharynx est trop exagérée, on emploiera l'anesthésie préalable par la cocaïne.

Chez les personnes qui saignent facilement du nez le passage du cathéter peut provoquer de l'épistaxis. Pour éviter cette complication, il faudra avoir soin de donner à l'instrument une très légère courbure et de l'introduire avec beaucoup de précautions.

On a observé également des cas de syncope, provoquée par l'excitation de la muqueuse nasale ; mais cette complication est excessivement rare et ne se produit qu'à la première séance de cathétérisme.

La complication la plus redoutable est la production de l'emphysème due à la déchirure de la muqueuse par le bec de l'instrument ou à la présence d'une ulcération dans le rhino-pharynx. Le processus anatomo-pathologique de cette complication est décrit par Urbantschitsch dans les termes suivants, d'ailleurs exagérés :

« L'air décolle les bords de la plaie, passe dans le tissu sous-muqueux, puis de là, se dirigeant dans les différentes directions, atteint la muqueuse de la bouche, du voile du palais, de la luette, du pharynx jusqu'à l'entrée du larynx, puis pénètre dans le tissu conjonctif sous-cutané des joues, des paupières, des parties latérales du cou jusqu'à la deuxième ou troisième côte ; enfin l'air peut atteindre la paroi interne du thorax, soulever la plèvre et même, comme le prouvent les expériences de Voltolini sur les lapins, produire un pneumothorax. »

Triquet cite un cas d'emphysème de la glotte et Turnbull rapporte les cas de deux morts subites pendant le cathétérisme.

Ordinairement l'emphysème n'entraîne pas de suites aussi fâcheuses et n'est pas de longue durée. Les malades se plaignent d'une tension dans les parties atteintes, de douleurs lancinantes, de troubles respiratoires pouvant aller jusqu'à l'accès de suffocation. Au doigt on sent le crépitement caractéristique de tout emphysème et à la vue le visage semble tuméfié du côté atteint, les paupières œdématiées, la muqueuse du voile du palais boursouflée, la paroi postérieure du pharynx est bombée en avant.

La résorption de l'air est la terminaison habituelle de cette complication.

Comme traitement on pratiquera la compression digitale, le massage, et l'on aura soin de défendre expressément au malade de se moucher.

Dans le cas de troubles respiratoires très prononcés on pratiquera la trachéotomie, si la suffocation est due à de l'emphysème de la muqueuse laryngée ou des replis épiglottiques.

Le cathéter ne sert pas seulement à faire arriver de l'air dans la caisse ; on s'en est servi pour y amener des vapeurs chargées de principes médicamenteux ; on en use pour y faire pénétrer des liquides.

Et tout d'abord disons qu'il y a quelques années encore on se servait d'appareils d'une grande puissance pour faire parvenir l'air dans l'oreille moyenne. Lorsque la poire de Politzer était insuffisante, on avait recours aux appareils de Deleau et Bonnafont, dont la pièce principale était une pompe aspirante et foulante. L'air, comprimé dans un récipient, était amené par un tube de caoutchouc au cathéter, auquel il se reliait par un ajustage métallique. En ouvrant un robinet, cet air soumis à une pression plus ou moins élevée, à volonté, pénétrait de force dans la trompe. On a renoncé à ces pratiques qui n'étaient pas sans inconvénients : action trop brusque sur la chaîne des osselets, sur la membrane tympanique, production d'emphysème, etc.

Le même sort a été réservé à tous ces appareils compliqués de Tröltsch, Moos, Miot et Baratoux, destinés à insuffler dans l'oreille moyenne de l'air chargé de vapeurs de chloroforme, de térébenthine et surtout de chlorhydrate d'ammoniaque qui paraissait alors jouer un grand rôle, aujourd'hui bien effacé.

Dans certains cas nous insufflons encore des vapeurs d'éther, d'iodure d'éthyle, etc...; nous nous contentons d'en remplir une poire de Politzer en introduisant, après y avoir fait le vide par la pression, en introduisant, disons-nous, son bout conique dans une bouteille remplie d'un de ces liquides ; en laissant la poire se dilater, elle se remplit en aspirant un air chargé, saturé, des vapeurs du médicament. Adaptant le bout conique de la poire au cathéter, nous poussons notre douche d'air comme d'habitude et nous remplissons la trompe et la cavité tympanique de la vapeur médicamenteuse nécessaire.

C'est à peu près le même procédé qu'on emploie pour faire pénétrer des liquides dans la caisse : le cathéter étant mis en place, on verse le liquide médicamenteux dans son pavillon à l'aide d'une seringue de Pravaz ou avec un compte-gouttes. Puis, par une forte insufflation à l'aide de la poire de Politzer, on projette dans la trompe et dans la caisse le médicament : vaseline liquide, huile d'olive stérilisée, mentholée, phéniquée, etc...

Dans certains cas d'otorrhée, avec large perforation du tympan, il est indiqué de faire des lavages de la caisse par la trompe. Dans ces cas, après avoir introduit dans l'orifice pharyngien le plus gros cathéter possible, on pousse une injection avec la seringue à pansement adaptée au pavillon. Wéber-Liel introduisait dans le cathéter une petite sonde souple qu'il poussait jusque dans la cavité tympanique, et c'est par cette sonde qu'il y faisait pénétrer l'injection.

DILATATION FORCÉE DE LA TROMPE D'EUSTACHE. — Lorsque par le procédé de Politzer, ou par l'usage du cathéter, on ne parvient pas à faire pénétrer de l'air dans la cavité tympanique, on est en droit de supposer qu'il existe une constriction, un rétrécissement, une oblitération du canal de la trompe d'Eustache. On a recours alors à l'usage des bougies, *au bougirage*, pour explorer la trompe et en pratiquer la dilatation progressive.

Pour faire usage des bougies, on introduit d'abord le cathéter le plus avant possible dans l'orifice pharyngien de la trompe. Lorsqu'on s'est assuré qu'il est bien en place, on le maintient immobile de la main gauche, de la droite on fait pénétrer la bougie dans le cathéter (fig. 61).

Fig. 61.

Jusqu'à quelle profondeur doit-on pousser la bougie ? Politzer, tout en disant que la bougie doit être portée jusqu'à l'ouverture tympanique de la trompe, indique le chiffre de 1 cm. 1/2 à 2 cm. Or, si on consulte les mesures que nous avons données précédemment on

Chirurgie de l'oreille.   13

voit qu'avec 3 cm. on arrive à l'orifice tympanique d'une trompe très courte ; avec cette longueur on franchit à peine l'isthme d'une trompe un peu longue. Or, comme il faut toujours franchir cette portion de la trompe, nous dirons que la bougie doit être introduite d'au moins 3 cm. pour que l'opération soit complète. Etant donné ce principe, avant d'introduire la bougie dans le cathéter, on a eu soin de marquer sur elle deux points : un, au niveau du pavillon qui indique que l'extrémité antérieure de la bougie affleure l'orifice de sortie du cathéter, l'autre, 3 cm. plus loin. Quand la première marque disparaît dans le cathéter, on sait que la bougie parcourt la trompe ; elle y pénètre avec d'autant plus de facilité que le canal de cette dernière est plus libre, plus large. S'il y a un rétrécissement on éprouve une sensation de constriction, et même d'arrêt. Il ne faut pas employer trop de force ; on retire un peu la bougie, puis on la pousse de nouveau en avant en lui imprimant un mouvement de rotation qui, parfois, permet de franchir l'obstacle. Si le rétrécissement n'est pas très marqué, on emploie de suite des bougies d'un calibre plus fort pour obtenir une dilatation graduelle.

Mais à combien de difficultés se heurte-t-on lorsqu'on se trouve en présence d'un rétrécissement très resserré et occupant une grande étendue de la trompe ! Ce n'est qu'au prix d'efforts incessants et d'une patience très grande de la part du malade, autant que de celle de l'opérateur, qu'on parvient, et pas toujours, à un résultat satisfaisant.

En général, lorsqu'on passe des bougies dans une trompe, au moment où l'instrument arrive à l'isthme, le malade éprouve une sensation de piqûre qu'il localise dans l'oreille.

La bougie doit rester dans la trompe plusieurs minutes, jusqu'à quinze, et, si l'on fait une insufflation d'air, après avoir retiré l'instrument, on constate par l'auscultation que l'air pénètre dans la caisse par un courant plus large qu'avant l'opération.

Pour maintenir la bougie et le cathéter en place pendant le temps voulu, les auteurs ont conseillé l'emploi des pinces nasales. Nous ne croyons pas cette précaution nécessaire, et nous ne la mettons jamais en pratique, car la bougie introduite à une profondeur de 3 cm. dans la trompe maintient le cathéter suffisamment immobile.

A ceux qui n'ont pas une bien grande habitude des manœuvres de la chirurgie otologique nous conseillerons, avant d'introduire la bougie, de s'assurer, par une insufflation d'air, que le bec du cathéter se trouve bien dans l'ouverture pharyngienne de la trompe.

Il arrive assez fréquemment, lorsque cette dernière condition n'est pas bien réalisée, que la bougie se recourbe et glisse dans la gorge entre le cathéter et la paroi pharyngée. Dans ce cas le malade accuse une douleur vive sur la région latérale du cou.

L'accident que l'on devra surtout chercher à éviter, et qui est très évitable si on se rend toujours bien compte de la profondeur à laquelle on pousse la bougie, c'est la pénétration de cette dernière dans la caisse. La plupart du temps, du reste, cet accident est sans gravité : l'extrémité de la bougie vient perforer le tympan en passant entre le marteau et la longue apophyse de l'enclume. Cependant il peut se produire une luxation des articulations incudomalléale ou stapédo-malléale avec surdité subite ; la corde du tympan peut être lésée.

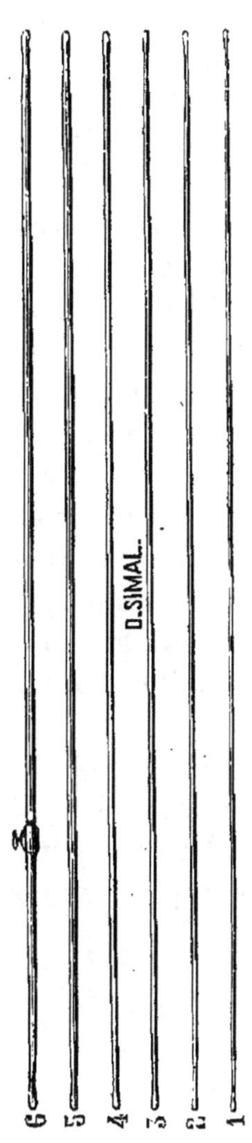

Fig. 62.

Comme le bougirage est ordinairement suivi d'une insufflation d'air ou de vapeurs médicamenteuses, ou d'une injection de quelque solution, il faut toujours, quand on retire la bougie, examiner son extrémité antérieure ; si elle est tachée de sang, c'est que pendant les manœuvres de dilatation on a lésé la muqueuse de la trompe. Dans ce cas, il faut soigneusement éviter toute insufflation ou injection et défendre expressément au malade de se moucher pour éviter la production d'un emphysème.

Enfin examinons les diverses bougies dont se sont servis et dont se servent les différents auteurs. Eliminons de suite comme dangereuses *les bougies d'ivoire décalcifié* de Wilde et celles en *parchemin durci* de Guye : trop rigides, elles écorchent et blessent la muqueuse. *Les bougies recouvertes de cire* laissent des parties de leur revêtement dans la trompe où elles jouent le rôle de corps étranger.

Politzer emploie *les bougies*

dites *françaises*, faites de tissu recouvert de vernis et cylindro-coniques. Pour nous, celles que nous employons couramment sont en *celluloïd;* parfaitement calibrées elles offrent six numéros qui correspondent aux diamètres 7, 9, 11, 13, 14, 15 dixièmes de millimètres (fig. 62). Suffisamment résistantes pour franchir une trompe et la dilater progressivement, elles ne sont pas assez rigides pour lacérer la muqueuse : aussi leur emploi s'est-il rapidement vulgarisé en France.

Dans certains cas cependant, le rétrécissement est si resserré qu'elles sont insuffisantes; il faut recourir à des tiges plus résistantes. Politzer dans ces cas recommande les *bougies en baleine* fabriquées par *Leiter*. Nous leur préférons celles en *argent vierge* terminées par une pointe conique. Ces deux dernières espèces doivent être maniées avec une grande prudence : la déchirure et la perforation de la muqueuse sont d'autant plus faciles que ces sortes de bougies ne sont employées qu'en cas de sténose très prononcée, que leur calibre est par conséquent très petit, et leurs extrémités d'autant plus vulnérantes.

Le bougirage de la trompe d'Eustache est surtout destiné à produire la dilatation progressive des sténoses. Il faut bien admettre aussi que le passage réitéré de la bougie agit sur la muqueuse hypertrophiée à l'instar d'un véritable massage.

Corps étrangers dans la trompe d'Eustache

Nous ne parlerons pas de ceux qui peuvent être poussés de la caisse ouverte vers la trompe, mais de ceux-là seuls qui ont pénétré par la voie pharyngienne.

Nombreuses sont les observations où les auteurs se sont complu à rapporter des exemples plus ou moins frappants de corps étrangers de la trompe. En 1894, R. Camerer, dans une thèse de la faculté de Tubingen, en a cité plusieurs. C'est d'abord un enfant de six ans, otorrhéique depuis plus d'un an, à qui on retire de la trompe droite un fêtu de paille de quatre centimètres et demi (observation due à l'auteur). C'est ensuite un cas d'Urbantschitsch : femme de cinquante et un ans qui garde un épi pendant neuf semaines dans sa trompe ; il y a suppuration, perforation du tympan et la malade extrait son épi par l'oreille externe à l'aide d'une épingle à cheveux. Schalle de Hamburg observe un artilleur chez qui une injection dans le naso-pharynx détermine une vive douleur de l'oreille droite ; suppuration de l'oreille moyenne, paracentèse, et, deux jours après, extraction de la caisse, avec la pince, d'un morceau de caoutchouc long de six millimètres, large de quinze, et qui provenait de la seringue employée pour les injections. Et ce cas presque incroyable de Lewis W. Reynolds dans lequel une femme de trente-cinq ans, au cours du quatrième mois de sa grossesse, rend en vomissant plusieurs vers rouges, puis, quinze jours après, en rend par les oreilles en même temps qu'il y a otorrhagie ; et les vers, pendant plusieurs jours, sortent en grande quantité, leur longueur arrivant à quatre pouces, et leur grosseur équivalant à une plume d'oie.

L'examen otoscopique révéla une perforation des deux membranes tympaniques.

Nous mentionnons ces cas d'abord parce qu'ils sont curieux, et aussi pour montrer combien sont obscurs et divers les symptômes dont ces corps étrangers peuvent s'accompagner. Ils en ont un cependant qui est presque constant : la suppuration de l'oreille moyenne ; quant à l'élément douleur, il est très variable.

Dans tous les cas que nous connaissons il y a eu élimination à peu près spontanée. Il est un genre de corps étrangers de la trompe qui nous intéresse davantage : nous voulons parler des fragments de bougie qui peuvent accidentellement, au cours du bougirage, rester dans le canal de la trompe d'Eustache. Ce genre d'accident, qui nous est arrivé à plusieurs reprises, ne doit pas, outre mesure, effrayer l'opérateur ; le malade n'accuse le plus souvent aucun malaise, parfois se plaint d'un sentiment de piqûre qu'il localise derrière le lobule ; au bout d'un, de deux, de trois jours au plus, le corps étranger s'élimine de lui-même, repoussé vers le pharynx par les contractions de la couche musculaire de la trompe d'Eustache. Le plus souvent cette sortie a lieu sans que le malade s'en doute et il retrouve l'extrémité de la bougie en crachant ou en se mouchant. Si la portion de bougie est assez étendue, elle peut rester enclavée dans le pharynx et on peut être obligé d'aller l'y chercher à l'aide d'une pince courbe que l'on passe derrière le voile du palais et en s'aidant de la rhinoscopie postérieure.

CHAPITRE VII

OPÉRATIONS RÉTRO-AURICULAIRES

Dans les chapitres précédents, nous avons décrit les opérations nécessitées par les lésions des divers organes contenus dans la cavité tympanique pris isolément. Elargissant la question, nous devons maintenant envisager les lésions plus étendues que l'otorrhée peut produire sur l'ensemble des organes de l'oreille moyenne, sur les parois mêmes de celle-ci ; nous devons suivre le processus inflammatoire qui, d'une façon générale, partant de la caisse, s'étend aux parties plus éloignées. Pour combattre ces lésions, pour arriver à ces foyers infectés, nous serons amenés à nous créer une voie nouvelle, à aborder l'oreille moyenne et ses annexes, pour y pénétrer, par la région rétro-auriculaire, d'où la série des opérations rétro-auriculaires.

Pour bien suivre la marche envahissante de l'otorrhée, pour bien faire comprendre les complications qu'elle est capable de déterminer, nous devons revenir sur la disposition anatomique de l'oreille moyenne et décrire topographiquement les différents organes en rapport avec elle. Les indications opératoires se présenteront alors d'elles-mêmes.

Anatomie. — L'oreille moyenne, située à la base du crâne, et sur ses parties latérales, est comprise dans l'épaisseur de l'os temporal.

On peut la comparer à une éponge, dont toutes les cellules, à parois osseuses, communiquent entre elles. Une de ces cellules, plus large que les autres, la cavité tympanique, les met en rapport avec l'extérieur par le conduit auditif externe (que ferme il est vrai, à l'état normal, la membrane du tympan) d'une part, et la trompe d'Eustache de l'autre. Cette première cellule, ou cavité tympanique, présente un canal, le canal pétro-mastoïdien, qui se rend aux cellules mastoïdiennes. Cet assemblage de cellules forme un tout homogène, un organe particulier : l'oreille moyenne ; une même muqueuse les tapisse, les soumettant aux mêmes influences pathologiques. Nous allons étudier anatomiquement ces trois parties de l'oreille moyenne : la cavité tympanique, le canal pétro-mastoïdien, les cellules mastoïdiennes.

I. La caisse ou cavité tympanique a déjà été décrite dans un chapitre précédent, nous ne reviendrons pas sur sa configuration intérieure. Cependant, au point de vue du pronostic de ses suppurations, nous devons faire remarquer qu'elle peut être envisagée comme formée de deux cavités : une inférieure plus vaste, la caisse proprement dite, et une supérieure contenant la chaîne des osselets : l'attique dont nous donnerons tout à l'heure la description.

La paroi inférieure de la caisse est en rapport avec le golfe de la jugulaire ; le tronc veineux correspond

en général.à la partie médiane du plancher de la caisse,
mais il peut se trouver plus en dehors ou plus en dedans. Si le rapport n'est pas immédiat, dit Chiuccini,
il est toujours au moins rendu médiat au moyen des
cellules osseuses qui se trouvent sous la paroi de la
caisse. Ces cellules peuvent encore faire communiquer
le golfe de la jugulaire et le canal carotidien.

Cette paroi inférieure peut présenter des lacunes,
des déhiscences, qui mettent la muqueuse de la caisse
en contact direct avec le golfe de la jugulaire. Sur cette
paroi on trouve aussi les orifices propres au nerf de
Jacobson et à l'artère tympanique. La présence de ces
derniers orifices explique l'infection possible de cette
partie de la muqueuse de la caisse ; la forme de la paroi se prête à la stagnation du pus, sa minceur et ses
déhiscences rendent possible la propagation du processus inflammatoire de la caisse à la jugulaire.

La paroi antérieure est en rapport immédiat avec le
canal carotidien ; la paroi de ce dernier peut être d'une
minceur extrême et même présenter des déhiscences
qui peuvent mettre en contact direct un épanchement
purulent de la caisse et les tuniques de la carotide. La
menace d'une complication intracrânienne est encore
plus grande en pareil cas si l'on songe à la présence
du sinus de Rektorzich qui entoure le canal carotidien.

Du reste, fait remarquer Chiuccini de Florence, à
qui nous ferons de nombreux emprunts dans ce chapitre
anatomique, il n'est pas nécessaire que ces déhiscences de la paroi postérieure du canal carotidien existent
pour qu'il y ait rapport entre la caisse et la carotide ou
le sinus péricarotidien de Rektorzich ; normalement les
canalicules carotico-tympaniques, au nombre de 1 à 3,

et donnant passage à des rameaux artériels et veineux, vont de la paroi antérieure de la caisse au canal carotidien à travers le sinus péricarotidien.

De plus existe un système de cellules osseuses entre la paroi antérieure de la caisse et le canal carotidien qui peuvent même se prolonger jusqu'au golfe de la jugulaire, revêtant dans ce cas par leur ensemble la forme d'une pyramide triangulaire.

On peut aisément comprendre que cette pyramide triangulaire de cellules peut être facilement envahie par une infection purulente de la caisse ; soit qu'elle vienne de la paroi antérieure de la caisse, soit de la paroi inférieure, il y a menace pour le sinus péricarotidien ou pour la jugulaire. Consécutivement l'infection du sinus caverneux peut se faire ou par le sinus de Rektorzich, ou par la carotide même qui traverse le sinus caverneux de chaque côté de la selle turcique.

La paroi interne de la caisse offre bien des voies de communication pouvant favoriser la propagation du pus en cas d'otite, vers la cavité crânienne : le canal de Fallope qui peut présenter des déhiscences (il est toujours ouvert chez le nouveau-né, d'après Urbantschitsch) ; les fenêtres ronde et ovale ; les canaux semi-circulaires qui, sous l'influence de la suppuration de l'oreille moyenne, peuvent assez souvent présenter des fistules.

La paroi externe de la caisse n'est pas uniquement constituée par le tympan ; elle s'étend plus en bas et encore plus en haut que cette membrane. Il résulte de cette première disposition qu'il existe une rainure entre les parois interne et externe de la caisse où les productions inflammatoires ont tendance à stagner. La portion osseuse de la paroi externe qui surmonte le tympan est très importante et sera décrite tout à l'heure en parlant de l'attique. Disons seulement pour le moment qu'elle présente l'ouverture de cellules osseuses appartenant à la paroi supérieure du conduit auditif externe. Or, ces dernières sont en rapport avec celles de la paroi postérieure avec lesquelles elles forment tout un système important, tantôt par leur nombre, tantôt par leur ampleur.

La topographie de ce système est la suivante : en haut elles correspondent avec la fosse cérébrale moyenne, en bas et en arrière avec les cellules mastoïdiennes. En dehors elles peuvent arriver jusqu'au conduit auditif cartilagineux ; en dedans elles s'ouvrent à la partie la plus élevée de la paroi externe de la caisse ; en avant, on en voit souvent quelques-unes se prolonger jusqu'à la partie supérieure de la cavité glénoïde.

De ces rapports il résulte qu'un épanchement purulent de la caisse peut envahir ces cellules de la paroi supérieure du conduit par diverses voies : soit directement de la caisse, quand il y a obstacle à l'écoulement du pus en dehors de la caisse ; soit indirectement des cellules mastoïdiennes ; soit enfin, plus rarement, venant d'infiltrations et de collections purulentes issues du conduit auditif. Une fois les cellules de la paroi supérieure du conduit envahies, le danger d'une propagation du processus purulent à l'intérieur du crâne devient évident en vertu du rapport de ces cellules avec la fosse cérébrale moyenne. Il peut même se faire que la fosse cérébrale ne soit séparée des cellules de la paroi supérieure du conduit que par la seule lame vitrée de la face interne du diploé ; il peut même y avoir à ce niveau des déhiscences, de sorte qu'il y a communication entre la caisse, les cellules de la paroi supérieure du conduit et la cavité crânienne.

La paroi supérieure de la caisse est variable comme épaisseur ; parfois elle est réduite à la simple lamelle vitrée du diploé qui sépare la cavité tympanique de la fosse cérébrale moyenne ; tantôt elle est beaucoup plus épaisse, mais est alors éminemment spongieuse, aréolaire, formée de cellules communiquant largement entre elles et avec la caisse.

Souvent à ce niveau existent des déhiscences qui mettent en contact intime la muqueuse de la caisse et la dure-mère (167 fois sur 765 crânes d'après Bürkner ; 18 fois sur 209 crânes d'après Hörner).

Chez le nouveau-né cette paroi supérieure présente la suture pétro-squameuse traversée par une expansion de la dure-mère et des vaisseaux, rameaux de l'artère méningée moyenne destinés à la muqueuse du tympan. Chez l'adulte, par le fait de l'accroissement de la caisse, cette suture est reportée en dehors, se présente sous forme d'un sillon dentelé, contenant encore des restes de cordons de tissu conjonctif, situé au-dessus du conduit auditif osseux.

Chez l'enfant la paroi supérieure de la caisse s'avance un peu au-dessus du conduit, de sorte qu'une inflammation de ce dernier peut s'étendre à la caisse ; le tympan restant intact favorise l'extension du processus purulent aux cellules mastoïdiennes.

Cette paroi supérieure fait partie de l'attique dont nous allons nous occuper dans un instant.

La paroi postérieure de la caisse présente dans sa partie supérieure *l'aditus ad antrum*, embouchure du canal pétro-mastoïdien qui fait communiquer la caisse avec les cellules mastoïdiennes. Au-dessus se trouve l'éminence pyramidale offrant à son sommet un orifice pour le passage du muscle de l'étrier.

A côté de l'éminence pyramidale existent deux fossettes : l'une en avant et en dedans, l'autre en haut et en dedans, reliées parfois aux cellules mastoïdiennes par de petits orifices.

Sur cette paroi s'aperçoit la portion descendante du canal de Fallope.

Ces deux dernières parois de la caisse concourent en grande partie à la formation de cette partie de la caisse désignée sous le nom d'attique que nous allons étudier maintenant en empruntant en grande partie la description qu'en donne Weismann dans sa thèse inaugurale.

Attique. — « Les otologistes américains ont donné ce nom *d'attique* à la partie de la caisse du tympan située immédiatement au-dessous du toit, du tegmen tympani (v. fig. 63). Les Allemands l'appelent Kuppola, Kuppelraum (coupole) en raison de sa forme arrondie. Les auteurs français l'appelaient *recessus épitympanicus* ou tout simplement partie supérieure de la caisse. Le terme *attique* paraît adopté aujourd'hui par les otologistes. La partie supérieure de la caisse du tympan n'a pas exactement la forme d'une coupole ; c'est plutôt une voûte allongée dans le sens antéro-postérieur, puisque les dimensions moyennes sont de 13 millimètres d'arrière en avant et de 6 millimètres seulement de dehors en dedans. Cette voûte est limitée de tous côtés par des plans osseux ; en bas elle confine à la caisse. La limite inférieure de l'attique correspond à peu près à un plan perpendiculaire à la membrane du tympan passant par la courte apophyse du marteau. Tout ce qui est au-dessus de ce plan fictif appartient à l'attique ; ce qui est au-dessous appartient à la caisse proprement dite (fig. 63). Pour plus de précision la limite inférieure de l'attique est

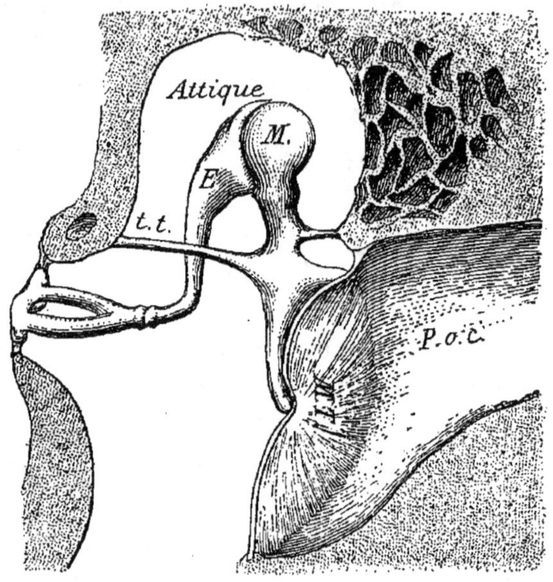

Fig. 63.

E, étrier ; — *M*, marteau ; — *tt*, tenseur tympanique ; — *M.T.*, membrane tympanique ; *P.o.c.*, conduit auditif.

formée en dehors par la face supérieure de l'apophyse externe du marteau et la face supérieure des poches de Tröltsch ; en dedans par la partie inférieure de la saillie du canal facial, en avant par le rebord osseux qui sépare l'orifice tympanique de la trompe d'Eustache du conduit dans lequel est logé le muscle du marteau ; en arrière par l'angle inférieur de l'aditus ad antrum. La séparation de l'attique et de la caisse *(paroi inférieure de l'attique)* est complétée par des parties osseuses et membraneuses : le corps du marteau, le corps de l'enclume, la courte branche de l'enclume qui va se loger dans l'angle inférieur de l'aditus ad antrum et une cloison membraneuse, repli muqueux, qui s'insère en arrière à l'angle inférieur de l'aditus ad antrum, en avant du ligament antérieur du marteau ; ce repli suit en dedans le bord inférieur de la courte branche de l'enclume qui est par conséquent incluse dans l'attique. Cette cloison membraneuse peut être complète, ou faire défaut. Dans le premier cas, l'attique ne communique pas avec la caisse et forme une cavité absolument indépendante ; dans le second cas l'attique communique très largement avec la caisse. Ces deux éventualités extrêmes sont tout à fait exceptionnelles ; la cloison membraneuse est à peu près constante, mais le plus souvent est incomplète et présente des solutions de continuité ; autrement dit l'attique communique normalement avec la caisse ; mais les orifices de communication sont ordinairement très petits.

La paroi externe de l'attique est constituée inférieurement par la membrane de Schrapnell ; plus haut par une lamelle osseuse appartenant à la portion écailleuse du temporal. Cette lamelle osseuse, *mur de la logette des osselets* de Gellé, *pars ossea* de Wall, sépare l'attique du conduit auditif externe et rend inaccessible à l'œil comme au stylet la plus grande partie de la cavité. Elle a une forme de niche à concavité interne et se continue sans ressaut, sans point de séparation, en haut avec le *tegmen tympani*, en avant avec la paroi antérieure.

La paroi interne, portion supérieure de la paroi interne de la caisse, commence au-dessus de la fenêtre ovale ; elle présente à considérer d'arrière en avant la voussure du canal semi-circulaire transverse, voussure tout à fait postérieure qui forme la limite interne de l'*aditus ad antrum* — la saillie du canal facial, immédiatement au-dessus de la fenêtre ovale et suivant la paroi sur une longueur de 6 millimètres environ — enfin tout à fait en avant, et sur le même niveau que le canal facial, la gouttière du muscle du marteau.

La paroi antérieure n'existe pas pour ainsi dire ; elle n'est que le point d'union des parois externe et interne ; sa limite inférieure est le rebord osseux qui sépare le conduit du muscle du marteau de l'orifice tympanique de la trompe.

La paroi postérieure est formée par l'orifice de l'*aditus ad antrum*. Cette ouverture, le plus souvent triangulaire à sommet inférieur, fait communiquer l'attique avec l'antre et les cellules mastoïdiennes.

L'angle inférieur se trouve généralement à 8 ou 9 millimètres du plancher de la caisse ; sa hauteur est de 5 à 6 millimètres.

L'*aditus* est limité en dedans par la saillie du canal semi-circulaire transverse ; en dehors par le bord postérieur de la niche osseuse que nous avons décrite ; en bas par la courte branche de l'enclume, en haut par le toit de la caisse.

La paroi supérieure, ou tegmen tympani, dont nous avons déjà signalé la forme en dôme, est formée par l'union de la portion squameuse et de la portion pétrée du temporal. Elle sépare l'attique de la fosse cérébrale moyenne. Son épaisseur est très variable ainsi que nous l'avons vu précédemment.

Telle est la cavité de l'attique ; cette cavité est elle-même cloisonnée d'avant en arrière et divisée en deux parties externe et interne par une cloison en partie osseuse, en partie membraneuse, qui va de l'*aditus ad antrum* à la lamelle osseuse qui sépare l'orifice tubaire du conduit où est logé le muscle du marteau. Cette cloison est formée d'arrière en avant par la courte branche de l'enclume, le corps de l'enclume, la tête et le col du marteau, la longue apophyse du marteau, et complétée par des replis muqueux à peu près constants. La portion externe est de beaucoup la plus importante ; l'interne n'existe pour ainsi dire qu'à l'état virtuel, le corps de l'enclume étant presque accolé à la saillie du canal facial.

L'attique est une cavité extrêmement petite puisqu'il ne mesure en moyenne que 13 millimètres de longueur, 6 millimètres de profondeur et 6 millimètres de hauteur. Encore faut-il considérer que ce petit espace est en partie comblé par la tête et le col du marteau, le corps et la courte branche de l'enclume. De nombreux ligaments y forment un lacis circonscrivant de petites cavités secondaires souvent indépendantes.

De ce qu'on vient de lire il résulte que la caisse du tympan doit être considérée comme formée en réalité de deux cavités superposées, l'une inférieure, la caisse proprement dite ; l'autre supérieure, contenant le corps des osselets. »

Et l'on comprend de suite la différence de pronostic qui doit exister entre les suppurations de l'une et de l'autre de ces cavités. Tandis que le pus formé dans la partie inférieure de la caisse tympanique trouve une voie relativement aisée vers l'extérieur après avoir perforé le tympan, toute suppuration de l'attique se trouve enfermée dans une cavité close. La suppuration

peut se faire jour à travers la membrane de Schrapnell,
mais elle peut aussi envahir les parties voisines. Or
nous avons vu, en étudiant la paroi supérieure de la
caisse, les rapports avec la fosse cérébrale moyenne,
d'où menace de méningite, d'abcès sous-dural, d'abcès
cérébral ; la paroi externe contient des cellules permettant au pus de fuser le long de la paroi supérieure et
de la paroi postérieure du conduit auditif externe, dans
les cellules mastoïdiennes, la fosse cérébrale moyenne ;
par la paroi postérieure envahissement possible des
cellules et de l'antre, d'où mastoïdites avec toutes leurs
complications ; la compression exercée sur la paroi interne peut occasionner une paralysie faciale. De plus les
suppurations de l'attique sont plus difficiles à diagnostiquer, cachées qu'elles sont à la paroi interne du mur
de la logette, impossibles à découvrir au spéculum et
à explorer au stylet.

II. Le canal pétro-mastoïdien relie la cavité tympanique à l'antre mastoïdien et, par là même, à tout le
système cellulaire mastoïdien.

Nous avons signalé, en étudiant la paroi postérieure
de l'attique, l'ouverture de ce canal dans la caisse du
tympan : c'est l'*aditus ad antrum*. Les parois de ce
canal sont formées de tissu spongieux dont les cellules
osseuses sont en communication avec celles qui entourent les parois postérieure et inférieure du conduit auditif.

III. La partie la plus étendue de l'oreille moyenne
est constituée par sa portion mastoïdienne (fig. 64).
Etant donné que nous sommes appelés, pour pratiquer
les opérations *rétro-auriculaires*, à agir de dehors en
dedans sur cette région, il nous paraît nécessaire de

l'étudier rapidement dans sa configuration générale aussi bien que dans ses rapports topographiques.

La portion mastoïdienne est située à la partie externe

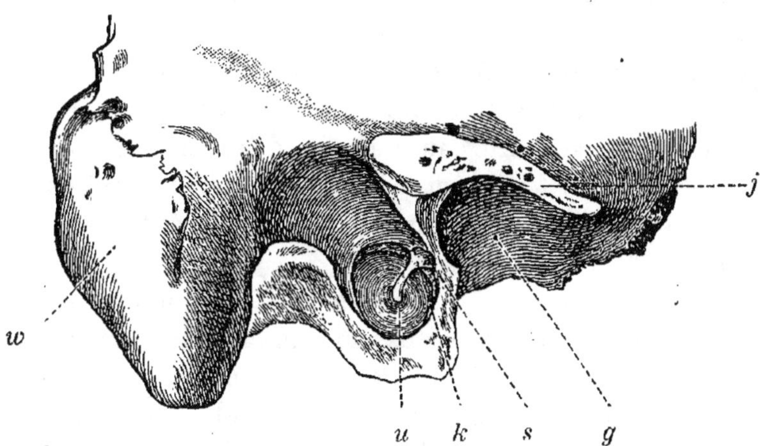

Fig. 64. — Surface externe de la membrane tympanique (grandeur naturelle (d'après Politzer).

j, surface de la section à la scie de l'apophyse zygomatique. — *g*, cavité glénoïde, — *s*, membrane flaccide de Schrapnell, — *k*, courte apophyse du marteau, — *u*, extrémité inférieure du manche du marteau (ombilic), — *w*, apophyse mastoïde (oreille droite).

et inférieure de l'os temporal ; elle est reliée en arrière à l'occipital, en haut au pariétal ; en avant elle se continue avec le rocher et la portion écailleuse. En bas elle se termine par l'apophyse mastoïde dirigée un peu obliquement de haut en bas et d'arrière en avant.

La partie de la région mastoïdienne qui nous intéresse le plus, la région opératoire, est cette gouttière osseuse limitée en haut par la branche antéro-postérieure de la base de l'apophyse zygomatique, en arrière par la voussure, la convexité de la face externe de l'apophyse à la surface de laquelle on trouve des rugosités pour les insertions des muscles sterno-mastoïdien et digastrique, en avant par la paroi postérieure du conduit auditif osseux.

A ce niveau on trouve un sillon qui semble avoir été tracé avec la pointe d'une aiguille (Sappey) et qui se termine en haut par une saillie plus ou moins marquée, mais qui ne fait jamais défaut et qui sera pour nous d'une immense utilité comme point de repère : *la spina supra meatum*. Cette petite éminence osseuse est formée par la réunion, la soudure, des portions écailleuse et pétrée du temporal.

La face interne ou cérébrale de la portion mastoïdienne ne nous intéresse pas moins. Elle est concave, forme la *fosse sigmoïde*, plus ou moins large et profonde, et loge le sinus transverse. Elle commence, dit Politzer, à la protubérance croisée interne de l'occipital, traverse la face interne et aboutit au trou déchiré postérieur, puis s'élève par un coude brusque vers la paroi inférieure de la pyramide, où elle forme la cavité osseuse destinée au renflement de la veine jugulaire. La lame osseuse qui forme la paroi antérieure de la fosse sigmoïde est, en même temps, la paroi postérieure des cellules mastoïdiennes contenues dans l'apophyse sous-jacente, et ce rapport s'étend sur toute la hauteur de la mastoïde, puisque la fosse sigmoïde suit d'une façon exacte l'angle rentrant formé par la réunion des parties mastoïdienne et pétreuse du temporal (Chiuccini).

Il se présente parfois une atrophie de la lame osseuse qui sépare le sinus des cellules mastoïdiennes ; il peut exister des déhiscences plus ou moins nombreuses, plus ou moins étendues de cette lame.

La fosse sigmoïde droite est ordinairement plus large et plus profonde que la gauche 77 0/0.

Enfin signalons l'agrandissement, la dilatation en forme d'ampoule, de cette fosse, forme qui modifie les rapports du sinus avec les cellules mastoïdiennes, conditions sur lesquelles nous allons revenir.

Nous connaissons maintenant les parois externe et interne de la région mastoïdienne ; occupons-nous de la partie centrale.

Si nous nous reportons au canal pétro-mastoïdien dont nous avons décrit l'ouverture à la paroi postérieure de la caisse tympanique, nous la voyons se diriger en arrière et en dehors pour déboucher dans une vaste cellule appelée l'*antre mastoïdien*.

Cette cellule est située en arrière et un peu au-dessus de l'orifice du conduit auditif externe, à la hauteur de l'articulation de l'enclume et du marteau.

La partie la plus déclive est située sur un plan un peu inférieur à la petite apophyse que nous avons signalée sur le bord postérieur de l'ouverture du conduit auditif externe sous le nom de spina supra meatum. Autour de cet antre viennent se grouper les cellules mastoïdiennes formant une vaste ruche dans laquelle est pour ainsi dire immergé le labyrinthe osseux (fig. 65).

Antre et cellules sont essentiellement variables comme développement et comme nombre.

L'antre, la plupart du temps bien développé, se réduit parfois à la grandeur d'une cellule ordinaire, rarement manque totalement. Chez le nouveau-né, et pendant les premiers mois, l'antre constitue à lui seul toute la région pneumatique de la mastoïde.

Chez l'adulte en général les cellules mastoïdiennes,

communiquant toutes entre elles, correspondent avec
l'antre par plusieurs ouvertures, quelquefois par une
seule ; puis s'étendent jusqu'à l'occipital, en dedans

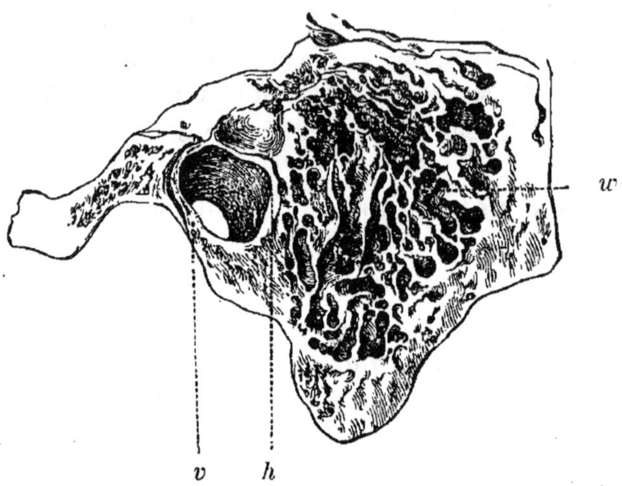

Fig. 65. — Coupe verticale (sagittale) de l'apophyse mastoïde et
du conduit auditif osseux (d'après Politzer).

w, cellules mastoïdiennes, — *h*, paroi postérieure du conduit
auditif osseux, — *v*, paroi antérieure du conduit auditif osseux.

jusqu'au sommet du rocher. Mais leur développement
est essentiellement variable ; Zuckerkandl a démontré
que ces cellules ne sont pas toujours aréolaires, pneumatiques, mais qu'elles sont très souvent constituées
par de la substance osseuse diploïque ou de contenu
graisseux. Tantôt l'apophyse mastoïde est surtout com-
posée de cellules pneumatiques, 36,8 0/0 ; tantôt en
partie de cavités pneumatiques, en partie de substance
diploïque 43,2 0/0 ; tantôt enfin elle est formée de
substance diploïque à contenu graisseux ou de tissu
scléreux osseux, 20 0/0.

Politzer a remarqué qu'il existe des rapports très différents dans le développement et la situation de la cavité sigmoïde, et par cela même du sinus transverse, selon que le tissu osseux mastoïdien est aréolaire ou composé de substance diploïque.

« Dans mes recherches qui ont porté sur plus de quatre cents temporaux, dit-il, j'ai trouvé ce rapport défavorable de situation du sinus sigmoïde plus fréquemment dans les apophyses mastoïdes diploïques et scléreuses.

J'ai trouvé le rapport de situation le plus favorable dans les apophyses mastoïdes entièrement pneumatiques et fortement développées.

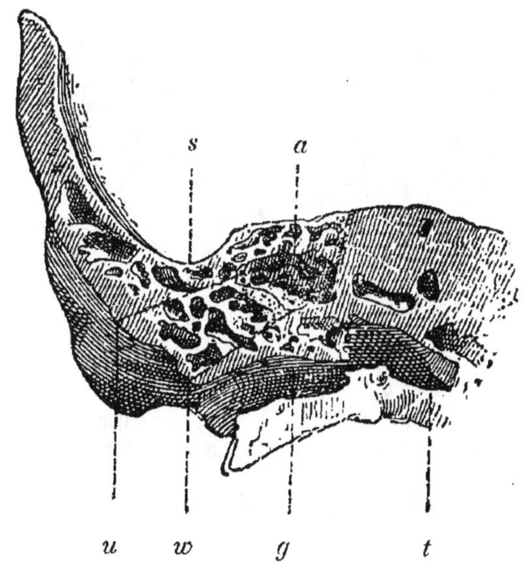

Fig. 66. — Section horizontale d'une apophyse mastoïde pneumatique (d'après Politzer).

s, sinus sigmoïde, — a, antre mastoïdien, — t, cavité tympanique, — g, paroi postérieure du conduit auditif, — w, w', base d'opération sur l'écaille extérieure de l'apophyse mastoïde.

Dans ce cas, il y a généralement entre la paroi postérieure du conduit auditif et le sinus sigmoïde un large espace qui, comme le montrent les lignes convergentes vers l'antre de la figure ci-contre (v. fig. 66) permet de pénétrer commodément dans ce dernier, sans qu'il en résulte le moindre danger de blesser le sinus.

Le rapport de situation est moins favorable dans les apophyses mastoïdes en grande partie diploïques. Ici l'espace compris entre le conduit auditif et le sinus sigmoïde est souvent très étroit, de sorte que, dans l'opération, on s'approche beaucoup de la paroi du sinus (s), qui peut être atteinte si l'on ne prend pas des précautions suffisantes (fig. 67).

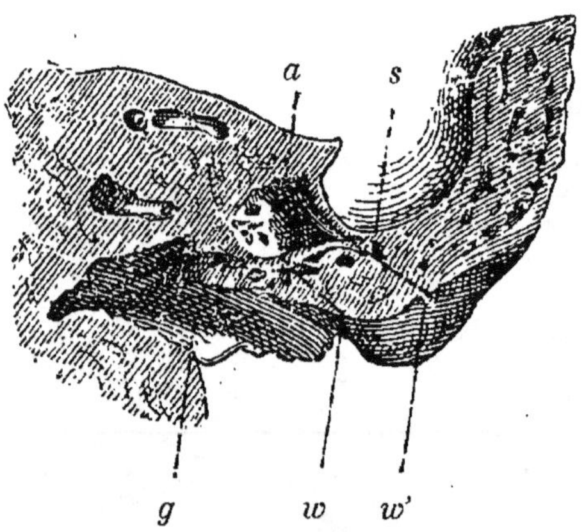

Fig. 67. — Coupe horizontale d'une apophyse mastoïde en partie diploïque, en partie pneumatique (d'après Politzer).

g, paroi postérieure du conduit auditif, — *a*, antre mastoïdien, — *s*, sinus sigmoïde, — *ww'* base de l'opération.

Mais le rapport de situation est le plus défavorable quand le sinus est tellement projeté en avant qu'entre lui et la paroi postérieure du conduit auditif, il n'y a qu'un léger intervalle (fig. 68).

Chirurgie de l'oreille.   14

En même temps le sinus, sur les temporaux de ce genre, s'avance fortement en dehors (Hartmann). Le plus souvent j'ai trouvé cette position anormale dans les

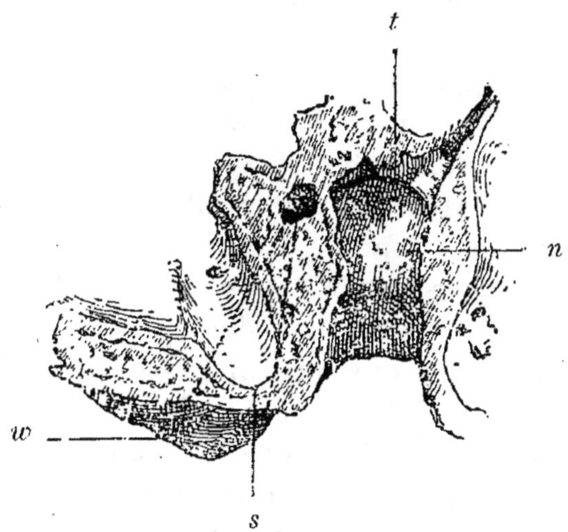

Fig. 68. — Coupe horizontale d'une apophyse mastoïde compacte ne renfermant que quelques rares espaces diploïques (d'après Politzer).

t, caisse du tympan, — n, paroi inférieure du conduit auditif, — s, sinus sigmoïde, — w, limite postérieure de la base d'opération.

apophyses mastoïdes compactes ou complètement diploïques et peu développées. Ce cas défavorable est représenté dans la figure ci-jointe. Si l'on pénètre vers l'antre en partant de la base d'opération (s w), dans le cône indiqué par les lignes ponctuées, la mise à découvert du sinus est absolument inévitable. »

En parlant de la trépanation de l'apophyse mastoïde nous verrons de quelle importance sont ces rapports, qui doivent toujours être présents à l'esprit. Quand il opère sur cette région, le chirurgien cherche tout d'abord à éviter deux gros accidents : la lésion du nerf facial, l'ouverture du sinus. Pour n'avoir pas à revenir sur des données anatomiques quand nous aborderons le chapitre opératoire nous croyons devoir donner, avec le plus d'exactitude possible, la situation, la direction de ces organes.

Trajet et rapports du nerf facial dans l'épaisseur du rocher. — Au moment où le nerf facial parvient à l'extrémité profonde du conduit auditif interne, dit Sappey, « il s'infléchit légèrement en avant pour pénétrer dans le canal de Fallope, marche d'abord perpendiculairement à l'axe du rocher, s'infléchit une seconde fois après un trajet de 4 millimètres pour devenir parallèle à cet axe ; puis une troisième fois après un trajet de 10 millimètres, pour se diriger verticalement en bas vers le trou stylo-mastoïdien... De ces inflexions successives résultent autant de coudes dont la concavité est tournée, en avant pour le premier, en arrière pour le second, en bas pour le troisième...

A l'intérieur du canal de Fallope le nerf de la septième paire n'a de rapport immédiat qu'avec l'artère stylo-mastoïdienne et le tissu osseux. »

Le canal de Fallope contourne donc la caisse tympanique dans l'épaisseur de ses parois interne et postérieure. Dans la portion qui traverse la paroi interne de la caisse, au-dessus de la fenêtre ovale, il peut ne pas être complet, il est ouvert ; on comprend l'importance d'une telle déhiscence en cas d'otite moyenne suppurée (Chiuccini).

Comme l'ont observé Ludwig Joseph, et plus tard Vrolik et Rudinger, jusqu'au quatrième mois de la vie intra-utérine, depuis son premier coude jusqu'au trou stylo-mastoïdien, le canal de Fallope n'est qu'une gouttière qui n'est fermée que plus tard par du tissu osseux. Chez les nouveau-nés Urbantschitsch l'a toujours trouvé encore ouvert au-dessus et un peu en avant du trou ovale sur une étendue variable. Toynbee a constaté que ce canal peut présenter une ouverture ovalaire permanente au-dessus de cette fenêtre. Urbantschitsch a signalé souvent une lacune du même genre au niveau du premier coude.

Le canal de Fallope se trouve dans l'épaisseur de la paroi postéro-supérieure de la caisse à environ 2 millimètres de profondeur. Une coupe transversale au niveau de la paroi supérieure du conduit auditif externe passe au-dessus du nerf facial. Par conséquent, au cours d'une opération sur cette région, on ne court pas le risque de léser le tronc nerveux.

Le deuxième coude du nerf facial devient un peu plus superficiel et est environ à 15 millimètres de la surface externe de l'apophyse mastoïde. L'éminence pyramidale est au niveau de la naissance du troisième coude qui est encore plus superficiel grâce à sa direction verticale. Il en résulte qu'une coupe horizontale passant par le milieu du conduit auditif atteindrait le nerf facial à une très petite distance de la surface osseuse et au niveau de la paroi postérieure du conduit auditif osseux.

Il ressort de cette étude qu'on doit éviter la partie antérieure de l'apophyse mastoïde qui répond au bord postérieur du conduit auditif dans sa moitié ou même dans ses deux tiers inférieurs. Dans le tiers supérieur le nerf facial est protégé par la paroi postérieure du canal pétro-mastoïdien.

« Pour éviter toute blessure, dit Malherbe, la gouge ne doit faire sauter que la paroi antérieure de l'aditus ;

il est prudent de protéger sa paroi postérieure avec un instrument approprié : stylet recourbé, protecteur. »

Sinus en rapport avec le rocher. — Comme le dit Chiuccini, le rocher est pour ainsi dire immergé dans un lac veineux. Son bord supérieur est occupé par le sinus pétreux supérieur qui communique en avant avec le sinus caverneux, en arrière avec le sinus latéral. Son bord postérieur est longé par le sinus pétreux postérieur. Sa base est entourée par le sinus sigmoïde et le golfe de la veine jugulaire. A sa pointe viennent se réunir les sinus coronaire, basilaire, pétreux supérieur et pétreux inférieur.

Une infinité de petites veines osseuses, continue Chiuccini, provenant de l'os temporal, de l'oreille moyenne et de la masse cérébrale, viennent s'ouvrir dans ces sinus, expliquant ainsi leur infection possible par une lésion de ces différents organes. Mais celui dont la connaissance nous importe le plus est le transverse. Il est logé dans la gouttière connue sous le nom de fosse sigmoïde, dont nous avons donné plus haut le trajet et les rapports. Contentons-nous de rappeler ses relations de voisinage avec les cellules mastoïdiennes, et ses changements de situation selon le développement de ces dernières.

Pour établir les corrélations qui existent entre l'apophyse mastoïde et le sinus latéral Poirier s'exprime ainsi :

« D'une façon générale le sinus est d'autant plus profond qu'on se rapproche davantage du sommet de l'apophyse ; en effet le sinus se dirige obliquement en avant et en dedans pour atteindre le trou déchiré postérieur. Dans la partie supérieure de la région, il répond

à la suture pariéto-mastoïdienne au niveau de laquelle
la paroi osseuse n'a pas plus de 3 à 5 millimètres
d'épaisseur ; puis, à partir de ce point, il s'éloigne progressivement de la surface pour gagner le trou déchiré
postérieur situé à 2 ou 3 centimètres de la surface
mastoïdienne. Je ne pense pas, en raison de ces faits,
que l'on puisse dire avec Bezold et Meckel que le sinus
est à une profondeur variant entre 2 et 17 millimètres
et en moyenne à 7 millimètres 6. Ce dernier chiffre,
trop élevé, lorsqu'on agit dans la moitié supérieure de
l'apophyse, est trop faible lorsque l'instrument est porté
sur la moitié inférieure. »

Tels sont les rapports du sinus latéral avec la surface
osseuse. Quant à ses rapports avec la paroi postérieure
du conduit auditif, nous estimons que le sinus est situé
au delà de 15 à 18 millimètres en arrière du conduit.
Disons toutefois que rien n'est plus variable que ses
rapports et que les règles établies plus haut offrent
assez souvent des exceptions.

Le sinus transverse prend naissance au niveau de la
protubérance occipitale interne, où il communique avec
le sinus longitudinal supérieur, le sinus occipital postérieur, le sinus droit; le point de convergence de ces
divers sinus est connu sous le nom de pressoir d'Héro-
phile. Au niveau de sa partie moyenne, le sinus transverse reçoit le sang du sinus pétreux supérieur. En
avant, au niveau du trou déchiré postérieur, il se continue avec la jugulaire interne ; un peu au-dessous du
golfe de cete dernière se jette le sinus pétreux inférieur, ainsi que l'a démontré Trolard.

Connaissant la disposition des nombreuses cavités
qui forment l'ensemble de l'oreille moyenne, ayant

présents à l'esprit leurs rapports réciproques et ceux qu'elles affectent avec les organes voisins, nous pourrons suivre facilement les complications que peuvent produire l'inflammation et la suppuration de la muqueuse de ces cavités.

Dans la majorité des cas, le processus inflammatoire débute par la caisse ; il y a otite.

Cette première étape peut ne pas être dépassée, et l'otite, après un temps plus ou moins long, et sous l'influence du traitement, peut arriver à la guérison ; ou bien elle produit des lésions osseuses des organes contenus dans la caisse, des osselets, ou des parois, tend à se localiser de préférence dans l'attique, et devient chronique. Mais elle peut aussi s'étendre au loin. La complication la plus fréquente est son expansion aux cellules mastoïdiennes avec toutes ses conséquences.

D'un autre côté le processus inflammatoire peut amener des complications plus graves ; il peut provoquer des altérations des parois de la caisse et se propager aux parties avec lesquelles ces dernières se trouvent en contact, ou bien la propagation se fait directement par continuité lorsque des déhiscences existent dans ces parois, ainsi que nous l'avons signalé ; enfin le processus inflammatoire, en suivant les gaines des vaisseaux, des lymphatiques, des cordons fibreux qui traversent les parois de la cavité tympanique, peut aller d'emblée au loin former rapidement des foyers secondaires.

Si nous voulons établir un tableau idéal de la marche possible de l'infection, en allant du simple au composé, nous pouvons, à grands traits, dire que la suppuration envahit d'abord la cavité tympanique, puis, de là, gagne ordinairement les cellules de la mastoïde. Le processus suppuratif peut s'arrêter là, ou se propager plus loin ; nous observons alors un envahissement des sinus, d'où phlébites et trombophlébites, ou extension du côté de la boîte crânienne, méningite, abcès durmériens, abcès cérébraux.

Nous suivrons cette marche dans l'étude de ces premières complications des otites et des opérations qu'elles comportent.

Complications mastoïdiennes.

« L'inflammation secondaire de l'apophyse mastoïde, dit Politzer, se développe soit à la suite d'influences nocives extérieures telles que refroidissement, immersion dans l'eau, traumatismes, injection de grandes quantités de liquides dans l'oreille moyenne, soit à la suite de maladies générales, telles que la tuberculose, la scarlatine, le typhus, la syphilis : mais le plus souvent elle est provoquée par un obstacle à l'écoulement, par la stagnation et la décomposition d'un exsudat purulent sanieux ou caséeux dans les espaces cellulaires de l'apophyse mastoïde. » Cette propagation de la lésion qui va de la caisse à l'apophyse mastoïde est si fréquente, que Politzer va jusqu'à en faire une loi absolue ; il affirme que toutes les fois que la cavité tympanique est envahie, les cellules mastoïdiennes le sont aussi.

« Dans mes nombreuses autopsies relatives à des suppurations de l'oreille moyenne, dit-il, je n'ai pas trouvé un seul cas où il n'y ait eu en même temps des modifications pathologiques des cellules mastoïdiennes. »

Il est aisé du reste de comprendre qu'il en doive être ainsi. En effet, si au point de vue anatomique, on peut assigner une limite aux deux cavités : la caisse d'un côté, les cellules mastoïdiennes de l'autre, cette séparation ne peut guère se faire au point de vue pathologique. La cavité du tympan doit être considérée simplement comme la première, la plus grande et la plus importante des cellules mastoïdiennes, réunie aux autres par le canal pétro-mastoïdien.

La muqueuse de la caisse s'étend à l'intérieur de l'apophyse, tapisse le canal pétro-mastoïdien, l'antre et toutes les cellules. Et c'est cette continuité de la muqueuse qui est le premier et le plus important facteur de la propagation de la lésion.

On peut également admettre avec Politzer que le pus qui se trouve dans la caisse pénètre dans l'antre quand le malade est dans le décubitus dorsal.

Nous irons même plus loin en disant qu'en cas d'otorrhées chroniques, abondantes, le pus vient exclusivement des cellules mastoïdiennes. S'il n'y a pas de symptômes caractéristiques de mastoïdite, c'est que le canal pétro-mastoïdien est béant et que l'écoulement se fait librement. Il peut arriver même que la suppuration persiste alors que toute lésion de la caisse a disparu, et nous verrons plus tard que c'est en nous basant sur cet ordre d'idées que nous invoquerons ces otorrhées chroniques comme indications de l'opération radicale.

Nous venons de voir que les cellules mastoïdiennes

participent à toutes les poussées inflammatoires dont la caisse est le siège ; ces ostéites passent inaperçues tant que le canal pétro-mastoïdien, libre, permet au pus de s'écouler dans la caisse et de là au dehors par la perforation qui existe à la membrane du tympan. Mais la scène change si le canal s'oblitère soit par gonflement de la muqueuse, soit plus souvent par la production de granulations : il se produit une rétention purulente, et l'on est en face d'un abcès mastoïdien.

Les lésions de l'apophyse suivent une marche beaucoup plus rapide lorsqu'elles viennent compliquer une otorrhée au cours d'une maladie infectieuse telle que la fièvre typhoïde. L'otite d'origine grippale a une tendance toute particulière à se propager aux cellules mastoïdiennes.

Au point de vue du diagnostic il y a lieu de diviser les mastoïdites en latentes et en aiguës. Les latentes sont celles dont nous avons parlé tout à l'heure et qui accompagnent les otorrhées. Tout autre est le tableau de la mastoïdite aiguë, celle que le chirurgien a le plus souvent à observer.

Le début est brusque, soit que l'oreille fût indemne de toute lésion antérieure soit qu'elle fût le siège d'une suppuration chronique.

La fièvre s'établit d'emblée très forte, la température monte à 40°, le malade est pris de frissons, d'état saburral des voies digestives. En même temps apparaissent des douleurs tantôt aiguës, tantôt sourdes, presque toujours continues, quelquefois avec exacerbations nocturnes. Le siège initial de ces douleurs est le fond de l'oreille ; puis elles envahissent le conduit, d'où mastication douloureuse, et s'étendent dans diverses directions : vers l'occiput, le cou, la nuque, la face, la mâchoire, l'épaule.

Les malades donnent souvent à leur tête une attitude spéciale, certains muscles du cou sterno-mastoïdien, splénius, petit complexus, digastrique, ayant des tendances à se contracturer. Le patient tient la tête inclinée du côté malade, et le moindre mouvement exagère ses souffrances. Ce signe de torticolis au cours d'une otite moyenne a été particulièrement étudié par Radzich, dans sa thèse de doctorat (Paris, 1890), et indiquerait d'après lui, « presque toujours une complication mastoïdienne avec myosite du sterno-mastoïdien ».

L'idée doit être acceptée si l'on peut écarter l'existence d'une adénite cervicale.

En même temps se développent des signes locaux : la peau qui, normalement, à la surface de l'apophyse, est lisse, facile à plisser entre les doigts, devient épaisse, peu mobile, tuméfiée, chaude, rouge ; la pression de la région devient sensible, puis douloureuse, l'œdème envahit le pli rétro-auriculaire, rejette en avant le pavillon qui paraît détaché de la tête. Il n'est pas rare à ce moment d'observer un arrêt de la suppuration par le conduit auditif. Ce phénomène est dû à un affaissement de ce dernier et prouve que l'abcès mastoïdien va s'ouvrir sur la paroi postéro-supérieure du conduit. « La constatation de ces dépôts purulents, qui rétrécissent le conduit auditif et empêchent l'écoulement de l'exsudat, est d'autant plus importante, que l'on peut en conclure avec grande probabilité que l'abcès de l'apophyse mastoïde commence à percer ou a déjà percé sur la paroi postéro-supérieure du conduit auditif » (Politzer).

Ainsi ce symptôme, très facile à constater au spéculum, a une grande valeur diagnostique, et, pour comprendre plus exactement sa portée, il faut examiner le mécanisme de sa production.

Nous savons que le conduit auditif osseux est constitué par trois os : l'os tympanal forme les parois antérieure, inférieure, et une grande partie de la paroi postérieure ; la paroi supérieure est formée par le même os tympanal et la portion écailleuse du temporal qui se soudent ensemble en avant et s'écartent de plus en plus en arrière laissant un espace libre comblé par la portion mastoïdienne du temporal. Cette dernière, comme nous l'avons vu, est creusée de cellules faisant partie des cellules mastoïdiennes et qui ne sont séparées du conduit que par une très mince corticale.

Lorsque l'espace pneumatique de l'apophyse mastoïde est le siège d'un processus infectieux la sécrétion purulente envahit toutes les cellules mastoïdiennes sans en excepter celles qui siègent au-dessus du conduit ; ce dernier est repoussé en bas : il se produit une *chute de la paroi postéro-supérieure du conduit auditif.*

Abandonnées à elles-mêmes, ces suppurations mastoïdiennes peuvent s'arrêter et la sécrétion se résorber. Cette évolution est très rare et il y a toujours dans ces cas menace de récidive. L'issue la plus fréquente d'un abcès mastoïdien est la carie et la nécrose du tissu osseux de l'apophyse ; le pus finit toujours par se frayer un chemin au dehors. Par quelle voie ?

Le plus souvent il se produit une trépanation spontanée à la surface externe de l'apophyse, au niveau de l'antrum. Le pus s'amasse sous les téguments de la région rétro-auriculaire, les soulève, forme une collection purulente qui s'étend en haut jusqu'à la ligne d'insertion supérieure du muscle temporal, en arrière vers la région occipitale, en bas jusqu'à la pointe de l'apophyse qui peut être dépassée. Si les téguments résistent quelque temps, si une incision ne vient pas évacuer ce pus, il peut fuser au-dessus du conduit et envahir la région temporale : le pavillon apparaît comme détaché du crâne.

D'autres fois le pus se fait jour, comme nous l'avons vu, par le conduit auditif externe.

Enfin la suppuration, dans les apophyses à forme pneumatique, peut envahir les cellules mastoïdiennes les plus inférieures, s'amasser dans les plus déclives, et venir se faire jour à la pointe de l'apophyse ; là, elle rencontre les attaches musculaires du sterno-mastoïdien, fuse dans la gaine du muscle donnant lieu à la forme de mastoïdite dite de Bezold.

Au lieu de se diriger vers l'extérieur, le pus peut chercher une issue vers la face interne de la région mastoïdienne ; envahissant la fosse sigmoïde il peut déterminer une phlébite du sinus latéral ; se portant plus en arrière, il peut envahir la fosse cérébrale moyenne.

Il est donc de la plus haute importante d'évacuer le pus de la mastoïde en pratiquant à temps la trépanation de l'organe. Mais avant de dresser la liste des indications de l'opération, nous devons mentionner quelques affections qui réclament la même intervention chirurgicale ; ce sont : la périostite aiguë du temporal, l'ostéo-myélite aiguë du temporal, l'ostéite condensante, les cholestéatomes.

Périostite aiguë du temporal. — Elle a été décrite

par le professeur Duplay. « Elle atteint à la fois la caisse et le conduit auditif osseux. Dans cette forme, l'inflammation débute par la caisse et s'étend rapidement au conduit auditif après destruction complète de la membrane du tympan. Il est même habituel de voir l'inflammation du périoste gagner les parties osseuses qui sont en continuité directe avec le conduit auditif osseux, à savoir la surface de l'apophyse mastoïde et la portion écailleuse du temporal. Dans un cas de cette nature, où j'ai pu faire l'examen nécroscopique de l'oreille, j'ai trouvé le périoste de la caisse, du conduit auditif, de l'apophyse mastoïde, de la fosse temporale, détaché de l'os sous-jacent qui présentait une vascularisation manifeste.

L'inflammation se propage du périoste de la caisse et du conduit auditif au périoste des parties avoisinantes et principalement de l'apophyse mastoïde et de la fosse temporale, ainsi qu'il est facile de le comprendre, si on songe que le conduit auditif osseux se continue directement par sa partie postéro-supérieure avec la surface externe de l'apophyse et de la fosse temporale.

Cette périostite de l'apophyse mastoïde, par propagation d'une périostite de la caisse, est assez fréquente chez les enfants dont le conduit auditif osseux est à peine développé et dont la caisse du tympan se trouve presque de niveau avec l'os temporal. »

Broca et Lubet-Barbon attachent avec raison, à notre avis, une grande importance à l'état de l'apophyse. Dans ces cas de périostite, ils ont trouvé l'apophyse atrophiée et éburnée. « Ne sera-ce pas surtout, disent-ils, lorsque le pus ne trouvera pas de cellules mastoïdiennes où se propager qu'il ira se porter vers la région temporo-mastoïdienne en décollant le périoste du conduit ? — Mais lorsque l'apophyse n'est pas creusée de cellules, il est de règle que l'antre existe et, près de lui les cellules dites « limitrophes » qui sont en contact du conduit. Aussi, avant de conclure avec certitude à la non participation de l'apophyse, faut-il avoir examiné très attentivement la région. »

La périostite aiguë du temporal, outre les phénomènes d'otite moyenne aiguë, se manifeste par la formation sur l'apophyse d'une tumeur ferme, généralement rouge, s'aplatissant vers les bords, très douloureuse à la pression ; les douleurs spontanées sont vives, s'irradient dans toute la tête.

Le pus peut se frayer une voie dans le conduit auditif externe à travers une des incisures de Santorini, ou à travers la partie membraneuse du segment cartilagineux. Le plus souvent l'abcès sous-périostique est ouvert au bistouri. Un stylet introduit dans la plaie arrive sur une surface osseuse dénudée et conduit directement dans la caisse.

Ostéo-myélite du temporal — Au cours d'une otite moyenne la muqueuse de la caisse peut être en un point détruite et le processus inflammatoire peut envahir le rocher, se propager au tissu osseux du temporal, sans qu'il se soit formé d'abcès mastoïdien proprement dit.

Par son extension, cette inflammation peut envahir la portion interne du temporal, provoquer une phlébite du sinus latéral, un abcès sous-dural, l'infection purulente, etc... Mais, dans cette circonstance, le point de départ est bien net : c'est la partie du rocher qui, dénudée, est en contact avec l'exsudat infectieux de la caisse qui est le point de départ de l'ostéo-myélite généralisée à tout ou à une partie de l'os. On ne peut vraiment, comme l'a prétendu M. Pauzat en 1893, comparer cette ostéo-myélite du temporal, née dans des circonstances particulières, à l'ostéo-myélite des os longs. « Ces os longs, font remarquer Broca et Lubet-Barbon, sont infectés après une inoculation à distance, tandis qu'ici il s'agit d'une inoculation directe. Dans l'ostéo-myélite de l'adolescence, on voit le fémur être pris, par exemple, à la suite d'un furoncle de la face qui a servi de porte d'entrée au staphylococcus pyogenes aureus ; ici, au contraire, le pus provient de la muqueuse qui tapisse les cavités du temporal lui-même. Nous ne croyons pas, malgré M. Pauzat, qu'il faille mettre en parallèle la trépanation destinée à aseptiser le point de départ de l'infection et celle qui, dans l'ostéo-myélite spontanée des os longs, ouvre le canal médullaire, point d'arrivée de l'infection. Ce que le praticien doit retenir, c'est que la trépanation mastoïdienne est avant tout préventive des accidents graves auxquels aboutit l'ostéite partielle ou totale du temporal. D'où cette notion qu'il faut intervenir de bonne heure, sans laisser aux complications le temps de se déclarer. »

Ostéite condensante ou éburnée de l'apophyse. — Il nous a été donné à plusieurs reprises d'observer des apophyses mastoïdes douloureuses à la pression et dont les malades se plaignaient avec une telle persistance que nous crûmes devoir les ouvrir, nous demandant si nous ne nous trouvions pas en présence d'une mastoïdite latente, ou de cholestéatome. Et les trois fois où nous pratiquâmes l'opération nous nous sommes trouvés en présence d'une mastoïde très dure, éburnée, ne présentant que très peu de cellules parfaitement saines, ou même aucune cellule. L'os avait certainement été le siège d'un travail condensant, cause sans doute des douleurs accusées par le malade.

Les trois opérations amenèrent une cessation complète de ces douleurs.

L'ostéite condensante de l'apophyse mastoïde peut se présenter chez des individus dont la caisse et la membrane tympanique sont parfaitement saines, ou bien chez des otorrhéiques. Broca et Lubet-Barbon citent un cas où l'éburnation se développa chez une enfant à la suite d'un coup qu'elle s'était donné trois ans auparavant au niveau de l'apophyse.

Les résultats obtenus par ces auteurs par la trépanation ont été aussi excellents.

Cholestéatomes. — Merriman, Leprestre, Dupuytren ont observé des cas de cholestéatome, mais c'est Cruveilhier, le premier, qui attira l'attention sur ces productions pathologiques. A l'autopsie d'une jeune fille de dix-huit ans il trouva dans le cerveau une petite tumeur, d'aspect blanc nacré, constituée par un certain nombre de perles. Il donna le nom de *tumeur perlée* à cette néoplasie et, comme explication anatomo-pathologique, il émit l'opinion assez vague qu'elle était le produit de matières sécrétées.

En 1837 ou 1838, Johannès Müller constata que la substance essentielle, caractéristique, qui entre dans la constitution chimique de ces tumeurs perlées sont des cristaux de cholestérine, d'où le nom qu'il donna à ces tumeurs de cholestéatomes, nom accepté depuis par tous les anatomo-pathologistes.

Très nombreuses sont les opinions émises sur le mode

de production et sur l'évolution de ces masses cholestéatomateuses. D'après Wirchow il existe une très grande analogie entre cette néoplasie et le carcinôme épithélial. D'après lui, il s'agit d'une prolifération épithéliale de l'épiderme, caractérisée par des cellules plates, formant des lamelles polygonales et englobant des cristaux de cholestérine.

Le siège initial du cholestéatome est, pour Wirchow, le tissu osseux de l'apophyse mastoïde.

Ce produit pathologique peut rester enfermé dans l'os sans manifestation clinique, mais lorsque son volume progresse la tumeur se creuse une cavité, détruit par compression et usure la substance osseuse qui l'environne, et finit par se creuser une issue dans la cavité tympanique, le conduit auditif osseux ou la cavité crânienne. Ces phénomènes d'évolution passent quelquefois inaperçus, mais cela est rare ; habituellement ils déterminent un processus inflammatoire et si les masses cholestéatomateuses viennent se jeter dans la cavité tympanique, elles provoquent une sécrétion purulente qui s'écoule en dehors à travers une perforation du tympan. En même temps le cholestéatome se désagrège, se morcelle et ses débris sont entraînés par l'otorrhée. Ces parcelles néoplasiques se présentent sous forme de grumeaux, ou, si l'on fait un lavage de l'oreille, sous forme de gros lambeaux, d'un jaune blanchâtre, d'une fétidité repoussante.

A l'examen histologique on les trouve formées de cellules épithéliales plates agglomérées.

La présence du cholestéatome, outre l'otorrhée, produit aussi une carie des parois qui l'entourent ; or cette carie peut se diriger vers les parties profondes et amener une méningite, ou une phlébite sinusienne, ou un abcès du cerveau.

Contrairement à l'opinion de Virchow, beaucoup d'otologistes décrivent au cholestéatome une marche diamétralement opposée, une marche non de dedans en dehors, mais de dehors en dedans. La prolifération épithéliale débute dans le conduit auditif, les cellules émigrent dans la caisse à travers la perforation du tympan (habituellement au niveau de la membrane de Schrapnell), s'accumulent dans la cavité tympanique pour progresser plus tard dans l'intérieur de l'apophyse mastoïde.

« D'après les recherches de Wendt, dit Urbantschitsch, les cellules épithéliales provenant de l'otite desquamative, résultent de l'inflammation des parties molles qui revêtent l'oreille.

Lucæ considère les masses épithéliales à couches concentriques comme une tumeur *sui generis* parce qu'il en a constaté le développement spontané dans la caisse, sans perforation de la membrane. De même Buhl les considère comme se produisant spontanément. Gruber les regarde comme un néoplasme particulier prenant son origine sur une muqueuse atteinte d'ulcération. Bezold admet que cette formation d'épithélium est, il est vrai, provoquée par l'inflammation antérieure, mais qu'elle constitue une affection ultérieurement indépendante. »

Quelle que soit l'opinion admise, les conséquences de l'existence de la néoplasie sont toujours les mêmes, et nous verrons plus loin combien on doit être réservé au point de vue du pronostic.

Quant à la fréquence de ces tumeurs, disons que le

docteur Emile Dorn, sur 4,570 maladies de l'oreille, a pu observer 105 cas de productions cholestéatomateuses.

Comme symptômes, il n'en est aucun permettant d'affirmer la présence d'un cholestéatome dans telle ou telle partie de l'oreille. Rien de précis ; tantôt l'évolution et la régression du néoplasme se font d'une manière latente sans attirer l'attention du malade par un symptôme quelconque ; tantôt il y a production d'une inflammation aiguë, puis d'otorrhée interminable ; tantôt enfin il y a éclosion d'accidents cérébraux.

Puisqu'il n'est pas possible de présenter un tableau complet, un ensemble des phénomènes dus au cholestéatome, examinons au moins la marche de l'affection. A ce titre, les deux cas rapportés par le docteur Dorn sont très instructifs. En premier lieu il s'agit d'un étudiant atteint d'otorrhée depuis l'enfance. En 1891 survinrent subitement de fortes douleurs dans l'oreille malade, des maux de tête, des vertiges, de la fièvre, des vomissements. A l'examen otoscopique on ne trouva que les lésions produites par l'otorrhée, on n'eut aucun soupçon de l'existence des masses cholestéatomateuses que l'on rencontra au cours de l'opération.

En second lieu, c'est un homme, observé par Kuhn, qui, plein de santé, est pris de douleurs très intenses de l'oreille gauche à la suite d'un refroidissement. Au bout de deux jours l'oreille se met à couler ; le quatrième jour, la région mastoïdienne devient douloureuse à la pression, s'œdématie, le cou est gonflé du même côté. Les douleurs augmentent, la température monte, on pratique l'opération et l'on découvre un cholestéatome de la grosseur du poing d'un nouveau-né ! Ce n'est que plus tard, en interrogeant avec une plus grande précision le malade, qu'on apprit qu'un an avant l'éclosion des phénomènes aigus, existaient déjà des symptômes particuliers du côté de cette oreille : l'ouïe avait diminué ; à la suite de fatigues, tant physiques qu'intellectuelles, survenaient de forts bourdonnements ; enfin, par moments, le malade avait des vertiges.

Ce sont en effet le plus souvent des sensations de lourdeur dans la tête, de compression correspondant à l'oreille malade qui accompagnent l'évolution du cholestéatome ; il existe des bourdonnements tantôt persistants, tantôt, et c'est le plus fréquent, intermittents, mais augmentant toujours d'intensité à la suite d'une fatigue ; par moments surviennent des accès de douleurs vives dans l'oreille, s'irradiant vers la nuque et accompagnés d'élévation de température ; ces accès se terminent parfois par des vomissements.

Tant que la suppuration se fait librement, les symptômes que nous venons d'énumérer ne présentent rien d'inquiétant, ne sont que passagers ; mais vienne un obstacle à l'écoulement du pus, la scène change et nous assistons au développement des accidents que nous connaissons déjà et qui amènent une méningite, un abcès cérébral, etc...

D'autres fois la vie du malade est menacée par une hémorrhagie profuse provenant de l'ulcération des parois du sinus latéral par compression, usure de la part du néoplasme. Signalons deux observations de paralysie faciale par compression, et relevons un cas d'agoraphobie observé par Siebenmann. Nous devons ajouter encore un symptôme que nous avons observé souvent : pendant la marche le malade croit avoir un tapis sous les pieds.

Le diagnostic ne peut être établi d'une façon ferme que lorsqu'on a pu constater de visu la présence du cholestéatome. Lorsque la membrane du tympan fait défaut dans une grande étendue, lorsque la caisse est largement ouverte, l'examen otoscopique peut donner des renseignements précieux ; la paroi labyrinthique se présente inégale, rugueuse, sous forme de stalactite d'un aspect blanc nacré. Même en pareil cas, il faut, pour contrôler le diagnostic, recueillir des parcelles du néoplasme. S'il y a otorrhée, on peut retrouver, dans la matière qui s'écoule de l'oreille, des débris se présentant sous forme de petites perles rondes ou ovales de la grosseur d'une tête d'épingle à un petit pois. Les choses ne se passent pas toujours d'une façon aussi simple et il faut recourir à des moyens artificiels pour se procurer une parcelle de la masse cholestéatomateuse, dont l'examen histologique permettra d'établir la nature certaine. On y arrive à l'aide d'injections faites avec la canule de Hartmann ; si celles-ci ne donnent pas de résultats, on emploiera la curette tranchante.

A part ces circonstances où il est possible d'établir un diagnostic certain, nous avons, dans d'autres cas, des signes de présomption qui nous permettent de supposer l'existence d'un cholestéatome. Ainsi Bezold a pu établir que, lorsqu'il y a eu lésion de la membrane de Schrapnell, dix-sept fois sur cent il y a accumulation de matières cholestéatomateuses dans l'oreille moyenne. Les perforations du tympan dans le segment postéro-supérieur ont à peu près la même valeur diagnostique. Mais il est toujours indispensable, pour établir un diagnostic ferme, d'avoir recours aux injections avec la canule de Hartmann ; ce n'est que devant le résultat négatif de ces injections longtemps répétées, et de l'usage de la curette, qu'on sera en droit de nier l'existence du cholestéatome.

Le conduit auditif externe doit être aussi soigneusement examiné ; on peut y trouver une fistule ou même une destruction totale de la paroi postéro-supérieure où font saillie des produits cholestéatomateux ; dans ces cas on peut être certain que la néoplasie a envahi toute la partie pneumatique de l'apophyse mastoïde.

Enfin le diagnostic peut être encore posé toutes les fois qu'au cours d'une otorrhée ancienne surviennent les phénomènes que nous avons signalés plus haut : céphalalgie fréquente, sensation de pesanteur dans la tête, bourdonnements de l'oreille s'accentuant avec la fatigue, accès de fièvre accompagnés ou non de vomissements, vertiges, etc...

Le pronostic du cholestéatome est essentiellement variable. Sa présence peut passer inaperçue ou amener les complications les plus redoutables. En règle générale sa gravité dépend de sa situation et de son volume. S'il s'est développé dans la caisse et qu'il y reste limité, son extraction est aisée, et d'ailleurs il sera petit à petit entraîné par l'otorrhée que sa présence entretiendra. Moins il est accessible, plus il y a de chances pour qu'il augmente de plus en plus de volume, qu'il envahisse les parties voisines, que, par compression et usure, il provoque des phénomènes cérébraux.

Au point de vue fonctionnel, on peut observer des troubles de l'ouïe allant de la gêne légère à la surdité complète.

Ayant passé en revue les lésions que l'otorrhée peut

provoquer dans l'oreille moyenne, nous devons étudier maintenant les opérations qui nous permettent de les aborder.

Ces opérations, dites rétro-auriculaires, ont pour but de créer une voie partant de la partie postérieure du pavillon et nous menant soit dans la caisse, opération de Stake, soit dans l'épaisseur de l'apophyse mastoïde, opération de Schwartze. Pour les lésions étendues à la caisse et à l'apophyse nous devons créer une large brèche osseuse, en combinant ces deux interventions : c'est l'opération radicale.

Opérations mastoïdiennes.

Nous conformant au programme que nous avons adopté, nous devons décrire maintenant les opérations qui se pratiquent sur la région mastoïdienne. Comme opérations typiques, elles sont primitivement au nombre de deux : celle à laquelle Schwartze a attaché son nom, et celle connue sous le nom d'opération de Stack. La première a pour but de pénétrer dans l'antre mastoïdien, c'est la trépanation de l'apophyse mastoïde, l'antrotomie ; par la seconde, on pénètre directement dans la caisse. Mais nous verrons que ces deux opérations sont, la plupart du temps, insuffisantes, et que les lésions que l'on rencontre au cours de l'intervention amènent presque toujours le chirurgien à compléter l'une par l'autre, en transformant en une seule et même cavité l'antre et la caisse.

Disons de suite un mot de l'*incision de Wilde* qui a été en 1862, à son entrée sur la scène chirurgicale, portée aux nues, puis qui est tombée en disgrâce, et que, tout dernièrement, on a essayé de réhabiliter. Quand Wilde proposa de faire à la région rétro-auriculaire une incision profonde comprenant toutes les couches, le périoste compris, en cas d'abcès mastoïdien, il n'avait pas si tort ; la technique opératoire des trépanations mastoïdiennes n'était encore que bien vague, l'antisepsie était inconnue, l'ouverture des cellules mastoïdiennes était dangereuse. Or l'incision de Wilde calmait les douleurs, faisait tomber la fièvre ; il a pu arriver qu'elle amenât la guérison par expulsion spontanée des séquestres mastoïdiens. Nous admettons qu'à cette époque cette intervention fut un progrès.

Mais à l'heure actuelle, il n'en est plus de même. L'incision des parties molles rétro-auriculaires a sa raison d'être lorsqu'il s'agit d'ouvrir un abcès ganglionnaire de la région survenu à la suite d'une lymphangite, ou de donner issue à une collection due à une périostite : on agit dans ce cas selon les principes généraux concernant l'ouverture d'un abcès. Mais lorsqu'il s'agit d'une lésion mastoïdienne, l'incision de Wilde ne doit plus être pratiquée. Elle est par elle-même incapable de modifier en quoi que ce soit l'état profond de l'apophyse.

Comme elle permet cependant au pus de s'écouler au dehors, que sous cette influence les douleurs diminuent, la suppuration par le conduit devient moins abondante, elle endort les craintes de l'entourage du malade, fait naître de fausses espérances même pour le médecin qui temporise pendant que progressent les lésions profondes.

Du reste nous croyons qu'on a voulu donner à l'incision de Wilde une importance que son auteur lui-même ne lui reconnaissait pas. D'après lui ce n'était qu'une incision d'attente et qui ne devait être que le premier temps de la trépanation de l'apophyse, s'il s'agissait d'une autre affection qu'une collection purulente due à un abcès ganglionnaire ou à une périostite superficielle.

Ce sont certains auristes modernes qui, en voulant guérir toutes les mastoïdites par cette intervention, ont détourné l'incision de Wilde de son véritable but. Broca, au congrès de chirurgie de 1894, a montré combien étaient vaines et dangereuses leurs illusions, mais il reconnaît que l'incision de Wilde est parfois justifiée lorsqu'il s'agit de calmer les douleurs occasionnées par la formation d'un abcès due à une mastoïdite, alors qu'on n'a pas sous la main les instruments nécessaires pour pratiquer l'antrotomie. Elle permet d'attendre quelques heures, même quelques jours.

Cette opération n'est donc point à rejeter complètement. Sa technique est des plus simples. Le malade étant couché, le chirurgien rabat avec la main gauche le pavillon en avant, puis avec un bistouri droit il fait rapidement une incision verticale, d'environ quatre centimètres, s'étendant de la pointe de l'apophyse à la hauteur du bord supérieur du pavillon.

Cette incision passe à quatre à cinq millimètres du sillon rétro-auriculaire ; elle doit comprendre toutes les parties molles, y compris le périoste. Elle donne toujours lieu à une hémorrhagie assez abondante qui s'arrête la plupart du temps par le tamponnement ; si l'artère auriculaire postérieure, qui est presque fatalement sectionnée, donne trop de sang, on applique une pince ; mais ce cas est rare. On ne doit pas faire de suture et on applique sur la plaie un pansement humide, compresse imbibée d'une solution antiseptique, à la surface duquel on exerce une légère compression.

L'incision donne issue parfois à une quantité considérable de pus, mélangé à des lambeaux de tissu cellulaire ou de périoste sphacélés, même à des séquestres ; quelquefois il y a un simple écoulement de sérosité. Nous avons recommandé de faire l'incision de Wilde à quelques millimètres seulement du sillon rétro-auriculaire afin qu'elle puisse servir de premier temps à l'opération plus radicale que l'on sera presque toujours obligé de pratiquer très peu de temps après.

Revenons maintenant aux opérations mastoïdiennes véritables.

Généralités. — Comme avant toute opération importante, il est bon de purger son malade la veille, afin d'éviter toute complication intestinale et aussi pour assurer à l'opéré toute tranquillité les premiers jours.

Avant l'opération le malade sera rasé ; si c'est un homme on fera largement les choses, on enlèvera autour de l'oreille, avec le rasoir, sept à huit centimètres de cheveux, car, au moment de faire le pansement, la toilette du cuir chevelu, à la surface duquel adhèrent fortement les caillots de sang mêlés aux solutions antiseptiques, est toujours longue et délicate. Si c'est une femme, on n'enlèvera que trois à quatre centimètres de cheveux tout autour de l'oreille. Le reste des cheveux est mis en une natte serrée qu'on rejette le plus possible du côté de l'oreille opposée. Puis on pratique la désinfection de la région, d'abord par un savonnage énergique à la brosse de la région pariétale, de la région mastoïdienne et des deux faces du pavillon. On

les lave ensuite au sublimé. Le conduit auditif est nettoyé par des injections et des tampons d'ouate imbibés
d'une solution de sublimé également ; on enveloppe
ensuite toute la région d'une compresse stérilisée.

Nous avons l'habitude de faire reposer la tête sur une
serviette pliée en quatre et préalablement passée à l'étuve.
Une autre serviette, préparée dans les mêmes conditions,
entoure toute la portion chevelue de la tête.

Au début de l'opération, pendant l'incision des parties molles, nous nous servons de tampons d'ouate hydrophile pour absorber le sang et nettoyer le champ opératoire ; mais lorsque nous avons attaqué les parties
osseuses et qu'il s'agit, après chaque coup de gouge, de
bien nettoyer le fond de la brèche osseuse qui devient à
chaque instant plus profonde, nous faisons usage de
petites compresses de gaze pliées en trois, longues de
vingt centimètres, larges de huit et absolument stérili-
sées. Ces petites compresses, qu'on peut déplier sans
effort, sont très facilement introduites par l'aide dans
le fond de la brèche opératoire au moyen de la sonde
cannelée, d'un stylet, d'une pince. Elles ne laissent aucun filament accroché aux aspérités osseuses, comme
le pourrait faire l'ouate.

Pendant qu'on termine la toilette du malade, l'aide,
chargé de l'anesthésie, a commencé à donner le chloroforme ou l'éther. L'opérateur se place à la gauche du
malade, ou à sa droite, selon qu'il doit opérer sur la région mastoïdienne gauche ou droite. La tête du malade
est inclinée du côté opposé à la lésion.

Avant d'aborder les chapitres suivants concernant les
opérations mastoïdiennes typiques, nous croyons nécessaire de présenter préalablement le tableau complet des

instruments dont on se sert au cours de chacune de ces opérations.

Ces instruments sont :

1. — Un bistouri (fig. 69).
2. — Une spatule (fig. 70).
3. — Rugines droite et courbe (fig. 71 et 72).
4. — Une sonde cannelée (fig. 73).
5. — Un stylet (fig. 74).
6. — Des pinces hémostatiques (fig. 75).
7. — Paire de ciseaux (fig. 76).
8. — Une pince à dissection (fig. 77).
9. — Deux pinces à griffes (fig. 78).
10. — Deux écarteurs à griffes (fig. 79).
11. — Un protecteur de Stacke (fig. 80).
12. — Un maillet (fig. 81).
13. — Une aiguille de Reverdin (fig. 82).
14. — Une pince courbée (fig. 83).
15. — Un spéculum en métal (fig. 84).
16. — Une série de curettes (fig. 85).
17. — Une série de gouges (fig. 86).

Opération de Schwartze

Indications. —D'après Schwartze l'antre mastoïdien doit être ouvert :

1° Dans les cas d'inflammation aiguë, primitive ou secondaire, de l'apophyse mastoïdé lorsque le traitement antiphlogistique, et surtout l'application de la glace, ne produit pas au bout de quelques jours la rétrocession des phénomènes douleurs, œdème, fièvre.

2° Dans les inflammations chroniques de l'apophyse mastoïde avec œdème répété de la région et fistules rétro-auriculaires.

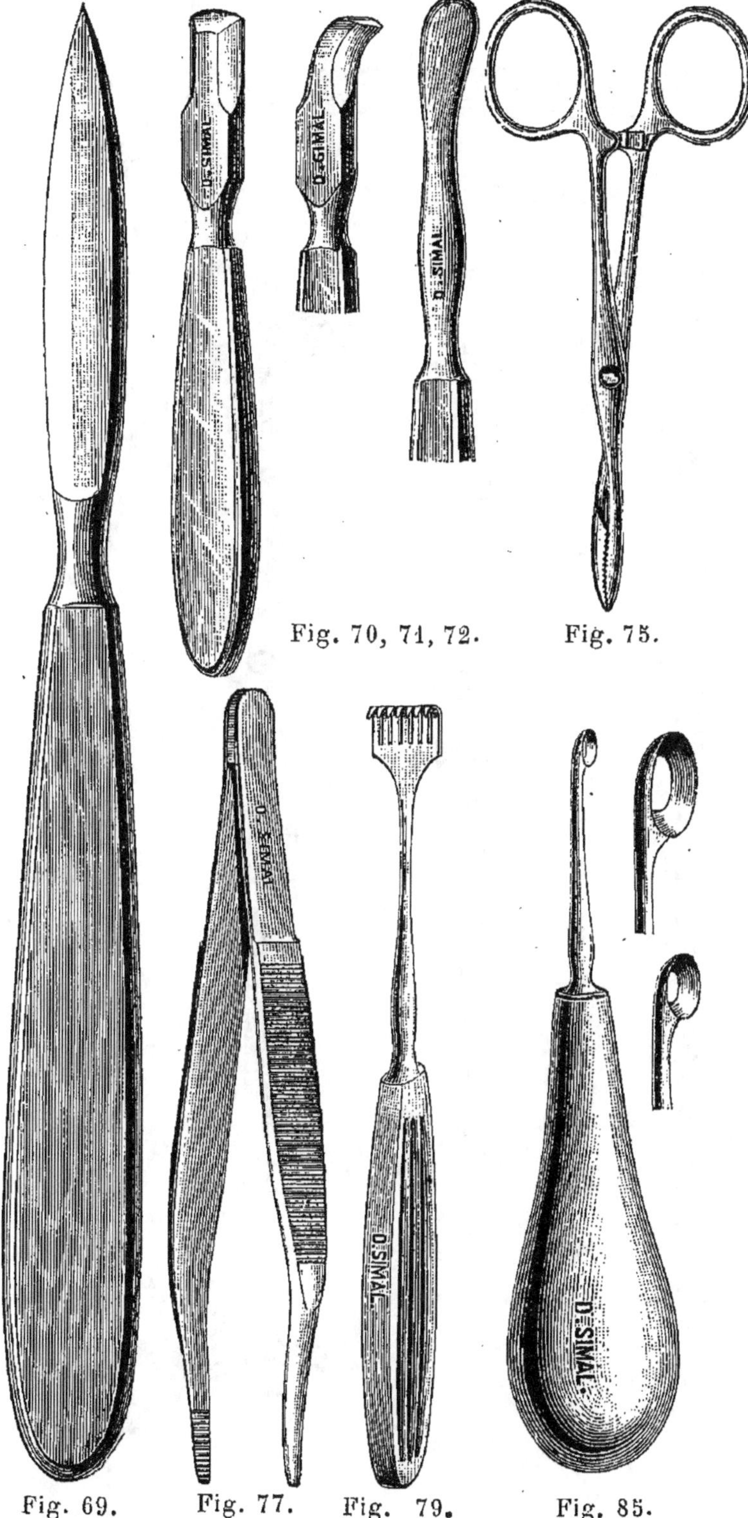

Fig. 70, 71, 72.   Fig. 75.

Fig. 69.   Fig. 77.   Fig. 79.   Fig. 85.

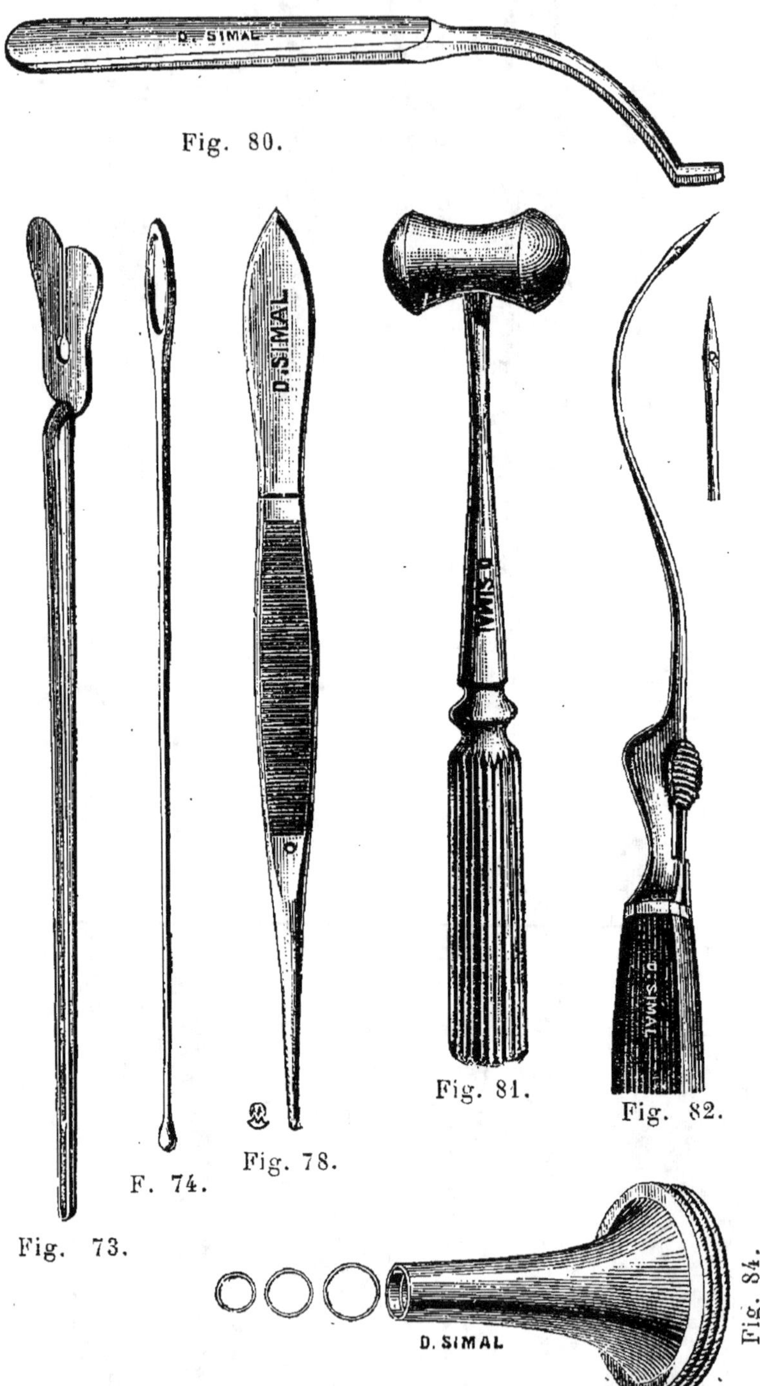

Fig. 80.

Fig. 73.

F. 74.

Fig. 78.

Fig. 81.

Fig. 82.

Fig. 84.

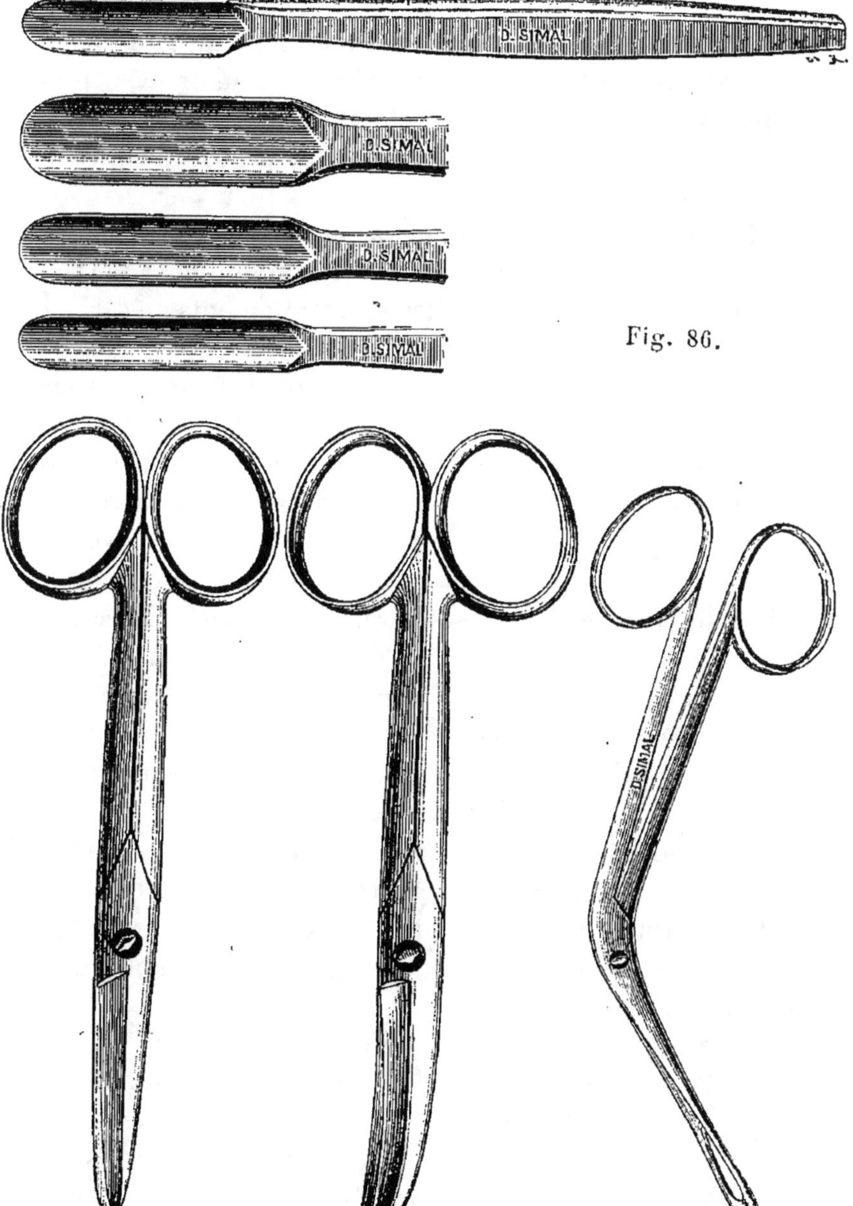

Fig. 86.

Fig. 76.

Fig. 83.

3º Dans les otorrhées chroniques sans manifestation clinique de participation de l'apophyse, mais avec tendance à la production de rétention purulente, et lorsqu'il y a des symptômes graves pouvant compromettre la vie du malade.

4º Dans les cas où l'apophyse est le siège ou le point de départ de véritables névralgies, de douleurs persistantes et intolérables rebelles aux traitements médicaux (mastoïdite éburnée).

5º Comme opération prophylactique contre les suites fatales des suppurations sanieuses inguérissables de l'oreille moyenne ; quand il n'y a pas de symptômes d'inflammation de l'apophyse mastoïde et pas d'autres signes d'une rétention de pus dans l'oreille moyenne (douleurs, fièvre) qu'une odeur fétide, pénétrante, opiniâtre du pus, en dépit des lavages et de la désinfection la plus minutieuse par le conduit externe et la trompe d'Eustache. Dans ce cas, l'antre mastoïdien n'est ouvert et maintenu longtemps ouvert que pour donner la possibilité de pratiquer des irrigations de l'oreille moyenne par la voie rétro-auriculaire.

Dans un certain nombre des indications que nous venons de citer, l'ouverture simple de l'antre est une intervention absolument insuffisante, et nous verrons que les lésions qu'elles relatent ne sont justiciables que de l'opération radicale.

D'après Küster l'antrotomie doit être pratiquée :

1º Toutes les fois que le processus inflammatoire dépasse les limites de la caisse du tympan, autrement dit lorsque existent les symptômes d'une périostite mastoïdienne, ou des phénomènes cérébraux, céphalalgie, vertiges et fièvre.

2° Lorsque le traitement médical, longtemps continué, n'arrive pas à tarir l'écoulement de l'oreille, ni même à changer la fétidité de la sécrétion purulente.

3° Enfin l'opération est indiquée dans le cas de tuberculose ou ostéo-myélite primitive de l'apophyse mastoïde.

Si nous examinons ces trois indications de Küster, nous pouvons leur adreser, avec Schwartze, les objections suivantes :

En ce qui concerne la première il faut remarquer que la production d'une périostite mastoïdienne est loin d'être une preuve irréfutable que le processus inflammatoire ait dépassé la cavité tympanique et ait envahi l'apophyse ; dans un grand nombre de cas on peut voir une périostite sans lésions osseuses des cellules mastoïdiennes.

Quant aux phénomènes cérébraux ils se manifestent couramment au début de toute otite moyenne aiguë, alors même que la lésion anatomo-pathologique reste nettement circonscrite à une partie limitée de la muqueuse de la cavité tympanique.

La deuxième indication de Küster comprend les cas que Schwartze range dans la catégorie des opérations prophylactiques que nous avons citée plus haut. Nous ne pouvons admettre que ces deux maîtres maintiennent encore cette indication de l'antrotomie. Ces suppurations auxquelles ils font allusion sont dues à des lésions qui imposent l'opération radicale. Parfois cette suppuration est entretenue par la carie des osselets ; en ce cas c'est l'extraction de ces derniers qui est la seule intervention indiquée.

Reste la troisième indication, c'est-à-dire l'ostéo-myélite primitive de l'apophyse mastoïde. Nous nous sommes occupés précédemment de cette affection ; c'est un cas pathologique tellement rare que Schwartze met son existence fort en doute. Au point de vue anatomo-pathologique il faudrait admettre qu'il se produit dans le tissu osseux même une ostéite d'emblée, un abcès qui envahit aussitôt le canal médullaire. Or la constitution intérieure de l'apophyse mastoïde ne s'y prête guère ; elle ne ressemble en rien à celle des os longs ; elle est constituée de cellules pneumatiques tapissées d'un revêtement muqueux ; ces cellules sont séparées les unes des autres par des cloisons osseuses excessivement minces constituées normalement par du tissu spongieux. Il est plus facile d'admettre que l'abcès se développe primitivement dans les cellules et se propage au tissu spongieux ; on se trouve par conséquent en face d'un empyème de l'apophyse mastoïde plutôt que d'une ostéo-myélite proprement dite.

Dans l'état actuel de nos connaissances nous estimons pour notre part qu'il y a indications d'ouvrir l'antre mastoïdien :

1º En cas d'abcès des cellules mastoïdiennes, c'est-à-dire lorsqu'il y a mastoïdite aiguë.

2º En cas d'otite moyenne aiguë accompagnée de douleurs intenses et persistantes dont l'apophyse mastoïde est le siège ou le point de départ et qui s'irradient à toute la moitié de la tête correspondante à l'oreille atteinte.

3º Enfin en cas de névralgies persistantes mastoïdiennes, c'est-à-dire de mastoïdite éburnée.

En cas de mastoïdite aiguë, alors même que l'affection est en train d'évoluer, à quel moment précis faut-il intervenir ?

Le tableau clinique que nous avons esquissé précédemment semble, au premier abord, ne devoir laisser aucun doute sur l'existence ou l'absence de l'abcès mastoïdien. Et cependant, en pratique, que d'exceptions ne rencontre-t-on pas, que de sujets d'hésitation ne se dressent pas devant vous. Il ne faut pas croire que tous les symptômes, sensibilité de la région, douleurs, rougeur, chaleur, tumeur se trouvent toujours réunis pour vous enlever toute arrière-pensée. Oui, l'abcès mastoïdien peut être fortement présumé, mais plus difficilement affirmé ; la périostite mastoïdienne ne se manifeste-t-elle pas par des symptômes identiques ? Et cependant, alors qu'on a mis de son côté toutes les chances pour bien établir son diagnostic, il ne faut plus hésiter : une attente trop prolongée peut permettre au processus inflammatoire de s'étendre et de provoquer des accidents très graves ou irréparables : lésions osseuses, cérébrales, infection purulente.

Nous dirons aussi volontiers que le jugement du moment opportun pour l'intervention s'acquiert avec la pratique, et un spécialiste exercé n'attendra pas pour opérer que l'abcès soit en pleine évolution. Et puis disons aussi qu'à l'heure actuelle, étant données les règles presque mathématiques de la conduite de l'opération, les indications des points de repère, l'antrotomie revêt si peu de gravité qu'il vaut mieux la pratiquer dès que l'on craint des complications sérieuses. Elle n'a pas seulement pour but de mettre à nu un foyer purulent, de vider le contenu d'un abcès ; le chirurgien, en la pratiquant, a surtout en vue d'ouvrir une apophyse infectée, pour pouvoir la désinfecter, enlever les produits pathologiques qu'elle contient (granulations), arrêter et même prévenir la carie des parties voisines.

Contre-indications. — Ce sont celles de toute opération grave : l'opération de Schwartze sera rejetée lorsqu'on est en face d'une tuberculose ou d'une chloro-anémie très avancée, du diabète à la période de cachexie. A propos de cette dernière affection nous devons dire que nous avons été amenés à pratiquer l'opération, même radicale, sur deux sujets qui avaient 40 et 60 grammes de sucre par litre et nous avons cependant obtenu deux succès. La diathèse hémophilique crée des difficultés très grandes, mais n'est cependant pas une contre-indication formelle.

Procédé opératoire. — L'opération comprend deux temps : l'incision des parties molles, la trépanation de l'apophyse. La toilette de la région étant faite comme nous l'avons indiqué, et le malade endormi, on incise au bistouri les parties molles depuis la pointe de l'apophyse jusqu'à un point correspondant au-dessus du pavillon à la linea temporalis, prolongement de la racine postérieure de l'apophyse zygomatique ; l'incision est faite à cinq ou six millimètres du sillon rétro-auriculaire, parallèlement à celui-ci ; elle est donc courbe. Il y a tout intérêt à faire une incision la plus longue possible ; elle permettra mieux le décollement des parties molles ; quant à la cicatrice, plus tard elle ne se montrera que sous l'aspect d'une petite ligne blanchâtre, complètement masquée par le pavillon et les cheveux.

Beaucoup de chirurgiens suivent pour l'incision le sillon rétro-auriculaire même. Si nous conseillons de la faire à cinq ou six millimètres plus en arrière, c'est pour éviter autant que possible la section de l'artère auriculaire postérieure. A cette distance du sillon on ne coupe le plus souvent que deux petites branches artérielles, branches de cette dernière, dont l'une se dirige transversalement en arrière pour s'anastomoser avec l'occipitale ; l'autre s'anastomose avec la branche postérieure de la temporale. Avec deux ou trois pinces, ou même par tamponnement, on se rend facilement maître de l'hémorrhagie.

Le bistouri doit sectionner toutes les parties molles jusqu'à l'os ; la plupart du temps on doit repasser deux ou trois fois le bistouri dans le fond de la plaie pour bien sectionner le périoste. On décolle alors les lambeaux avec la spatule ordinaire ou mieux encore avec la rugine courbe, raspatorium. Le décollement doit être parfait ; il faut que l'os apparaisse bien à nu ; le lambeau postérieur est refoulé facilement à deux bons centimètres en arrière ; le lambeau antérieur doit être décollé avec plus de précaution de façon à arriver jusqu'au conduit auditif membraneux sans léser ce dernier.

On met alors en place les écarteurs à griffes, on en confie les manches à un aide qui, par une traction suffisante, met sous les yeux du chirurgien la surface osseuse bien dénudée.

Deux cas peuvent alors se présenter : il y a fistule rétro-auriculaire, il y a eu trépanation spontanée ; l'abcès mastoïdien s'est ouvert au préalable, ou bien la paroi osseuse est encore normale. Occupons-nous d'abord du cas le plus fréquent : il y a mastoïdite sans lésion osseuse externe, c'est l'antrotomie type.

En quel point faut-il attaquer l'os ?

Quelquefois en examinant bien attentivement la surface dénudée de l'apophyse on constate une région où le tissu osseux est comme piqueté, ou bien présente une couleur d'un rouge brunâtre ; la percussion pratiquée à ce niveau avec une gouge provoque un son plus mat que sur les régions voisines. C'est le pus, amassé dans les cellules mastoïdiennes, qui modifie ainsi par sa présence la surface de l'apophyse dans les cas où l'antre est exceptionnellement superficiel. Il suffit alors d'effondrer la table externe de l'os avec la gouge pour pénétrer dans l'antre. Mais il ne faut pas compter sur cette circonstance très rare et nous devons rechercher les points de repère qui nous permettent de pénétrer dans l'antre sans rien laisser au hasard. Nous avons déjà vu, en nous occupant de l'anatomie de la région, que l'antre mastoïdien communique avec la caisse par le canal pétro-mastoïdien dont l'embouchure tympanale est désignée sous le nom d'aditus. Nous avons vu également que l'aditus se trouve juste en face de l'ouverture tympanale de la trompe d'Eustache, c'est-à-dire à un ou deux millimètres au-dessous du toit de la caisse. De là, le canal pétro-mastoïdien se dirige en arrière et légèrement en bas, la hauteur de cette inclinaison étant à peu près de un à un millimètre et demi. Il ressort de ces données anatomiques que la paroi supérieure de l'antre se trouve sur une ligne horizontale passant un peu au-dessus de la paroi supérieure du conduit. Or, sur le rebord du conduit auditif osseux, existe une proéminence, *la spina supra meatum*, plus ou moins prononcée suivant les sujets, mais ne faisant, pour ainsi dire, jamais défaut. Cette épine correspond,

à peu de chose près, à la hauteur de la paroi supérieure du conduit, autrement dit à la hauteur du toit
de l'antre. Voilà le premier point de repère et des plus
importants. Le deuxième repose sur les données suivantes : à savoir que la paroi postérieure de l'antre se
trouve de quinze à dix-sept millimètres chez l'adulte,
de dix à douze millimètres chez l'enfant, en arrière du
rebord postérieur du conduit auditif osseux. Donc
l'antre mastoïdien se trouve sur la bissectrice partant
du point d'intersection de deux lignes, dont une, horizontale, passe par la *spina supra meatum*, l'autre,
verticale, à quinze millimètres chez l'adulte, à dix mil-

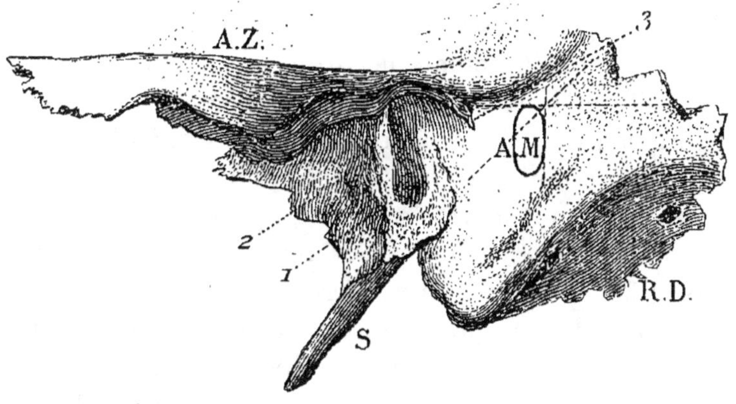

Fig. 87.

AZ, apophyse zygomatique. — *S*, apophyse styloïde. — 1, ouverture du conduit auditif externe. — 2, paroi antérieure du conduit
auditif. — 3, spina supra meatum. — *AM*, lieu d'élection pour la
trépanation de l'antre mastoïdien.

limètres chez l'enfant en arrière du rebord postérieur
du conduit auditif osseux (v. fig. 87).

C'est ce point précis que nous allons attaquer avec la
gouge, c'est le lieu d'élection : l'aire de cette petite

région où nous avons le droit d'évoluer est donc ainsi circonscrite : en haut une ligne horizontale passant par la *spina supra meatum* et sur une étendue de douze millimètres ; en avant à cinq millimètres en arrière du conduit auditif osseux ; en bas la limite a peu d'importance ; en arrière on ne devra pas dépasser un centimètre et demi en arrière du conduit pour ne pas tomber sur le sinus latéral.

Le lieu d'élection étant bien déterminé sur l'apophyse dénudée, quel instrument emploiera-t-on pour attaquer l'os ? On a employé jadis le trépan, mais on y a vite renoncé, son action aveugle risquant par trop d'amener la lésion si dangereuse des organes contenus dans la région. Nous pouvons en dire autant du foret ; de plus cet instrument ne produit que des ponctions dans l'os et l'ouverture étroite qu'il crée ne permet pas l'abrasion des parties malades situées dans la profondeur de l'apophyse. Dans ces derniers temps quelques auteurs se sont servis de vrilles, de fraises, actionnées par le moteur électrique. Ces instruments ne donnent pas la facilité qu'on a avec la gouge de se rendre compte de l'état plus ou moins résistant que présente le tissu osseux et qui guide si bien le chirurgien dans l'évidement des parties atteintes. La gouge et le maillet sont les véritables instruments qui permettent à l'opérateur exercé d'être bien maître de son action ; une gouge et un ciseau larges d'un centimètre pour l'adulte, de cinq millimètres pour l'enfant sont les instruments de choix pour pratiquer l'antrotomie. On applique le tranchant de la gouge sur le tissu osseux juste en arrière de la *spina supra meatum*, de façon à faire une entaille bien horizontale ; avec le maillet de plomb on frappe à pe-

tits coups secs de façon à pénétrer à environ deux millimètres. Puis on porte l'instrument à cinq millimètres en arrière du bord postérieur du conduit osseux,
et on fait une entaille de même profondeur ; il faut
avoir soin de tenir la gouge bien perpendiculaire pour
ne pas pénétrer dans le conduit dont la direction est
de dehors en dedans et un peu d'avant en arrière.

La limite inférieure se marque par une entaille horizontale faite à un bon centimètre au-dessous de la supérieure. Reste à attaquer le côté postérieur ; comme
c'est à son niveau qu'on peut surtout rencontrer le sinus
latéral, on n'applique pas la gouge perpendiculairement comme pour les autres côtés, mais bien obliquement, le tranchant incliné en avant vers le conduit, de
façon à ce que cette partie soit taillée en biseau.

Le champ opératoire étant ainsi bien délimité, on
continue à petits coups de maillet à creuser en enlevant
le tissu osseux, petit à petit, par lamelles. Lorsque
l'antre est très superficiel on y pénètre au premier coup
de maillet ; parfois il est profond et on est forcé de pénétrer à dix, douze, quinze millimètres, quelquefois
vingt. Et que de variétés ne rencontre-t-on pas et comme
situation et comme étendue de l'antre ! Chez l'enfant il
est toujours assez superficiel et bien développé. Chez
l'adulte, quand on éprouve trop de difficulté à le trouver, le mieux est de chercher à découvrir une cellule ;
puis, avec une curette solide, bien en main, on évide
cette cellule, on poursuit son prolongement en se dirigeant vers la partie supérieure du conduit osseux. En
cas de mastoïdite éburnée, le travail devient vraiment
très pénible ; le tissu osseux compact, dur comme de
l'ivoire, résiste au tranchant de la curette, l'ébrèche sou-

vent. De plus, dans ce cas, la plupart du temps, toutes traces de cellules mastoïdiennes ont disparu et l'antre lui-même, considérablement réduit dans ses dimensions, se trouve reporté en haut de l'apophyse, et ce n'est qu'à force de patience qu'on arrive à le découvrir.

L'antre étant ouvert on y trouve souvent du pus, presque toujours des granulations, parfois des séquestres. Nous avons l'habitude, à ce moment, de faire avec une solution phéniquée une injection détersive ; puis, avec une curette, on pénètre dans la cavité ; il faut être très prudent dès qu'on approche de la paroi postérieure, toujours songer que l'on peut tomber sur la paroi du sinus latéral ; on devra aussi avoir présente à l'esprit la situation du nerf facial ; mais il ne faut pas que la crainte de toucher ces organes empêche un nettoyage complet de la cavité ; l'opération n'est terminée que lorsque toutes les cellules ont été ouvertes, curettées avec soin et que partout la curette ne rencontre que du tissu osseux bien sain.

Nous avons dit plus haut que parfois la mastoïdite se complique de fistules rétro-auriculaires : l'abcès osseux s'est fait jour à la surface de l'apophyse. Certes, on est tenté de profiter de cette trépanation spontanée : le chemin est tout tracé, avec la curette on n'a qu'à agrandir la fistule en enlevant avec précaution tous les tissus malades. Et souvent, en effet, chez l'enfant surtout, c'est là la conduite à tenir. Mais avant de s'engager dans cette voie, il faut s'assurer de la direction de la fistule ; un stylet qu'on y introduit montre si la fistule conduit directement dans la région de l'apophyse où se trouve l'antre ; si oui, on n'a qu'à compléter l'opération déjà faite en partie par la nature. Mais si le stylet con-

duit dans une partie de l'apophyse située au-dessus de
la situation présumée de l'antre, et surtout en arrière,
on devra pratiquer l'antrotomie d'après les règles que
nous avons indiquées tout à l'heure, sans s'occuper de
la fistule ; puis, quand la trépanation sera faite, on
tâchera de faire communiquer le trajet de la fistule avec
la cavité opératoire.

Pansements, soins consécutifs. — L'antre et les cellules mastoïdiennes étant bien ouverts et curettés, on
abrase à la gouge ou à la pince tranchante toutes les
épines et saillies osseuses, puis on procède au pansement. La question se pose alors de savoir si l'on doit
réunir les lèvres de la plaie ou panser à ciel ouvert.
Lorsque la trépanation a été pratiquée pour combattre
les douleurs résultant de l'éburnation de l'apophyse,
certes on a tout intérêt à obtenir la guérison la plus
rapide possible de la plaie et, par la suture aux crins de
Florence, on devra s'efforcer d'obtenir une réunion par
première intention. Toute autre est la conduite à tenir
lorsqu'on a opéré un antre atteint de suppuration :
l'opération de Schwartze n'est en somme que l'ouverture d'un abcès, et il faut, avant de laisser refermer la
plaie, se bien assurer que toute trace de suppuration a
disparu. Aussi conseillons-nous de mettre seulement
deux points de suture pour diminuer la plaie des parties molles à ses deux extrémités, mais de la laisser
ouverte au niveau de la brèche osseuse. Dans cette dernière, bien nettoyée avec des compresses aseptiques,
on introduit une mèche de gaze iodoformée qu'avec
le stylet on conduit et tasse dans tous les recoins de
l'évidement mastoïdien ; une extrémité de la mèche
vient faire saillie au dehors. On met de la poudre d'iodo-

forme sur toute la région opérée, on la recouvre d'une compresse de gaze iodoformée, et le tout est mis sous une bonne couche d'ouate. Le reste de la tête est également recouvert d'ouate, et on termine le pansement avec une bande qui forme un bonnet entourant toute la tête. — Quelques auteurs, Schwartze entre autres, rejettent l'emploi de l'iodoforme comme pouvant occasionner des phénomènes d'intoxication ou provoquer des poussées eczémateuses. Nous n'avons jamais observé les premiers, deux fois les secondes. Mais ce sont là des phénomènes d'idiosyncrasie que l'on peut rencontrer après toute opération sur quelque région que ce soit. S'ils se produisent en un cas donné, on emploiera une autre gaze antiseptique sans rejeter pour cela l'emploi de l'iodoforme dans la majorité des cas.

Le premier pansement sera laissé en place quatre à cinq jours, à moins qu'un écoulement sanguin insolite ne soit venu le salir de suite. Le pansement levé, nous faisons une copieuse injection avec une solution de sublimé, puis on introduit une nouvelle mèche de gaze iodoformée dans la plaie osseuse. Les pansements sont alors renouvelés tous les jours ou tous les deux jours, jusqu'à ce que toute trace de suppuration venant du fond de la plaie ait disparu, ce qui demande toujours une durée de huit à dix semaines.

Les suites immédiates de l'opération sont celles de toute intervention chirurgicale : fréquents troubles digestifs occasionnés par l'emploi de l'agent anesthésique, prostration le premier jour, mais pas d'élévation de température. Si ce dernier phénomène existe, on peut être certain qu'il reste encore quelque part un foyer de suppuration.

PRONOSTIC ET VALEUR THÉRAPEUTIQUE DE L'OPÉRATION.
— L'existence d'une fistule rétro-auriculaire peut faciliter de beaucoup l'intervention opératoire, mais, par
le fait même qu'elle a eu le temps de se produire, la
fistule assombrit le pronostic. Sa présence prouve que
la suppuration a causé des ravages qui peuvent être sérieux dans le massif osseux : la partie supérieure de la
région peut avoir été détruite par la carie et en introduisant la curette tranchante pour énucléer les parties
malades, on peut facilement léser la dure-mère ; le sinus
transverse peut se trouver dénudé, ses parois baignant
dans le pus, et si le malade a échappé avant l'opération
à une infiltration purulente dans ce vaisseau, on court
le danger de blesser ce dernier pendant l'opération.
Faisons abstraction de ces cas exceptionnels et examinons le pronostic que l'on doit porter après l'intervention.

Cette dernière a-t-elle été pratiquée pour un cas aigu
ou pour un cas chronique ? Dans l'un et dans l'autre de
ces cas le pronostic est absolument différent. Si l'on pénètre dans un antre rempli de pus depuis peu, si l'on
ne fait qu'ouvrir un abcès chaud mastoïdien, on tombe
dans un foyer purulent circonscrit, la phlegmasie n'a
pas eu le temps d'affecter sérieusement les tissus voisins et on a tout lieu d'espérer que l'ouverture et la désinfection de ce foyer seront suivies de succès. Tout autre
est le pronostic si l'on pratique l'antrotomie pour un
cas chronique : l'opération par elle-même devient plus
aléatoire, le curettage de toutes les parties malades,
l'enlèvement de tous les séquestres peuvent conduire la
curette sur un des organes de la région dont la blessure
peut présenter une grande gravité. De plus, et surtout,

nous estimons que, dans ces cas de suppuration ancienne
de la mastoïde, l'opération de Schwartze est tout à fait
insuffisante pour amener une guérison complète : l'opération radicale est la seule qui s'impose.

Nous venons d'étudier le pronostic au point de vue
opératoire ; qu'il nous soit permis maintenant d'établir
le pourcentage de la mortalité post-opératoire.

Il y a à peine un demi-siècle la trépanation mastoïdienne était proscrite par tous les chirurgiens, car elle
entraînait presque toujours la mort ; cette mortalité
était due à un manque d'indications précises de l'opération et à un manuel opératoire totalement ignoré. Les
circonstances ont bien changé depuis et Schwartze peut
légitimement dire que son opération a arraché à la mort
plusieurs centaines d'individus. Dans l'histoire de l'o-
tologie, l'introduction de la trépanation de l'apophyse
mastoïde a ouvert une ère nouvelle et Zaufal peut, en
toute vérité, faire remarquer que ces opérations ont singulièrement relevé le prestige des auristes.

Schwartze a observé quarante-cinq cas de mort sur
cinq cent soixante-dix-huit opérations, ce qui porte la
mortalité à 7,78 0/0. Ces opérations se répartissent de
la façon suivante : 191 cas aigus avec 14 morts : 6,3 0/0
et 387 cas chroniques avec 31 cas de mort, ce qui élève
le pourcentage à 8 0/0. Ces données numériques sont
très intéressantes en ce qu'elles prouvent que l'ouverture de l'antre mastoïdien doit être pratiquée aussitôt
que l'abcès mastoïdien a pu être diagnostiqué.

Nous empruntons au même auteur le tableau suivant
qui comprend 406 opérations avec 47 cas de mort, donc
11,57 0/0.

NOMBRE D'OPÉRATIONS	CAS DE MORT	NOM DU CHIRURGIEN
100	12	Lucæ
39	7	Jacoby
52	3	Hessler
34	5	Ferrer
21	6	Schubert
18	3	Hæke
13	0	Weil
46	3	Scherrer
43	7	Küster
40	1	Stacke
Total : 406	47	

Peut-on attribuer à l'opération ce nombre total de morts, pourcentage assez élevé ? Nous ne le croyons pas. En effet, dans les 45 cas de Schwartze la mort est survenue :

22	fois à la suite	de méningite, avec ou sans abcès cérébral,
7	—	d'abcès chroniques du cerveau,
5	—	de thrombose du sinus avec pyohémie,
3	—	d'abcès cérébral avec pyohémie.
3	—	de tuberculose,
1	—	de septicémie générale,
1	—	d'urémie,
1	—	de diabète,
1	—	de pneumonie,
1	—	de carcinome.
45		

On voit que, dans un certain nombre de cas, l'opération est absolument étrangère à l'issue fatale. Sans vouloir nier que l'opération de Schwartze, en raison même de la région sur laquelle elle se pratique, ne puisse présenter des accidents graves et même mortels, nous admettons qu'avec les règles si précises qui président

aujourd'hui à son exécution les dangers sont singulièrement atténués. Faite a temps, elle met à l'abri des
complications si graves qui peuvent se développer par
la propagation du processus inflammatoire vers les
sinus, les méninges, etc.; elle arrête une otite qui peut
avoir tendance à devenir chronique et intarissable; elle
préserve l'organisme d'une anémie progressive consécutive à toute phlegmasie persistante et enfin sauve souvent la fonction de l'audition. Ce dernier point est pou
nous d'une importance capitale et nous sommes persuadés que, si l'opération était toujours pratiquée en
temps voulu, on constaterait une grande diminution
dans les cas de surdité. La généralité des praticiens ne
sont pas assez instruits de la gravité des otites qui viennent compliquer les suppurations mastoïdiennes; en
présence de ces dernières ils s'alarment, combattent
aussi énergiquement qu'il est en leur pouvoir les accidents développés du côté de l'apophyse. Quand ils en
sont venus à bout, satisfaits, ils ne s'occupent plus de
la phlegmasie auriculaire et, comme résultats, on obtient
un accolement de la membrane du tympan à la paroi
interne de la caisse, à un processus adhésif, à l'ankylose
des osselets, toutes lésions qui compromettent singulièrement la fonction auditive.

Opération de Stacke.

Historique. — Frappé des difficultés rencontrées par
le chirurgien dans le traitement des otorrhées dues
aux lésions des organes contenus dans la caisse, et en
particulier dans l'attique, Stacke a conçu l'idée d'aborder l'oreille moyenne par la voie rétro-auriculaire afin

Chirurgie de l'oreille.   17

de la mettre complètement à nu, de l'étaler, pour ainsi dire, sous les yeux du chirurgien. L'œuvre de Stacke se divise à vrai dire en deux périodes : dans la première, il se contente d'indiquer l'ouverture de la caisse et son curettage ; c'est le 5 août 1890, qu'au congrès de Berlin, il fait sa première communication ; puis le 25 septembre 1891, au congrès de Halle, il fait une nouvelle communication encore plus importante que celle de l'année précédente : il indique les modifications qu'il a imprimées à sa première manière d'agir, il décrit le procédé de l'opération radicale.

Dans ce chapitre nous nous occuperons de l'opération primitive de Stacke.

Définition. — L'opération primitive de Stacke consiste à pénétrer dans l'attique en abordant cette cavité par la paroi postéro-supérieure du conduit auditif ; à enlever le marteau et l'enclume pour pouvoir examiner tous les recoins de l'attique et en pratiquer le curettage.

Indications. — Ce sont les suppurations des organes contenus dans l'attique, ou des parois de cette cavité ; la présence de masses cholestéatomateuses.

L'examen de l'oreille permet la plupart du temps de poser assez facilement le diagnostic de suppuration de l'attique ; mais les recherches les plus minutieuses n'arrivent pas à permettre le plus souvent de préciser le point de départ exact de cette suppuration.

Dans l'aperçu anatomique que nous avons donné précédemment, nous avons vu qu'à l'état normal l'attique forme une cavité distincte, presque complètement séparée de la caisse. En cas d'inflammation suppurative cette séparation est encore plus fréquente soit par gonflement de la muqueuse qui la tapisse, soit par formation de fausses membranes, de granulations, de produits inflammatoires. La membrane de Schrapnell est cette portion de la membrane tympanique qui, au-dessous du mur de la logette, forme une partie de la paroi externe de l'attique : c'en est aussi le point le plus déclive. Il en résulte que le pus contenu dans l'attique aura toujours tendance à se faire jour en ce point. Aussi une perforation de la membrane de Schapnell est-elle le symptôme classique de la suppuration de l'attique.

Elle peut cependant manquer ; mais alors il existe toujours une ouverture plus ou moins large située plus bas, sur une portion quelconque du tympan. Lorsque, après avoir nettoyé la caisse avec le plus grand soin, on verra le pus venir par gouttelettes de la partie supérieure et postérieure, on devra songer à une suppuration de l'attique. Pour en être certain, il faut que le stylet trouve le point dénudé, et là est la grande difficulté. On cocaïnisera bien le fond de la caisse, puis, avec un stylet recourbé, on cherchera à pénétrer dans l'attique : le diagnostic ne sera certain que si l'on trouve un point osseux carié, ou si le stylet ramène des débris cholestéatomateux. Si le stylet ne révèle rien, on ne pourra faire que des suppositions sur l'origine du pus, quand aucun symptôme ne pourra faire songer à une affection de l'apophyse mastoïde.

Donc l'opération primitive de Stacke est indiquée dans les cas de suppuration de l'attique *avec intégrité de l'apophyse.*

Manuel opératoire. — Le malade est préparé pour l'opération comme nous l'avons dit dans le chapitre précédent. L'incision est menée depuis la pointe de l'apophyse jusqu'au-dessus du pavillon où elle se recourbe en avant de façon à dépasser les insertions de celui-ci ; elle suit à peu près le sillon rétro-auriculaire. On pratique l'hémostase, puis avec la rugine on décolle le lambeau antérieur en ayant soin de bien détacher le périoste ; on arrive au conduit auditif ; la rugine continue à décoller le lambeau antérieur au-dessus et au dessous, avec beaucoup de précautions pour ne pas déchirer les parois molles qui forment le revêtement du conduit osseux. Avec la sonde cannelée, ces dernières sont à leur tour décollées aussi bas que possible dans la profondeur du conduit. Leur extrémité profonde est sectionnée de dehors en dedans et d'arrière en avant, de sorte qu'en arrière le lambeau est plus grand qu'en avant. On attire alors en avant le pavillon auquel restent adhérentes les parties molles du conduit qui fait saillie sous forme d'entonnoir. Avec un écarteur à griffes on maintient récliné en avant le lambeau et on aperçoit le conduit auditif osseux absolument comme sur le squelette. La membrane du tympan, si elle existe encore, se montre à une très petite profondeur : on s'est rapproché d'elle de toute la longueur du conduit cartilagineux. On excise le tympan et avec le serre-nœud on enlève le marteau ; on prend alors la gouge et le maillet et on enlève petit à petit, lamelle par lamelle, la paroi supérieure du conduit, détruisant ainsi la paroi externe de l'attique.

Cette dernière cavité n'est suffisamment ouverte que lorsqu'un stylet recourbé entre et sort facilement du conduit dans la caisse sans ressaut, sans rencontrer aucun rebord. On enlève l'enclume avec la curette ou la pince, puis alors la cavité de la caisse largement ouverte est soigneusement examinée et curettée. La cu-

-rette doit enlever toutes les fongosités, les granulations qui peuvent s'y trouver ; les parois seront l'objet de la plus vive attention, surtout la paroi postéro-supérieure. Dans ces manœuvres on doit user de la curette avec assez d'énergie mais avec aussi beaucoup de prudence ; il faut toujours songer à la possibilité d'une existence de déhiscences ou de minceur extrême des parois au niveau du golfe de la jugulaire, du canal de Fallope, de la paroi labyrinthique. L'accident le plus fréquent qui puisse se produire pendant ce temps de l'opération est la paralysie du facial. Stacke ne l'a pas observé, mais nous en connaissons plusieurs exemples.

Quand le curettage est bien terminé, la cavité est nettoyée avec des bourdonnets d'ouate ou de petites compresses de gaze aseptique. On ne doit pas pratiquer d'injections, tout au plus peut-on toucher la surface opératoire avec un pinceau imbibé d'une solution forte de chlorure de zinc. Puis le lambeau est ramené en arrière, les parties molles du conduit remises en place dans le conduit osseux. Avec des points de suture au crin de Florence la plaie est fermée complètement. Par le conduit on introduit une mèche de gaze iodoformée qui remplit la cavité de la caisse. On place alors dans le conduit un tube de caoutchouc, un morceau de drain exactement du calibre de la lumière de ce conduit ; ce drain poussé jusqu'à l'entrée de la caisse sert de tuteur aux parties molles du conduit auditif, permet leur réunion à leur extrémité tympanique et en assure la conservation du calibre. L'oreille est entourée de gaze iodoformée ; on fait un pansement ouaté et au bout de cinq à six jours, quand on enlève ce dernier, la réunion est parfaite, on continue les pansements par le conduit.

Valeur thérapeutique de l'opération de Stacke. — Les signes de suppuration de l'attique sont assez typiques pour qu'on puisse, en général, affirmer que le pus vient bien de cette cavité ; mais le diagnostic devient beaucoup plus aléatoire si l'on veut le préciser : le pus vient-il de tel ou tel organe contenu dans l'attique, ou vient-il de plus loin, des cellules mastoïdiennes par le canal de l'aditus ? Si ce diagnostic pouvait être établi d'une façon absolument certaine, la question de l'intervention serait singulièrement facilitée ; pour toute suppuration venant exclusivement de l'attique, l'opération de Stacke serait l'opération de choix et serait parfaitement suffisante ; si la suppuration, ne faisant que traverser l'attique, a une origine plus éloignée, plus profonde, vient de l'apophyse, l'opération radicale serait indiquée d'emblée. Or, il est bien rare qu'un processus pathologique, existant depuis un certain temps dans l'attique, carie de l'enclume, du marteau, etc..., ne gagne pas l'aditus. Stacke, dans ses trente-trois premiers cas, n'a trouvé que deux fois l'antre sain et encore, dans un de ces deux cas, l'antre fut trouvé malade quelques mois après l'intervention. Aussi, depuis 1891, Stacke a-t-il pris l'habitude d'ouvrir toujours, en même temps que l'attique, l'aditus et l'antre. On pourrait, dès lors, reprocher à Stacke d'avoir établi les règles d'une opération dont il reconnaît lui-même l'inutilité, puisqu'il semble ne pas admettre la possibilité de trouver l'antre mastoïdien normal en cas de suppuration de l'attique. Ce serait aller trop loin et les cas de succès, après ablation du mur de la logette et curettage de l'attique, prouvent qu'il ne faut pas dédaigner cette opération.

Quoi qu'il en soit, le chirurgien d'Erfurt a eu le grand mérite d'ouvrir une voie nouvelle aux interventions auriculaires profondes ; il a bien indiqué la marche à suivre dans ces cas de suppuration interminable de l'attique sans manifestations *apparentes* du côté de la région mastoïdienne : enlever la portion osseuse (mur de la logette) qui sépare la paroi supérieure du conduit auditif de l'attique, ouvrir complètement cette cavité, extraire le marteau et l'enclume, examiner tous les recoins de l'attique, s'assurer avec le stylet de l'état de l'aditus. — Si cette dernière ouverture ne présente absolument rien d'anormal, l'opération est terminée, c'est l'opération de Stacke primitive ; mais si l'aditus présente des traces de suppuration, de carie, de granulations, de masses cholestéatomateuses, l'ouverture de l'aditus et de l'antre s'impose.

Opération radicale.

(Synonymes : ouverture large de la caisse et de ses annexes (E.-J. Moure).

Évidement pétro-mastoïdien avec ouverture large de la caisse (A. Malherbe).

Nous venons de voir combien rares sont les cas où, au cours d'une otite chronique, les lésions sont limitées à la caisse ; aussi Stacke lui-même ne considère son opération que comme un premier temps d'une opération plus complète. Nous sommes ainsi amenés, par la force même des choses, à nous occuper de l'*opération* dite *radicale de l'otorrhée*.

L'opération radicale a pour but d'ouvrir l'attique, l'antre mastoïdien et le canal pétro-mastoïdien ; comme

le disent Broca et Lubet Barbon, « la caisse et l'antre
forment, dès lors, deux cavités réunies par l'aditus,
comme les deux boules réunies par la branche transversale d'une haltère. »

Indications. — Quand le chirurgien se décide à pratiquer une intervention sur la région mastoïdienne, il
obéit à une des deux indications suivantes : ou il se
trouve en présence d'une phlegmasie qui met la vie du
malade immédiatement en danger (indication directe
ou vitale), ou il a affaire à un état morbide ancien qui
peut d'un moment à l'autre compromettre l'existence et
qu'il y a intérêt à modifier (indication prophylactique).
Dans la première catégorie se rangent les épanchements purulents qui ont envahi les cellules mastoïdiennes avec toutes leurs complications : c'est là une
cause d'intervention urgente. Que de fois, dans ces cas,
croit-on n'avoir à pratiquer qu'une antrotomie, puis, au
cours de l'opération, on constate que les lésions sont tellement étendues qu'on est amené à ouvrir le canal
pétro-mastoïdien, puis la caisse ? La seconde catégorie
des indications, indications prophylactiques, comprend
les otorrhées chroniques qui, par leur persistance, leur
durée, peuvent devenir menaçantes pour l'existence du
malade : d'un moment à l'autre peuvent se présenter
des accidents du côté des méninges, des sinus. C'est là
la première, la plus importante des indications de l'o-
pération radicale.

Nous ne prétendons pas émettre l'opinion qu'il faille
dans ces otorrhées recourir d'emblée à l'opération sans
rien tenter pour l'éviter.

Il faut avant tout user de tous les moyens que met à
notre service l'otologie conservatrice, et ce n'est que

lorsque tous nos efforts seront restés sans résultats que
nous devrons avoir recours à une intervention large,
étendue. Si l'examen révèle la présence d'un polype dans
la caisse on commencera par l'extraire ; si l'on trouve
une hypertrophie de la muqueuse assez considérable
pour gêner l'écoulement du pus, par les cautérisations,
le curettage, on la fera disparaître ; si le stylet fait constater une carie d'un ou des deux osselets, leur désarticulation est avant tout nécessaire. Si, malgré toutes ces
tentatives, la suppuration persiste, on se trouve autorisé
à proposer l'opération radicale.

Par contre, nous devrons beaucoup moins hésiter
lorsque l'examen otoscopique nous aura prouvé que
c'est l'état maladif des cellules mastoïdiennes ou de
l'attique qui entretient la suppuration ; tout essai pré-
ventif est destiné à rester infructueux et on devra se
prononcer catégoriquement de suite pour l'opération.
Qu'est-on en droit d'espérer des injections, cautérisations, des pansements les mieux faits lorsqu'on a trouvé
des fistules partant de la cavité tympanique et se dirigeant dans telle ou telle direction ? Un pareil état anatomo-pathologique peut amener d'un instant à l'autre
des poussées aiguës avec production de phénomènes
pyogéniques ou cérébraux et nous croyons, qu'en cette
occurrence, tous les auteurs sont d'accord pour ne pas
perdre un temps précieux mais recourir le plus tôt possible à l'intervention chirurgicale. Et cependant on est
encore parfois tenté d'avoir recours aux moyens conser-
vateurs, car le plus souvent le tableau symptomatique
des complications n'est pas au complet ; manquent
quelques symptômes qui endorment la vigilance de
celui dont la mission est de hâter l'ouverture de l'oreille

moyenne. Et qu'on le sache bien, qu'on se le répète bien : ces hésitations peuvent coûter et coûtent parfois la vie au malade.

Un otorrhéique vient trouver un spécialiste ; ce dernier constate l'existence d'un polype dans la caisse ; il l'enlève, c'est fort juste. Mais doit-il borner là son intervention et laisser le malade endormi dans une fausse sécurité ? Non, là n'est pas son devoir ; il doit prévenir son malade que l'ablation de son polype n'est que secondaire, qu'il ne l'enlève que pour éclairer pour ainsi dire son champ d'exploration ; ce n'est qu'ensuite qu'il lui est loisible de poser son diagnostic et d'établir le pronostic : s'il trouve que le polype s'insère dans la région postéro-interne de la caisse, qu'il vient de l'antre mastoïdien, que le canal pétro-mastoïdien en est oblitéré ou rétréci, une seule conduite est indiquée : l'opération radicale.

Cette opération s'impose aussi quand il y a communication par un trajet fistuleux entre les cellules mastoïdiennes, l'antre principalement, et le conduit auditif externe ; tantôt ces fistules sont larges et sautent aux yeux au premier examen, tantôt elles sont à peine perceptibles et demandent une attention très grande pour être découvertes. Elles sont produites par usure du tissu osseux et indiquent la présence certaine d'un cholestéatome dans l'apophyse. Il en sera de même lorsqu'on trouvera dans la caisse des masses cholestéatomateuses, quel que soit leur volume ; n'en retirerait-on que des parcelles qu'on serait en droit d'affirmer que ce ne sont que des débris d'un gros cholestéatome logé dans l'attique ou dans l'apophyse mastoïde. Si on n'en pratique pas l'ablation, on risque de voir se développer tôt ou tard des phénomènes de compression cérébrale ; de plus on peut être certain que ce sera la source d'une suppuration intarissable.

Insistons sur ces cas de suppuration d'une fétidité extrême, datant de plusieurs années, et rebelles à tout traitement ; en règle générale, si après avoir tout fait pour donner un libre cours au pus, en enlevant polypes et granulations, la suppuration n'a aucune tendance à diminuer après quelques semaines, il est inutile d'insister davantage : la liste interminable des préparations pharmaceutiques pour injections, cautérisations, etc., sera plus vite épuisée que l'écoulement.

Nous avons vu plus haut que l'opération radicale devait être envisagée comme la seule ressource rationnelle lorsqu'on pouvait établir, avec une certaine certitude, qu'une des cavités de l'oreille moyenne était le siège de la suppuration ; à plus forte raison quand le stylet révélait l'existence d'une carie de cette partie profonde de l'oreille. Mais dans ce cas le diagnostic peut présenter certaines difficultés : supposons un écoulement fétide et abondant se faisant jour à travers une perforation de la membrane de Schrapnell, avec conservation intégrale de tout le reste de la membrane tympanique : l'examen a établi l'intégrité du manche du marteau. Avec de petits pinceaux d'ouate, nous nettoyons avec la plus grande attention les bords de la petite perforation ; or, dès que le stylet est retiré, du pus vient à nouveau se présenter entre les lèvres de la plaie. Quel diagnostic porterons-nous ? Nous hésiterons entre plusieurs hypothèses : le pus peut provenir d'une inflammation aiguë de la région supérieure de la caisse, principalement de la muqueuse ; il peut être dû à une carie isolée de la tête du marteau et de l'enclume; enfin il peut être entretenu par un processus nécrobiotique d'une région profonde et étendue. La première hypothèse ne peut être soutenue, d'abord parce que la durée ancienne de l'écoulement fait rejeter toute idée d'inflammation aiguë, par cela même de courte durée; ensuite parce que le caractère du pus indique bien la chronicité de l'écoulement : c'est un pus concret et d'une fétidité particulière avec laquelle celle de l'ozène même rivalise difficilement. Quant à la carie des osselets il est bien difficile d'admettre qu'elle puisse donner lieu à une suppuration aussi abondante. Dès lors ne sommes-nous pas forcés pour ainsi dire de chercher une surface plus grande, plus étendue comme l'antre, les cellules mastoïdiennes, à donner comme point de départ, comme cause, de cette abondante et intarissable suppuration. Dans un cas pareil, dit Stacke, l'antre mastoïdien est un réservoir où séjourne le pus, et dont le trop plein seul se déverse au dehors. Comme la chirurgie conservatrice ne doit jamais perdre ses droits, même dans ces cas, nous estimons qu'il faut avant tout, comme opération préventive, pratiquer l'ablation des osselets. Quant aux injections avec quelque canule que ce soit, il est inutile d'y recourir.

Mais Stacke a remarqué ce fait : en cas de suppuration des parties profondes, l'extraction du marteau ne fait que rendre l'écoulement plus abondant et le laisse aussi fétide : en effet cette extraction laisse plus libre le cheminement du pus à travers l'aditus. Aussi Stacke considère ce phénomène comme une indication pour l'opération radicale.

Enfin disons que cette opération est formellement indiquée, et d'une façon urgente, dès qu'au cours d'une otorrhée chronique se manifeste de la paralysie ou même de la parésie faciale, indices d'une carie de la paroi interne de l'attique.

En résumé, l'opération radicale est indiquée :

1º Lorsque, au cours d'une affection auriculaire, se manifestent des phénomènes cérébraux ;

2º Lorsque, en cas d'otorrhée, on voit survenir de la paralysie ou de la parésie faciale ;

3º Lorsque la nature et l'abondance d'un écoulement ne s'amendent pas après l'extraction d'un polype ou de granulations trouvés dans l'oreille moyenne ;

4º Lorsqu'on a constaté l'existence de trajets fistuleux dans le conduit auditif externe ;

5º Lorsqu'on a diagnostiqué l'existence de cholestéatomes dont les débris sont expulsés spontanément ou entraînés par des irrigations ;

6º Lorsqu'une suppuration fétide, datant de plusieurs années, résiste à tout traitement.

MANUEL OPÉRATOIRE. — La région rétro-auriculaire étant préparée comme nous l'avons dit plus haut, cheveux rasés, peau, pavillon et conduit bien aseptisés, sous le chloroforme ou l'éther, on procède à l'opération.

On peut décrire à celle-ci trois temps :

1ᵉʳ temps. Il comprend la mise à nu de la surface osseuse. Avec un bistouri droit on mène une incision de la pointe de l'apophyse mastoïde à l'insertion supérieure du pavillon, suivant, ou à peu près, le sillon rétro-auriculaire. On doit sectionner toutes les parties molles, périoste compris ; aussi faut-il faire passer plusieurs fois le bistouri dans l'incision avant de sentir que l'on a bien atteint le tissu osseux. L'hémorrhagie n'est jamais bien difficile à arrêter : deux ou trois pinces hémostatiques mises sur les artères sectionnées, un tamponnement réitéré avec des bourdonnets d'ouate, en viennent à bout assez rapidement. Avec la rugine, ou le raspatorium, on détache le lambeau postérieur de façon à bien dénuder la surface de l'apophyse mastoïde ; en avant on décolle le lambeau antérieur jusqu'au conduit auditif cartilagineux en poussant même le décollement un peu au-dessus et au-dessous de ce dernier. Avec la sonde cannelée on détache avec précaution le conduit auditif cartilagineux du conduit osseux. Ce temps de l'opération exige beaucoup de douceur : il faut laisser intactes les parties molles du conduit, tout en les décollant le plus bas possible, jusqu'au voisinage de la membrane tympanique. Stacke conseille de détacher le conduit cartilagineux sur tout son pourtour afin de pouvoir l'extraire complètement du conduit osseux et, sous forme d'entonnoir, le récliner en avant. Nous nous contentons d'en détacher seulement les parois postérieure et supérieure. Cette manœuvre suffit pour permettre, avec l'écarteur à griffes, de porter suffisamment en avant le lambeau antérieur et, de la sorte, la partie du conduit non décollée maintient plus exacts les rapports avec le squelette ; cette façon d'agir nous paraît aussi devoir rendre plus difficile la formation de sténoses. Pour notre part, nous nous en sommes toujours très bien trouvés.

Le lambeau postérieur se tenant de lui-même refoulé en arrière ou étant maintenu par l'écarteur à griffes, le lambeau antérieur étant attiré fortement en avant, on a sous les yeux la surface osseuse sur laquelle on va opérer. Elle est limitée en haut par la *linea temporalis*, prolongement de la branche horizontale de l'apophyse zygomatique ; en arrière, par la partie postérieure de l'apophyse mastoïde ; en bas, elle se prolonge du côté de la pointe de cette apophyse ; en avant, elle arrive à la partie postérieure du conduit auditif osseux. Le point de rencontre de la linea temporalis avec la circonférence du conduit auditif est marqué par l'épine que nous avons désignée sous le nom de *spina supra meatum*. Nous avons déjà dit les rapports de cette saillie avec l'antre mastoïdien et la base de la fosse cérébrale. En parlant de l'opération de Schwartze nous avons signalé l'importance de ce point de repère.

2e temps. Il constitue l'opération proprement dite, puisqu'il comprend l'ouverture de la caisse, du canal pétro-mastoïdien et de l'antre. Ici, les opinions diffèrent : certains auteurs suivent la marche indiquée par Stacke, ouvrent d'abord l'attique en faisant sauter le mur de la logette, puis introduisent un stylet ou le protecteur dans l'aditus, le dirigent en haut et en arrière jusqu'à l'antre en faisant tomber avec la gouge et le maillet les parties osseuses qui le recouvrent. D'autres, comme Zaufal, Broca, Moure, etc., commencent par ouvrir l'antre, puis se dirigent, à travers le canal, vers la caisse. Ces deux procédés ont chacun un point de départ opposé, mais concourent au même but : transformer en une seule cavité, largement ouverte, caisse, antre et canal.

Y a-t-il parfois intérêt à choisir un chemin plutôt que l'autre. Les partisans de l'antro-atticotomie, c'est-à-dire de l'ouverture préalable de l'antre, font observer qu'une fois dans cette cavité, le chirurgien a toute facilité pour trouver l'entrée du canal, élargi ordinairement par la suppuration ancienne, et pour le suivre jusque dans la caisse. Cela est surtout vrai chez l'enfant. Mais, font observer ceux qui préfèrent l'attico-antrotomie, est-on bien certain de trouver toujours un antre situé normalement et normalement développé ? Quand il y a eu suppuration de longue date, la mastoïde est toujours plus ou moins éburnée, l'antre se trouve reporté plus haut qu'habituellement, et sa cavité peut être singulièrement amoindrie. Or, en partant de l'aditus, en suivant le canal, on parvient toujours dans l'antre, quelle que soit sa situation et si réduit soit-il. Comme on le voit, les arguments des uns et des autres ont une valeur certaine, et le procédé auquel nous nous sommes arrêtés, après un nombre d'opérations assez grand pour pouvoir nous créer une opinion, tient en partie à ces deux écoles, quoique se rapprochant davantage de la marche suivie par Stacke. Et encore ne sommes-nous pas exclusifs. Il se présente bien des cas où nous nous rallions franchement à l'antro-atticotomie. Lorsque, avant le commencement de l'opération, on a pu diagnostiquer nettement qu'il existe des lésions de l'antre, lorsque, après l'incision des parties molles, on découvre des altérations de la surface de l'apophyse, ou s'il existe des fistules mastoïdiennes, nous commençons par ouvrir l'antre. Mais si l'apophyse est intacte extérieurement, si nous ne basons notre diagnostic d'affection de l'antre que sur la nature de l'écoulement, persuadés que nous trouverons toujours des lésions et de l'antre, et du canal pétro-mastoïdien et de l'attique (nous ne parlons, bien entendu, que des suppurations anciennes), nous pratiquons l'opération de la façon suivante :

En examinant attentivement un temporal on constate

l'existence d'une sorte de gouttière osseuse s'étendant de la ligne temporale à la portion rugueuse de la pointe de l'apophyse où s'insèrent les muscles sterno-mastoïdien et splénius. Cette gouttière va en se rétrécissant de haut en bas et est bien marquée au moment où elle passe en arrière du canal auditif ; dans sa portion la plus rétrécie, on aperçoit la spina supra meatum. C'est dans cette gouttière, au niveau de cette épine, que nous attaquons la surface osseuse. Nous appliquons la large gouge à 12 ou 15 millimètres au plus en arrière de la parôi postérieure du conduit ; le bord supérieur de la gouge à la hauteur de la spina ; nous dirigeons l'instrument obliquement de dehors en dedans, d'arrière en avant et légèrement de haut en bas. Avec le maillet nous poussons la gouge de façon à enlever le tissu osseux couche par couche en faisant tomber la paroi postérieure du conduit auditif ; nous coupons pour ainsi dire cette dernière en biseau allant de la surface de l'apophyse vers la profondeur de la caisse ou plutôt de l'attique. En parcourant ce chemin, il nous arrive, dans au moins la moitié des cas, d'ouvrir en même temps l'antre mastoïdien et parfois aussi le canal pétro-mastoïdien, ce qui simplifie singulièrement l'opération. Nous poursuivons notre travail jusqu'à usure complète de la paroi postéro-supérieure du conduit auditif osseux sans nous occuper, outre mesure, de l'ouverture ou de la non ouverture de l'antre. Comme dans l'opération de Stacke, précédemment décrite, on introduit le protecteur dans la caisse ; on place la palette de ce dernier derrière la paroi supérieure du conduit auditif externe et on procède à l'ablation de celle-ci en se dirigeant d'avant en arrière ou, si l'on veut, de haut en bas, le malade étant dans le décubitus dorsal. La cavité de l'attique étant ainsi ouverte, nous cherchons avec le stylet l'aditus ad antrum, l'ouverture du canal pétro-mastoïdien, que l'on rencontre ordinairement très facilement. On y engage alors la palette du protecteur et, avec la gouge fine, on creuse en tranchée la paroi osseuse qui recouvre le canal et qui a pour épaisseur toute la hauteur de la paroi postérieure du conduit. C'est pendant l'exécution de cette partie de l'opération qu'il faut agir avec la plus extrême prudence : le voisinage du nerf facial est un danger permanent. Il ne faut pas perdre de vue qu'il peut d'abord être comprimé par la palette du protecteur introduite dans l'aditus : le canal de Fallope se trouve, en effet, logé dans le fond du canal mastoïdien. Ensuite il peut être atteint par la gouge si l'on porte l'instrument trop bas ; le nerf facial, dans sa portion verticale, est, en effet, situé dans le massif osseux qui constitue l'apophyse au niveau du tiers inférieur du conduit auditif. Voilà pourquoi il faut bien recommander à l'aide qui maintient en position le protecteur de ne pas appuyer avec l'instrument sur le fond du canal, sous peine de comprimer le facial ; lorsqu'il a engagé l'extrémité du protecteur dans l'aditus, il doit tirer à lui. Pour éviter la portion verticale du nerf, il ne faut pas que la brèche osseuse descende à plus d'un centimètre de la spina supra meatum ; on peut aller à douze ou quinze millimètres, mais il faut alors avoir soin de tailler le tissu osseux en biseau en allant de bas en haut. On obtient ainsi plus de jour dans le fond de la tranchée. On n'avancera qu'avec la plus grande circonspection, ne procédant qu'à tout petits coups de maillet ; on sculpte pour ainsi dire le massif osseux dans lequel se trouve le canal du facial et qui se présente sous une forme plus compacte que le tissu voisin.

Pendant toute cette partie de l'opération, nous recommandons à l'aide, chargé du chloroforme, de ne pas quitter des yeux la face de notre opéré et de nous avertir à la première contraction se manifestant dans ses muscles. Il nous est arrivé plusieurs fois d'être arrêté instantanément par l'avertissement de notre aide, soit que le protecteur de Stacke comprimât trop le canal de Fallope, soit que notre gouge approchât trop de la portion verticale du facial.

Tout en prenant ces précautions indispensables, nous avançons vers l'antre qui souvent, avons-nous vu, a été ouvert dès le début de la trépanation. Lorsque le pont osseux qui séparait l'antre de la caisse a été détruit, on abrase toutes les crêtes, tous les rebords osseux de façon à former une cavité unique la plus ouverte possible; on curette soigneusement les parois de l'antre, on nettoie la caisse en enlevant les osselets et tous les produits pathologiques qui peuvent s'y trouver (v. fig. 88).

On finit en badigeonnant toutes les parois avec un pinceau imbibé d'une solution concentrée de chlorure de zinc.

Tel est le procédé que nous employons le plus volontiers, mais non d'une façon exclusive; nous reconnaissons qu'il est des cas où il est plus aisé d'aller commencer la mise à nu du canal mastoïdien à son ouverture dans l'antre. Stacke offre toute liberté en disant que, pour l'opération radicale, le chirurgien doit utiliser tout ce que le champ opératoire peut présenter pour faciliter le manuel opératoire.

3ᵉ temps. La brèche osseuse, ou plutôt la cavité créée
par l'opération, est véritablement très étendue et la guérison ne pourra être considérée comme définitive que

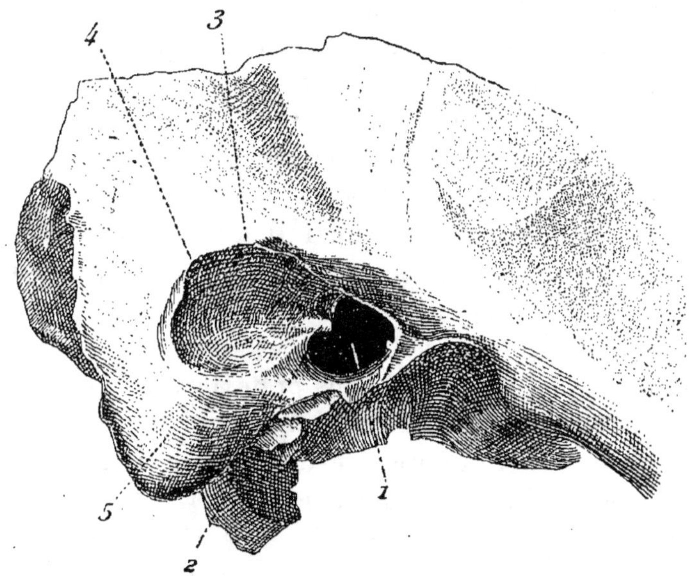

Fig. 88.

1, caisse du tympan; — 2, reste de la paroi postérieure du conduit osseux; — 3, antre mastoïdien largement ouvert; — 4, bord
postérieur de l'antre; — 5, pointe de l'apophyse mastoïde (d'après
Moure).

lorsque cette cavité se sera rétrécie et cutanisée. Examinons donc les conditions dans lesquelles il est préférable de se placer pour obtenir le plus vite possible
une guérison complète. Pour hâter le travail d'épider-
misation on a recours à l'usage de la greffe. La partie
décollée du conduit cartilagineux a été tout naturellement mise à contribution. On peut se contenter de
fendre au bistouri cette paroi postérieure du conduit

depuis son extrémité tympanale jusqu'à la conque. Ces deux lambeaux sont rejetés en arrière, en haut et en bas, quand on fait le pansement en enfonçant une mèche de gaze iodoformée par le méat et en tamponnant la cavité opératoire. Stacke forme un lambeau rectangulaire en fendant le conduit cartilagineux de haut en bas, puis en pratiquant ensuite une incision perpendiculaire à la première au niveau du pavillon. Ce lambeau rectangulaire est appliqué contre les parois osseuses par le tamponnement consécutif.

Panse fait deux incisions parallèles, intéressant toute la hauteur de la paroi postérieure du conduit ; il en résulte un lambeau quadrilatère allongé qui vient recouvrir une partie de la surface d'opération.

Moure agit autrement : sous prétexte que le lambeau emprunté au conduit cartilagineux peut ne pas adhérer et venir obstruer la lumière du conduit, il supprime purement et simplement ce dernier au ras de la conque et suture directement le pavillon à la lèvre postérieure de la plaie mastoïdienne, après avoir abattu largement la paroi postérieure du conduit osseux. Certes, cette méthode simplifie les choses et donne toutes facilités pour procéder aux pansements consécutifs. Mais, outre que nous n'avons jamais constaté un tel flottement du lambeau, nous ne saurions approuver une méthode qui doit retarder de bien des semaines la guérison définitive ; nous ne comprenons pas pourquoi nous nous priverions de l'emploi d'une greffe toute trouvée pour commencer et hâter beaucoup le travail de la cutanisation.

Citons aussi les méthodes de Arthur of Forsells et de Luc qui, faisant de véritables opérations d'autoplastie, empruntent des greffes aux parois mastoïdiennes et crâniennes.

Quant à la plaie rétro-auriculaire, nous avons depuis longtemps l'habitude de la fermer complètement dans la grande majorité des cas ; nous n'établissons un drainage que lorsque, au cours de l'opération, nous avons trouvé un foyer de suppuration extraordinairement étendu, ou lorsque, malgré tous nos efforts, nous n'avons pas la certitude absolue qu'il n'existe plus, dans un point quelconque, un séquestre qui pourra avoir à s'éliminer plus tard. En cas de masses cholestéatomateuses il est aussi prudent, après l'opération, de ne pas fermer complètement la plaie, de se contenter de la diminuer en mettant deux points de suture aux deux extrémités. La partie médiane livrera passage à un drain ou plutôt à la mèche de gaze qui va se prolongeant jusque dans l'antre. Plus tard, lorsque tout retour de suppuration, ou l'élimination d'un séquestre ne seront plus à craindre, il sera facile de fermer cette ouverture en décollant les bords de la plaie, les avivant et les réunissant par plusieurs points de suture. Nous avons plusieurs fois agi de la sorte.

ACCIDENTS POUVANT SURVENIR AU COURS DE L'OPÉRATION. — Les deux principaux sont la paralysie faciale et l'ouverture du sinus latéral.

La paralysie faciale, due à l'opération même, est transitoire ou définitive ; elle est transitoire lorsqu'il n'y a pas eu lésion profonde du nerf ; on l'observe ordinairement à la suite de la compression du facial par la palette du protecteur quand ce dernier est engagé dans l'aditus pendant la mise à nu du canal pétro-mastoïdien. Ou bien c'est l'aide qui, malgré les recommandations que l'on ne doit cesser de lui faire, appuie son instrument sur le bord inférieur de l'aditus ; ou bien c'est une échappée de la gouge qui vient frapper sur le protecteur et le repousse brutalement en bas.

Nous croyons qu'il existe aussi de ces parésies faciales une autre cause : au cours de l'opération il ne s'est rien passé d'anormal, il n'y a eu aucune secousse convulsive des muscles de la face ; ceux-ci étaient en parfait état au moment du réveil du malade, et le lendemain on constate une paralysie faciale plus ou moins marquée. Cette paralysie, ou plutôt cette parésie, ne serait-elle pas due à un gonflement du tissu osseux qui entoure le nerf facial dans sa portion verticale ; on a sculpté à coups de maillet tout le massif au centre duquel se trouve le nerf, et, sous ces coups répétés, le tissu osseux ne peut-il devenir le siège d'une congestion momentanée ?

Ces paralysies transitoires ne durent que quelques jours ; quelques-unes cependant se prolongent pendant des semaines, des mois. Le traitement électrique a paru, parfois, hâter la guérison.

Mais quand il y a eu lésion profonde du nerf, soit par écrasement, soit par section avec la gouge ou avec la curette, la paralysie est définitive, le malade est à jamais défiguré. C'est là le plus grave accident qui se puisse produire au cours de l'opération. Pour l'éviter, il faut savoir bien faire l'opération, bien rechercher ses points de repère, agir lentement, prudemment, car, en somme, le nerf facial n'a pas de ces anomalies de situation si communes au sinus latéral.

On rappelle toujours, qu'au début de ses opérations, Schwartze a eu six cas de paralysie faciale ; on répète aussi que cet accident n'arrive qu'aux débutants, qu'aux chirurgiens encore peu au courant de l'opération ; certainement la pratique, l'expérience, permettent une plus grande sécurité, plus d'assurance, mais il n'en est pas moins vrai que, même après un très grand nombre d'opérations, il faut avoir, et on a « la crainte du facial ». Ce n'est pas seulement au milieu même de l'opération que l'accident se produit, c'est même souvent à la fin, quand elle est à peu près terminée, soit quand, avec la gouge, on agrandit par en bas la brèche osseuse déjà créée, soit quand, avec la curette, on nettoie trop énergiquement les parois de la caisse.

L'ouverture du sinus vient, comme gravité, après la blessure du facial. Avec du sang-froid, on se rend assez facilement maître de l'hémorrhagie que provoque la lésion du tronc veineux. Dès que ses parois sont ouvertes, un jet de sang inonde la plaie et jaillit au loin. L'opérateur en mettant son doigt sur l'ouverture réprime l'hémorragie pendant que l'aide prépare une mèche de gaze iodoformée ; quand celle-ci est prête, le doigt est retiré de la plaie qui est immédiatement tamponnée, la mèche étant fortement tassée avec un stylet ou la sonde cannelée. L'ouverture du sinus est surtout gênante pour continuer l'opération ; souvent on est obligé d'attendre quelques jours, de laisser se former un caillot solide avant de continuer l'intervention sur l'oreille moyenne ; cependant, si l'on peut bien isoler le tamponnement de la paroi veineuse dans un coin du champ opératoire, l'opération peut être continuée.

Ce qui fait le danger de l'ouverture du sinus, c'est que cette complication peut se produire alors que les cellules mastoïdiennes sont encore pleines d'un pus plus ou moins infectieux. Ce voisinage dangereux peut être l'origine d'une phlébite ou d'une thrombose sinusienne.

Est-il facile d'éviter l'ouverture du sinus ?

Si l'on se reporte à ce que nous avons dit de la situation variable de ce dernier en nous occupant de l'anatomie de la région, nous voyons qu'il est bien difficile quelquefois de ne pas tomber sur lui. Mais nous ne pouvons accepter les proportions données par Politzer ; d'après lui, on ouvrirait fatalement le tronc veineux une fois sur dix-sept opérations. Sur un total de quarante-quatre opérations nous ne l'avons ouvert qu'une fois. Disons qu'en suivant la marche que nous avons adoptée pour l'exécution de l'opération radicale, on a moins de chances d'ouvrir le sinus latéral que lorsqu'on commence par trépaner l'antre mastoïdien. En allant prudemment, lamelle par lamelle, et partant de la caisse, on peut mettre à nu les parois du sinus ; mais dès qu'on le reconnaît, à sa surface d'un gris noirâtre, à sa dépressibilité, on peut, avec quelques précautions, éviter de l'intéresser.

En somme, les complications par ouverture du sinus latéral sont en général peu graves, les accidents septiques sont des exceptions ; bien autrement sérieuses sont les lésions du nerf facial qui amènent des déformations irrémédiables, une infirmité désastreuse.

PANSEMENTS ET SOINS CONSÉCUTIFS. — L'opération étant terminée, c'est-à-dire toutes les cavités osseuses étant largement ouvertes, nous nettoyons bien tout le champ opératoire avec de petits tampons d'ouate. Si nous supposons que des esquilles ou des débris de granulations restent dans le fond de la plaie, nous pratiquons une

Chirurgie de l'oreille.   18

bonne injection avec la solution de sublimé à 1/1000, que nous faisons suivre d'un parfait assèchement. Toutes les parois ayant été touchées au chlorure de zinc à 1/10, nous procédons au pansement, et cela avant de suturer la plaie rétro-auriculaire, ce qui facilite la mise en place du tamponnement. Pour faire le pansement, nous introduisons par le conduit une mèche de gaze iodoformée qu'avec le stylet ou la pince nous allons progressivement entasser dans tous les coins et recoins de la nouvelle cavité osseuse. Nous avons grand soin, en faisant ce tamponnement, de nous assurer que les lambeaux taillés aux dépens de la paroi postérieure du conduit cartilagineux s'écartent bien et viennent s'appliquer intimement aux parois osseuses. Nous pratiquons alors la suture du pavillon à la lèvre postérieure de la plaie mastoïdienne, et nous fermons celle-ci. Si nous croyons devoir laisser une ouverture en arrière, nous introduisons une mèche de gaze dans l'antre mastoïdien en rejetant en haut et en bas les lambeaux du conduit. Comme nous l'avons dit, quelques points de suture, quatre en moyenne, rétrécissent la plaie de façon à ne laisser que l'ouverture nécessaire au passage de la mèche.

La plaie est saupoudrée d'iodoforme, la région mastoïdienne et le pavillon entourés de gaze aseptique, le tout recouvert d'ouate. Un bon pansement de tête maintient une légère compression. En règle générale, nous ne touchons pas à ce premier pansement pendant sept jours. Si l'opérateur a suivi toutes les règles de l'antisepsie, la température restera normale ; nous admettons que la réaction qui suit le choc opératoire, que les petits désagréments du chloroforme, peuvent élever la température de quelques dixièmes de degré, mais dès le lendemain tout rentre dans l'ordre. Aussi ne pouvons-nous admettre le précepte de Stacke qui veut qu'une température vespérale de 37°,6 soit une indication suffisante pour changer de suite le pansement. Nous ne le faisons que lorsque le thermomètre dépasse 38°, et encore faut-il que nous ne puissions trouver une cause étrangère à l'opération même, comme un embarras gastrique, par exemple.

De même, si le pansement est souillé par le pus, faudra-t-il le renouveler. Mais ces cas sont rares et ordinairement en laissant le malade dans un repos complet, tant moral que physique, il supporte très bien les suites de l'intervention. Le huitième jour on procède au deuxième pansement ; c'est le seul qui soit réellement douloureux. La plaie rétro-auriculaire est fermée et on peut retirer les crins qui ont servi à la suture. On retire la mèche iodoformée du conduit auditif en allant très doucement, sans le moindre mouvement brusque, et le fond de la plaie intra-auriculaire apparaît rouge et déjà bourgeonnant. Nous pratiquons généralement une injection de solution chaude de sublimé à 1/1000, puis, avec de petits tampons d'ouate hydrophile, nous séchons bien la cavité. On procède alors au tamponnement, et celui-ci doit être fait avec le plus grand soin ; on peut dire que ce sont les pansements bien faits qui assurent la réussite de l'opération.

Les pansements suivants se font tous les deux jours jusqu'à six semaines. A cette époque, si tout va bien, un pansement par semaine suffit. Si, pendant ces soins, on constate la présence de granulations dans le fond de la cavité, ce qui est beaucoup plus rare que veut bien le dire Stacke, à condition, toutefois, que les pansements soient toujours très bien faits, il faut les cautériser de suite. On se sert de la curette si les granulations sont abondantes et volumineuses ; si elles sont isolées, on les touche à l'acide chromique, ou, de préférence, au galvano-cautère.

Les pansements doivent être continués jusqu'à guérison complète, c'est-à-dire jusqu'à ce que la suppuration soit complètement tarie et toute l'étendue de la néo-cavité entièrement épidermisée. Et cela demande parfois un temps très long : de trois semaines, ce qui est fort rare, à six mois et même plus ; en moyenne, la durée des soins est de cent jours ; c'est aussi l'opinion de Stacke.

Pronostic. — De cas de mort dus uniquement à l'opération, il n'y a pas d'exemple ; mais il ne faut pas non plus, comme le veulent certains auteurs, présenter l'opération radicale comme absolument sans dangers ; à combien d'accidents n'expose-t-elle pas ? Quand ce ne serait que la paralysie faciale, l'ouverture du sinus latéral ? Le chirurgien est toujours tenu à faire ses réserves au moment d'entreprendre une pareille intervention. Quelle est du reste l'opération dont on peut garantir le succès d'une façon absolue ? Et puis, nous tenons à y revenir, la réussite ne dépend pas seulement de l'habileté de l'opérateur : les soins post-opératoires jouent un rôle des plus importants. Telle opération radicale, brillamment exécutée, peut être suivie de résultats déplorables (suppuration intarissable, atrésie du conduit auditif, etc.), si les pansements ne sont pas faits avec le plus grand soin et par une main exercée.

Lorsqu'on propose l'opération radicale de l'otorrhée,

peut-on promettre la guérison ? La question comporte
deux réponses : y aura-t-il guérison de la lésion maté-
rielle, anatomique, de l'oreille, et y aura-t-il guérison
de la surdité ?

Répondons d'abord à la première partie de la question. Oui, on est en droit de pouvoir compter, au cours
de l'opération, faire disparaître toutes les lésions dont
la nomenclature a été donnée au chapitre des indications de l'opération radicale. Il est certain, d'un autre
côté, que l'on ne peut exclure d'une façon absolue la
possibilité d'une récidive, dans un avenir plus ou moins
éloigné. Mais encore faut-il distinguer entre les véritables récidives intéressant le tissu osseux et les simples
poussées momentanées de sécrétions. Heureusement
ces dernières sont de beaucoup les plus fréquentes et
très bénignes. Il ne faut pas oublier que la couche épidermique qui recouvre les parois de la cavité, un certain
temps après l'opération, est d'une minceur excessive
et d'une nutrition précaire. Il en résulte une desqua-
mation épithéliale très abondante, dont les débris
adhèrent fortement aux parois. Il faut les enlever avec
de petits tampons d'ouate trempés dans une solution
antiseptique, ou par des injections répétées ; on in-
suffle dans la cavité de la poudre d'aristol, ou d'acide
borique, et au bout de quelques jours la sécrétion a
cessé.

Lorsque ces sécrétions commencent à se former, le
malade éprouve des douleurs vagues dans l'oreille,
puis des élancements, entend des bruits subjectifs, constate une diminution de son pouvoir auditif. S'il néglige
de montrer son oreille à son chirurgien, de petites
masses cholestéatomateuses peuvent se produire, pro-

voquer une rétention purulente, dont une carie osseuse peut être la conséquence. Mais en général lorsqu'une opération radicale a été bien faite, qu'aucune complication n'est venue gêner l'opérateur, la récidive est tout à fait exceptionnelle.

Et maintenant que donnera l'opération au point de vue du rétablissement de l'audition ? Car, il ne faut pas s'y tromper, là est la grande question pour le malade. Il se soucie fort peu, la plupart du temps, des lésions anatomo-pathologiques dont son oreille peut être le siège ; il ne voit qu'une chose, sa surdité, et il désire qu'on remédie à son infirmité. Or il ne faut jamais promettre le rétablissement de l'ouïe, même pas son amélioration. Il faudra expliquer au malade, et surtout à son entourage, les raisons majeures qui militent en faveur de l'opération radicale, leur faire comprendre les complications qui peuvent résulter des lésions profondes de l'oreille en se contentant d'annoncer que, *souvent*, après l'opération, il y a plutôt amélioration que diminution de l'ouïe. C'est tout ce qu'il faut promettre. Du reste, sans vouloir entrer dans plus de détails, constatons qu'effectivement l'intervention améliore le plus souvent l'audition, ne la diminue jamais.

Valeur thérapeutique de l'opération. — Malherbe désigne l'opération dont nous nous occupons sous le nom « d'évidement pétro-mastoïdien » ; Moure l'appelle « ouverture large de la caisse et de ses annexes » — et ils ont raison puisque leurs définitions expliquent le genre d'intervention. Nous employons le terme consacré par les Allemands de Radical-operation, ou opération radicale, parce qu'elle a pour but, d'abord d'amener la guérison d'une otorrhée ancienne, et ensuite de

mettre l'oreille dans des conditions telles que l'otorrhée
ne puisse se reproduire. Peut-on refuser la dénomination de radicale à une intervention qui présente ces
avantages? Aussi, bien petit est actuellement le clan des
auristes qui combattent cette opération, qui prétendent
encore traiter toutes les otorrhées chroniques par les
simples pansements, irrigations, insufflations, etc... Ils
se plaisent à nous reprocher de nous laisser trop facilement entraîner à intervenir quand leurs procédés
pourraient amener la guérison. Mais ne sommes-nous
pas les premiers à dire qu'avant tout l'otologie, au
même titre que la chirurgie générale, doit être conservatrice et qu'il ne faut proposer l'opération que lorsque
tous autres traitements sont restés sans résultat. Il nous
faudrait citer en entier le si intéressant article du D^r
Hamon du Fougeray dans « les Annales des maladies
de l'oreille, du larynx et du nez », 1896, pour bien expo-
ser les conditions d'antisepsie dans lesquelles il faut se
placer pour ne rien négliger. Notre confrère pose les
quatre règles suivantes :

1º Désinfecter les surfaces infectées ;

2º Assurer l'écoulement du pus par le drainage ;

3º Eviter toute irritation mécanique ou chimique ;

4º Empêcher toute infection secondaire venant du
dehors.

Et pour bien mettre de notre côté toutes ces chances
de succès, chaque fois que cela est possible, nous faisons
nous-mêmes les pansements nécessaires, les malades
viennent chaque jour subir à la Clinique injections,
cautérisations, etc. ; n'ayant rien à faire par eux-mêmes,
aucune faute contre l'antisepsie n'est commise. Parfois, nous avons été récompensés de nos soins minu-

tieux par une guérison au début très problématique. Mais que de fois aussi cette dernière n'a-t-elle pas été obtenue !

N'est-ce pas aussi un principe en chirurgie que, pour qu'un traitement soit rationnel, il faut qu'on puisse chasser un exsudat d'une cavité purulente et surtout l'empêcher de se reformer. Or, pour obtenir ce dernier résultat il faut modifier la surface sécrétante ; ce qui revient à nous faire répéter ce que nous avons dit dans les indications, à savoir que l'opération radicale doit être pratiquée lorsqu'une otorrhée, datant de plusieurs années, résiste à tout traitement.

En nous plaçant à un autre point de vue, nous constatons qu'il est des cas où ces soins préventifs ne sont même pas à essayer : nous voulons parler de ces malades qui viennent de loin, de pays où il n'y a pas de spécialistes pouvant venir à leur aide. Leur temps est limité et, guéris ou non, ils doivent partir à telle époque fixée d'avance. Irons-nous les soigner pendant tout le temps où nous les avons à notre disposition pour les renvoyer non guéris, ou avec une sécrétion à peine tarie qui peut revenir, et plus grave, sous l'influence de la moindre infection secondaire. Nous sommes d'avis qu'il est beaucoup plus sage de ne pas perdre un temps précieux et de faire en sorte que ces malades ne s'en retournent chez eux qu'à l'abri de toute complication. Nous avons vu quel était le pronostic de l'opération, disons quels en sont les résultats.

La statistique la plus sérieuse parue jusqu'à présent est celle de Stacke : elle relate 100 cas. Dans ce nombre l'otologiste d'Erfurt a eu 3 morts qui ne peuvent être imputées à l'opération : un des malades mourut de diabète, un autre de tuberculose labyrinthique, le troisième de tuberculose cérébrale.

Sur les 59 opérés de Moure, un mourut de péritonite tuberculeuse, un autre de tuberculose aiguë.

Sur 44 opérés nous avons perdu un malade, mort trois jours après l'intervention, d'abcès cérébral.

Donc, sur environ 200 opérés, on constate six morts, dont pas une ne peut être directement imputée à l'opération radicale.

La statistique de Stacke établit 20 pour 100 de récidives ; ce chiffre nous paraît peu admissible, à moins qu'il ne s'agisse de ces exfoliations épidermiques dont nous avons parlé plus haut. Parmi nos opérés nous n'en avons qu'un seul qui présente de nouveaux accidents de suppuration, après deux ans de guérison apparente ; nous lui avons, à cette époque, enlevé des masses cholestéatomateuses abondantes. Nous avons l'occasion de revoir de temps en temps beaucoup de nos opérés, et tous se portent bien. Les soins post-opératoires ont duré de trois à quatre mois ; un seul malade a dû revenir pendant dix-huit mois à la clinique.

On peut objecter que, pour se prononcer définitivement sur la nature curative de l'opération, il faudrait revoir les malades après plusieurs années. Cette objection est commune à toutes les opérations et, certes, rien ne garantit qu'une nouvelle suppuration ne puisse se produire ; des polypes, des masses de cholestéatome peuvent se reformer. Mais remarquons combien rares doivent être ces rechutes : le conduit auditif, la caisse, le canal pétro-mastoïdien, l'antre ne formant plus qu'une grande cavité, sans culs-de-sac rétrécis, sans diverticulums, on est en droit de s'étonner qu'une suppuration puisse s'établir en un endroit quelconque et durer au point de donner naissance à des granulations, des polypes, etc... Plus fréquentes peut-être sont les récidives de cholestéatomes. Ces tumeurs peuvent être multiples et nous avons vu la façon dont elles progressent tantôt du côté de la boîte crânienne, tantôt du côté de la caisse. Après que l'opération radicale a débarrassé une oreille d'un cholestéatome, après un temps essentiellement illimité, les douleurs, une nouvelle suppuration, peuvent reparaître, occasionnées par une autre masse cholestéatomateuse primitivement profonde et se frayant un chemin vers la caisse tympanique, ou plutôt vers la cavité opératoire qui la remplace, — c'est là, croyons-nous, la seule vraie cause des récidives — et, dans ces cas, la nouvelle intervention chirurgicale est grandement facilitée, grâce à l'espace donné par la première opération.

Quelques auteurs ont cherché à établir une grande différence entre les deux expressions « guérison » et « suppression de la suppuration ». Jacobson ne considère comme guéris que les cas où sont conservés tous les organes, y compris la membrane du tympan, et où la fonction auditive est redevenue normale. Nous avouons, avec l'opération radicale, ne pouvoir arriver à une perfection pareille. Nous considérons une otorrhée chronique comme la manifestation d'une ostéite localisée à l'oreille moyenne ; nous traitons cette ostéite comme toutes les autres ostéites siégeant en un point quelconque du squelette et le tarissement de la suppuration, dans le premier cas, comme dans les autres, est considéré par nous comme une guérison.

Mais, bien entendu, nous n'y arrivons pas sans sacrifier différents organes, tympan, osselets, etc...

Pour finir, nous pouvons formuler les préceptes suivants :

1° L'opération radicale transforme toutes les parties de l'oreille moyenne en une seule et large cavité, sans anfractuosités, et dans laquelle il est aisé d'appliquer la méthode antiseptique la plus rigoureuse.

2° C'est une intervention très minutieuse, mais ne compromettant généralement pas la vie du malade.

3° Les soins post-opératoires sont de la plus haute importance ; le succès de l'opération en dépend absolument ; leur durée, en moyenne, est de cent jours.

4° Toute otorrhée, si ancienne soit-elle, peut être guérie par l'opération radicale.

5° Les récidives sont rares.

6° En cas de retour d'une suppuration, la première intervention met à l'abri des accidents intracrâniens, l'écoulement du pus étant assuré.

7° L'opération radicale améliore assez souvent l'audition ; il est d'une observation tout à fait exceptionnelle que l'ouïe diminue après l'opération.

TABLE DES MATIÈRES

Chirurgie de l'oreille.   19

Dijon. — Imprimerie Darantiere.

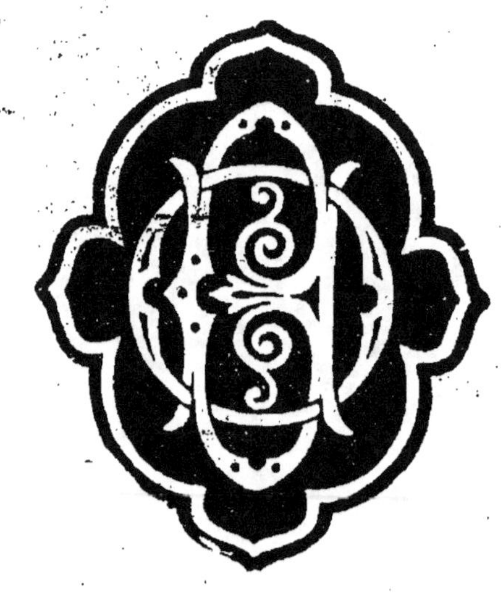